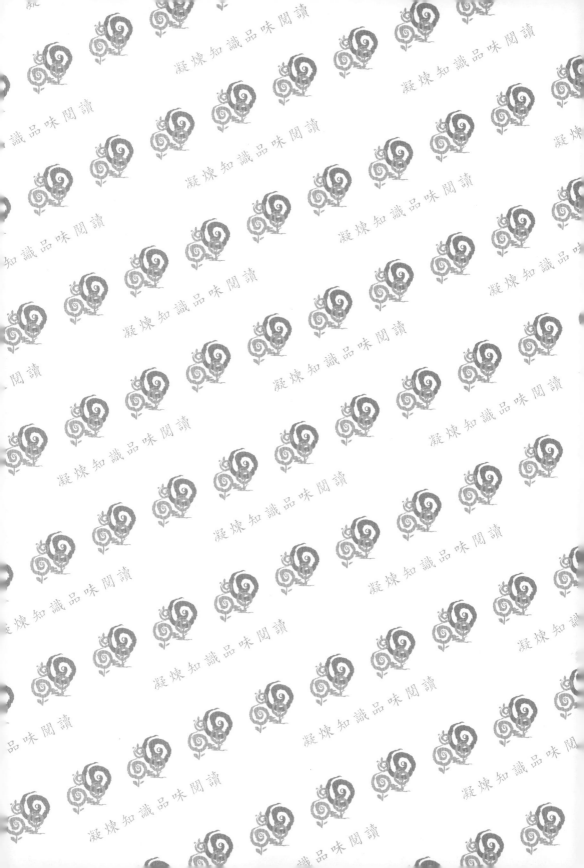

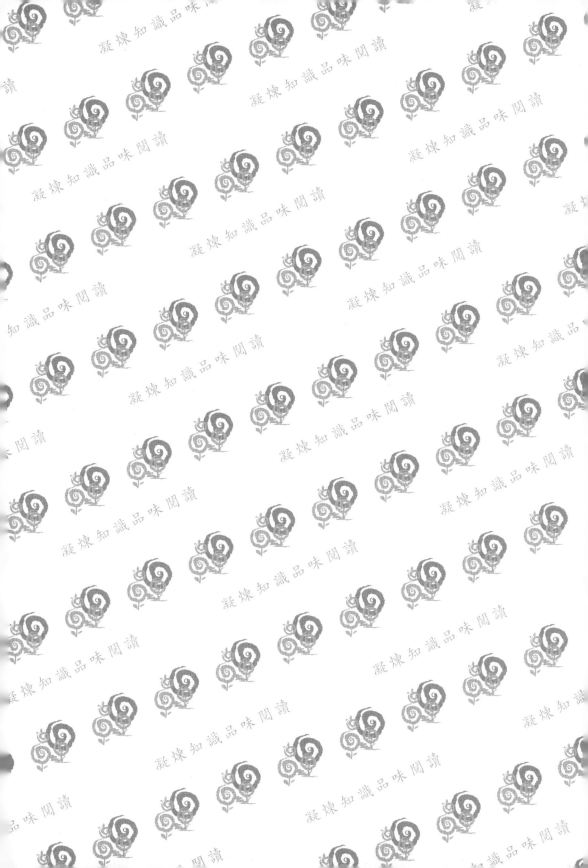

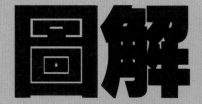

圖解

五南圖書出版公司 印行

圖解系列

營養學

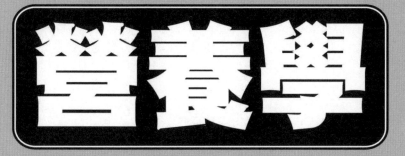

閱讀文字

理解內容

觀看圖表

圖解讓

營養學

更簡單

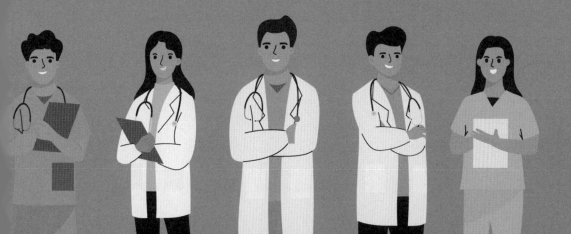

序

序

　　整體基因組學的相關研究證實，人類起源於南非，歷經萬餘年之變遷而形成了99%的相同基因，而僅有不足1%不同基因導致了今天的不同種族、不同膚色、不同相貌、不同身高、不同素質的人種。人們一定會問：究竟什麼原因導致如此大的不同？回答很簡單：環境，而環境中飲食是最主要的影響因素。

　　食物是人類賴以生存的基礎，其飲食結構隨環境的變化而改變。一個地區或民族的膳食模式和烹飪方法是人們為了適應在地的環境而逐漸形成的。

　　隨著科技的飛速發展和全球化的推展，人們之間的交流日益頻繁，我國傳統的飲食模式和烹飪方法皆受到外來文化的衝擊。研究發現飲食模式和烹飪方法與健康及壽命密切相關。

　　營養學應以飲食為基礎，其定義和研究內容正在不斷地發展及改善。尋求最佳的飲食模式和烹飪方法，研究其食物成分對健康和壽命的影響機制，運用飲食的調配來提升人類的生命品質，這無疑是營養科學從業人員的終極共識。

　　隨著營養學研究的不斷深入與發展，今天的結論是可能會在將來被某一新的研究結論所推翻，加之食品營養學所涉及專業領域相當廣泛，鑒於編寫時間匆促，錯誤與疏漏在所難免，尚望敬愛的讀者諸君不吝指正。

本書特色

本書特色

- 本書希望藉由圖解的方式，讓專業知識的概念化身成一個一個單元，在不到一千字的簡約精鍊敘述中，加上圖表的系統歸納，輕鬆地認知這些艱澀難懂的專業知識。
- 以深入淺出、循序漸進的方式的與通俗易懂的語言，整體性而系統地介紹了營養學的基本理論、方法與技術。
- 本書凸顯出關鍵性重點，將理論與實務有效整合，內容精簡扼要。
- 適用於營養學相關科系修習生、非本科系修習生、通識課程修習生、相關職場從業人員、對營養學有興趣的社會大眾與參加各種營養學考試的應考者。
- 本書巧妙地將每一個單元分為兩頁，一頁文一頁圖，左頁為文，右頁為圖，左頁的文字內容部分整理成圖表呈現在右頁。右頁的圖表部分除了畫龍點睛地圖解左頁文字的論述之外，還增添相關的知識，以補充左頁文字內容的不足。左右兩頁互為參照化、互補化與系統化，將文字、圖表等生動活潑的視覺元素加以互動式地有效整合。
- 特別強調「文字敘述」與「圖表」兩部分內容的互補性。
- 將「小博士解說」補充在左頁文字頁，將「知識補充站」補充在右頁圖表頁，以作為延伸閱讀之用。

序

第1章　食品保障

第2章　食物的成分與食品加工

第3章　食物中毒及風險控制

NOTE

第1章
食品保障

　　加強食品保障安全、宣導交流合作的精神和促進人類健康的國際合作：由於人口成長、全球暖化、資源需求成長、經濟危機等多種因素，發展中國家受到農業原料價格上漲的困擾。如何解決糧食供應問題為世界所關注，而食品安全問題是人類健康的保證，也日益為社會所重視。

1-1 **食品的保障**

（一）**食品的保障**

　　飲食的架構由很多因素所決定，其中包括氣候、環境、社會文化、政治、技術、貿易、個人以及社區的經濟狀況。食品保障是各國政府所面臨的重要問題，特別是在發展中國家和轉型國家。食品的生產、收穫、運輸、儲存、分配以及最終被消費者消費的各種方式，應視為一個系統來加以重視，即食品在一個點生產之後，要透過許多通路的流通，然後到達消費端。從原始的人類文化到複雜的現代城市，食品的供給系統已經進步了很多，而且更為複雜。在 1983 年 4 月，FAO 透過了「食物保障」的新概念，即確保所有的人在任何時候，既能買得到、又能買得起他們所需要的基本食物。在 1996 年 11 月，第二次世界食物高峰會議通過的「羅馬宣言」對「食物保障」做出了第三次陳述，即「只有當所有人在任何時候都能夠在物質上和經濟上獲得足夠、保障和富有營養的食物，來滿足其正面和健康生活的膳食需求及食物偏好時，才澈底實現了糧食保障的目標」。

（二）**食品安全：食品保障的一部分**

　　食品安全是每個人的需求。為了保護消費者，我們餐桌上的食品需要安全地生產、加工和銷售。貿易的自由化和全球化不僅開放了我們的國界，且增加了我們遭受蟲害和食品安全危害的機會。工業化國家中受害於食物中毒的人數每年增加30%。受到污染的食物帶有病毒、細菌、原生生物、寄生蟲或真菌，食用這些食物引起的食物傳播疾病，往往會導致噁心、嘔吐、腹瀉或發燒。這些症狀有輕有重，嬰兒、孕婦和老年人等消費者往往更容易受到影響。這些引起食物傳染病的生物，多數也能在被污染的淡水中傳播。製作或食用被污染的食物，通常會發生感染。因為水系統常常被大量的使用，疾病的爆發便影響許多人。依據世界衛生組織的估計，食物傳播和水傳播的腹瀉疾病，每年導致約220萬人死亡，其中包括190萬名兒童。殺蟲劑之類化學危害也會引起食物傳播疾病，這些化學危害能夠導致慢性的威脅生命症狀或免疫系統疾病，還會導致癌症或死亡。從農田到餐桌的每個環節都可能產生損害食品安全的問題：農民使用農用化學品、化肥、殺蟲劑和用在動物身上的藥；加工者和零售商在食品中摻假、不適當地製備或儲存食品，或在食品進入我們的廚房前不遵守訂定的衛生標準。近年來，許多國家為了保護消費者的健康，已依據國家法令和國際標準，制定了綜合與協調的食品安全及品質控制準則。輻照技術能夠補充現有的技術，確保食品的保障、安全和品質。

　　利用核技術對食品或飼料產品的生產、加工和銷售的所有階段來進行追蹤，以核實食品的安全性。核技術還被用於證明產品的可靠性，揭露欺詐行為。從經濟、宗教或文化的角度來看，可以利用核技術查明特定地區特產，例如，油、酒和其他商品的純度和原產地。

食品的保障系統

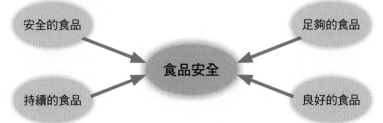

食品的保障系統

儘管糧食保障的概念幾經修訂，但是其概念包括的基本含義並沒有改變，糧食保障的基本含義為：

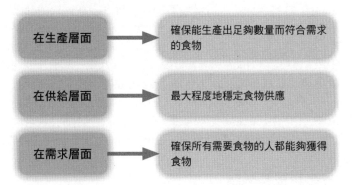

➕ 知識補充站

1. 食品安全日益成為確保食品保障：安全食品的數量、獲得機會和可獲得性的一個重要因素。
2. 糧食輻照能夠使害蟲、細菌或黴菌造成的已收穫糧食的損失減少25%～40%。在輻照的過程中，使用電子束、γ射線或X射線對糧食進行照射，以破壞微生物和控制發芽。
3. 與熱處理、化學處理、冷藏或冷凍方法相比，糧食輻照有若干優點，它不會大幅升高糧食溫度，因而糧食不會被烹調。
4. 輻照過程不影響食品的味道、氣味或組織，也不留下任何可能的有害化學殘留物。
5. 由於輻射能夠穿過包裝，因而食品能夠帶包裝處理，以防止受到隨後的微生物污染或害蟲再感染。
6. 糧農組織／原子能機構聯合處向欲採用輻照技術的成員國提供技術援助，以支援其食品商品國際貿易，協助其確保消費者安全。

1-2 人口成長與限制成長

（一）馬爾薩斯（Malthus）

　　隨著世界人口的飛速成長、對食物的需求也日益膨脹。人們能夠產出足夠的食物來滿足人口日益成長的需求嗎？直到200年前馬爾薩斯發表了第一篇有關此一主題的文章。馬爾薩斯（1798）認為，人口是以幾何等比級數（Geometric series）成長的，而食物生產資源往往是以線性（Linear）關係（算術等差級數）成長的，如果人口持續地成長則會遭致饑荒、疾病、戰爭或瘟疫。現今，生物學家們認知到馬爾薩斯的核心概念是相當正確的，生物界中有許多例子是數量成長到相當程度時，最終透過饑餓與疾病來加以紓解。

（二）世界人口成長

　　1804年的世界人口數量估計已達到10億，123年後的1927年為20億。然而，自1976年至2000年的25年間，人口增加了20億，現在全球人口估計已超過70億。目前，世界人口每年成長約7,800萬，大約是加拿大人口的4倍。人口的成長速率是根據加倍的年數來計算的。人類已經存在了幾百萬年，16世紀的人口將近5億，雙倍成長速率的歷史已經超過了1000年。人類最快的成長速率，事實上馬爾薩斯所說的19世紀早期的美國，其雙倍成長速率持續了22年或者一代人的時間，因為那時的美國土地充足。世界人口呈現雙倍成長大約有50年了，雖然成長速率開始有所下降，但預計至2050年人口將由60億成長至90億。理論上，在未來的200年內，連續的雙成長速率將會使人口增加到180億～360億，但很顯然的，由於地球資源的嚴重消耗，此種成長是不可能的。

（三）人口成長與成長限制

　　地球上所能承受的最大人口數量的計算方法有很多種。首先，透過衛星技術即可以精確地測量可用農業土地的總面積。其次，根據降水量和灌溉水量可以判斷一般土壤的類型。同樣，緯度、海平面的產量值，例如，每人每天平均消耗1000kJ（千焦耳）能量，那麼每人一年則消耗$3.65×10^6$千焦耳。優質小麥或大米作物每公頃的產量是4噸，每克小麥或大米產生的能量是14千焦耳，則每年每公頃可以耗種土地可以提供$56×10^6$千焦耳的能量。將第一個數值除以第二個數值即可得出這種小麥或大米作物每年能夠提供15個人的能量，相當於1,500人／平方公尺。產量中需扣除各種氣候條件和土壤影響部分，便可計算出一個理論最大值。在這點上必須採用正確的計算方法。人類不僅食用穀類、果蔬，動物也是食物的來源。與作物相比，動物食品能量的產生僅為每公頃土地投入的1/10。另外，還要考量到週期性的乾旱和作物的死亡導致的減產。不同時期不同區域的病害和蟲害也會導致減產。另外，需要留出一定比例的土地作為人類居住的空間。1,500人／平方公尺的承載能力將有可能會減少至1/5（300人／平方公尺）或更少。同樣人類活動的許多重大決定也會影響計算的結果。

世界人口成長歷程

年份	世界人口數量
1804年	10億
1927年	20億
1960年	30億
1974年	40億

年分	世界人口數量
1987年	50億
1999年	60億
2006年	68億
2013年	70億

年分	世界人口數量
2018年	80億
2054年	90億

　　現在，生物學家們認知到馬爾薩斯的核心概念是相當正確的，生物界中有許多例子是數量成長到相當程度時，最終透過饑餓與疾病來加以紓解。雖然16世紀的成長速度相對較慢，但是人口成長已經達到了前所未有的程度。自那時起成長開始加速，今天，人們又重新面臨人口的食物供應問題。理論上，在未來的200年內，連續的雙倍成長速率將會使人口增加到180億～360億，但是，很顯然地，由於地球資源的嚴重消耗，此種成長是不可能的。

人口超過5000萬的一些國家的人口、面積和人口密度

　　滿足人們生活的最佳空間需求是人口密度最大不超過300人／平方公尺，這一人口密度與實際的人口密度對比參見下表。

國家	人口（萬）	面積（104平方公尺）	人口密度（人／平方公尺）
孟加拉	14737	14.40	1123
日本	12762	37.78	338
印度	109535	328.76	338
菲律賓	8947	30.00	298
越南	8440	32.96	256
英國	6060	24.48	248
德國	8245	35.70	231
巴基斯坦	16580	80.39	206
義大利	5813	30.12	193
尼日	13186	92.38	148
大陸	132256	959.70	138
印尼	24545	191.94	128

　　由上表可以看出，孟加拉的人口密度已遠遠大於300人／平方公尺的最大理論值（該數值為推導的保障值），這意味著孟加拉進入了一個不穩定的局面，將來很可能遭受到因為食物供應不足導致的後果。雖然其可以透過大力發展工業來賺取足夠的資金購買食物，但是在任何情況下，這僅為一個暫時的解決方法，因為對進口食物需求的成長速度遠比工業發展的速度快。像孟加拉這樣的國家最即時的危險是災難的發生，例如洪水或乾旱，其將使整個國家在短期內陷入危機，因為國家僅有很少的糧食儲備量。

1-3 世界人口成長的影響因素

（一）大家庭的成本和效益

　　大家庭模式是促進世界人口快速成長的一個重要因素。在多數的發展中國家，大家庭能為父母帶來很大的效益。其主要的原因是：

　　1.農場需要孩子們的勞力為家庭做出貢獻。

　　2.當父母年齡大時，孩子們可以照顧他們。

　　先進國家的政府透過利用稅收來提供社會服務，其中包括體恤金、醫療服務和對老年人的照顧，因此，無論在經濟還是保障層面均看不到子女特定的益處。隨著最小發展理論的引入，嬰兒餵養醫療的普及、普通感染的治療、疫苗的應用與基本的衛生保證，嬰兒的死亡率已經大大地降低了。故這些大家庭子女存活率的提升必然會帶來人口的迅速成長。人們要改變這種孩子可以帶來經濟效益的觀點（事實上是現實問題），就必須大力推動經濟發展，使發展中國家的政府透過稅收來提供社會服務。例如，社會服務有保障，家庭生活水準得以提升，父母則無需子女來為其養老，無疑父母將選擇限制其家庭的結構。

（二）人口的結構與成長

　　政府的一個簡單的決定並不可能阻止人口的成長，因為夫婦生育孩子的願望是非常自我和感性的。例如，政府在 40 年前就認知到自身鉅大的人口數量和成長的人口狀況，提倡兩個孩子恰恰好的政策，同時採用經濟刺激與懲罰相互整合的計畫生育政策，對執行政策的父母的經濟刺激包括住房和子女教育資助等。印度也有一個限制人口的政策。但是其更多地依靠公共教育計畫和避孕方法，而不是政府的控制。目前，由於人口的年齡結構改變，特別是壽命的不斷延長，一些先進國家和一些發展中國家已進入高齡化社會，將會使正在飛速成長的人口在一段時間內還會繼續地成長。

（三）人口的轉型

　　人口的轉型是指先進國家，人口趨於穩定或者緩慢增加的一個狀態。人口成長受到高嬰兒死亡率及壽命較短的限制。透過政府的有效管理、社會服務、教育、健康投資等的發展，使嬰兒死亡率逐年下降。財富的增加，父母選擇了儘量少生育，這樣便重新建立了穩定或者緩慢增加的人口狀況。在轉型的前期，隨著財富和知識的增加，首先是嬰兒和兒童死亡率的下降，接著便是人口的快速增加；當財富增至相當水準之後，其家庭成員才會開始減少。這些國家的技術改革發展比較迅速，人口成長速率也快。而人口成長減緩的速率是由這些發展中國家真正富裕起來的程度所決定的。例如，日本、臺灣、新加坡及韓國的人口成長率已減緩至正常水準，且近年來臺灣和新加坡竟然出現了負成長。但是問題的關鍵是亞洲的其他大部分國家是否能以適當的速率來有效地控制人口的成長。如果人口的成長率快過於經濟成長的速率，那麼每一個家庭的生活水準就不可能得到有效地提升；若按此情況，這個國家將進入人口的快速成長期並且難以控制。

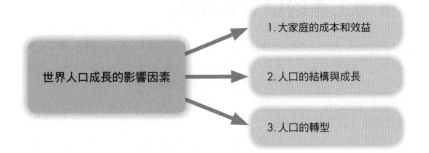

世界人口成長的影響因素
1. 大家庭的成本和效益
2. 人口的結構與成長
3. 人口的轉型

世界人口成長的分期

時間	出生率	死亡率	原因	人口成長狀況
史前時代	高	高	人類生活受環境限制,生活資源主要依賴採集、狩獵	成長緩慢
農業社會	高	高	土地生產力提高、食物供應充足、穩定	成長較快
工業革命後	高	低	生產技術進步,醫療衛生改善(降低死亡率)	成長快速
都市化、工業化高度發展	低	低	已開發國家國民節育觀念強	成長趨緩

✚ 知識補充站

1. 從上面世界人口增加史來看,西元 1950 年以後,人口增加一倍所需要的時間,不及前期的三分之一。
2. 西元 2050 年:若依前述人口成長速度,人口總數將達 140 億,幸因人口成長率漸降低,但仍將近 90 億,且 90% 人口分布於開發中國家。
3. 目前全球人口成長速度最快的洲為非洲、亞洲。
4. 現今全世界人口最多的國家是中國大陸,其次是印度。但是印度人口成長率高於中國大陸,估計在西元 2050 年印度將成為世界人口最多的國家。

1-4 食物生產的環境和資源

農業是從公元前2000～5000年發展起來的，在公元前大約10000年前，開始豢養綿羊、牛等動物。隨著時間的推移，游牧民族在一些村莊定居下來，然後以種植農作物來獲得食物。相關考古證據證實從那時起農作物逐漸進化。

選擇最佳植物作為種子以改善農作物。不同地區農作物的選擇和種植主要與該地區的地理環境和本土植物密切相關。

在多數地區之中，一些農作物被認為可口而且來源可靠，從而作為該地區居民生活的主要食物來源。

主要的農作物必須提供充足的食物能量來源且全年均可得到，並且該農產品易於儲藏。例如，穀物易於晒乾，或者留在地裡需要時再將其挖出，例如，馬鈴薯及甜馬鈴薯等。

所謂的農莊式飲食主要是由農產品所構成，同時補充一些能量較低且品種繁多的食物，在南部地區，50%～60%的食物能量是由水稻所提供的；相對少量的豬、雞、蛋、魚、其他海／水產品，以及豆類製品提供蛋白質；而葉、根莖類蔬菜和水果提供維生素、礦物質和膳食纖維；植物油和少量的動物油（主要是豬油）經過烹飪之後，以增加能量及調節食物的風味。

全球的陸地和海洋貿易將一些國家的土生農作物帶到了其他氣候適宜的國家，從而成為當地的主要農作物。例如1650～1750年間，出產於美洲中南部的馬鈴薯、玉米和大豆被帶至歐洲，並逐漸成為歐洲地區的主要農作物。

農業系統的發展，導致的營養結果有下列幾個層面：

首先，與過去的狩獵、採集系統相比，食物的種類減少了，但由於作物的種植，食物的供給增加了，食物的可靠性也提升了。

另外，食品的處理如磨麵粉也開始了，而磨成的麵粉可用於蒸煮，增加了穀物的可口性。然而，當穀物磨成麵粉時，相對的去掉了穀物的麩皮和胚芽，因此降低其營養成分和纖維含量，從而降低了穀物的營養價值。

小博士解說

人類的食物供應主要取決於植物的生長。植物可以作為食物直接食用，也可以用來餵養動物，動物或動物產品又可以作為人類的食物，所以任何有助於植物生長的環境均有益於人類。

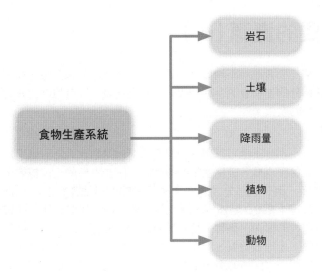

主要資源與二級資源

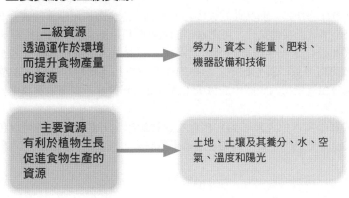

➕ 知識補充站

1. 食物生產的環境和資源的相關因素（岩石、土壤、降雨量、植物、動物）構成了食物生產系統，其中的任何一個因素的變化均會導致其他因素的改變。因此，必須深入了解此種系統，才能弄清楚食物長期供應是如何受到其系統的變化所影響。
2. 所有的生物均具有一個相當小的生態環境，即與其他物種相互關係的生物圈。
如果無其他的物種存在，人類就不可能存在。

1-5 主要的資源（一）

缺少任何一種主要資源均不利於食物的生產，所以必須探討每一種資源所發揮的功能，確定哪些額外的主要資源有利於提升食物的產量。同時也應認知到資源的任何損失均會減少食物的產量。

（一）土地

地球上僅有一小部分土地可以用於農業生產，但是目前大部分農用良田已被耕種或淪為森林。需要保護森林，維持生物的多樣性，防止多餘的 CO_2 釋放至空氣中。可耕種的土地雖較多，但是大部分多為生產率不高的乾旱地區的土地、缺水無產量的土地、山區或高緯度（寒冷）地區等不適宜耕種的土地。也要認知到在城市周圍的許多良田正在遭受重大的損失。事實上是由於耕地和水的存在才形成了城市目前的位置。隨著城市的擴張，土地被房屋、工廠、公路、機場，以及其他非農業用途用地占據，故人們不能期待開發大面積的新土地來為這些增加的人口提供食物。而能夠真正增加糧食產量的方法是提升現有土地的生產率和利用率。

（二）土壤及其養分

土壤可以為植物生長提供養分，不同土壤中的可用養分是截然不同的，沙壤土貧瘠，不能種植任何作物，而其他的火山岩或者黏土飽含植物所需要的養分而有利於其生長。如果土壤缺乏某種養分，可透過添加某種肥料以滿足植物的生長需求。

土壤流失和退化是一個嚴重的全球問題。其主要原因是風和水導致的土壤侵蝕；土地的過度使用導致的養分貧瘠；動物的過度放牧和連續耕作破壞了土壤的結構；富含植物養分和有機物的表層土的流失；過度灌溉和排水不良導致鹽集中於土壤的表面等。

農作物的養分需求與人類和動物相比，比較簡單。有些地方作物可以生長良好，但是缺乏人體所需要的元素。例如，山區土壤缺碘，以當地食物為生的人們易於罹患甲狀腺腫。

（三）水

水對任何物種的生存都是最重要的，故灌溉是促進食物生產的重要保障。世界上的乾旱地區也面臨類似的情況。在河水可以利用的地方，其可利用河水灌溉來增加糧食產量。目前，全球的許多河流已接近或達到了其作為灌溉用水的最大承受量。越來越多的河流淪為城市用水，卻很少用於農業生產。另外，當一條大河流經多個國家時，國家之間關於用水權力的問題也會比較緊張。例如，土耳其下游的國家由於土耳其用水與幼發拉底河水量問題。理論上，淡水可由海水蒸餾而獲得，但該過程對於農業用水而言太昂貴了。在一些地區，水資源的污染與礦物質含量高也是一個有害的因素。肥料中的氮、磷流入河流，可使水草叢生或孕育一些有毒的藍藻、綠藻。另外，如果地下水遭化學物質污染，則不能保障飲用。

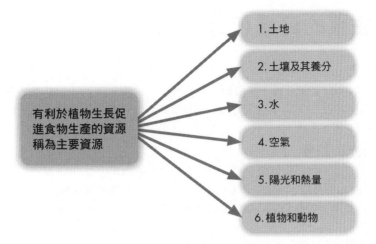

有利於植物生長促進食物生產的資源稱為主要資源

1.土地

2.土壤及其養分

3.水

4.空氣

5.陽光和熱量

6.植物和動物

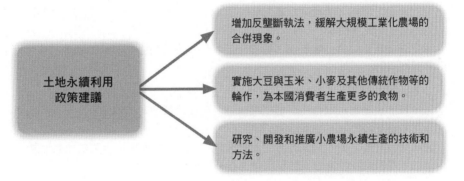

土地永續利用政策建議

增加反壟斷執法，緩解大規模工業化農場的合併現象。

實施大豆與玉米、小麥及其他傳統作物等的輪作，為本國消費者生產更多的食物。

研究、開發和推廣小農場永續生產的技術和方法。

✚ 知識補充站

溫室效應

　　在過去的30年間，人們逐漸認知到，使用礦物燃料用於發電、運輸和加熱，致使空氣中的二氧化碳不斷增加，再加上紅外線輻射吸收產生的熱輻射，導致全球氣溫上升，即為溫室效應。雖然人們並不能準確地預測此一流程的結果，但是系統的分析證實，惡劣的暴風雨天氣將會頻繁地發生，並將會嚴重地破壞作物。降雨的情況將會變化莫測，降水量充足的地區有可能頻繁地遭受乾旱，而原先的乾旱地區則有可能會變得潮濕。溫室效應所導致的海平面升高將會淹沒低於海平面的土地，例如，孟加拉及太平洋島嶼國家的土地。孟加拉很可能會失去其三角洲的大部分區域，該區域人口聚集，土地肥沃，是當地人們賴以生存的保障。

1-6 主要的資源(二)

(四)空氣

空氣中的CO_2(二氧化碳)是植物的主要養分,植物利用光合作用將其合成碳水化合物、空氣中CO_2的正常含量是0.03%。空氣中CO_2含量的升高會加快植物的生長,但是其實際意義並不大。

(五)陽光和熱量

光合作用是作物生長的關鍵步驟,陽光會促進光合作用。

光可以使CO_2和H_2O中的H反應生成碳水化合物和植物的其他構成分子。

儘管來自於陽光的熱量是一個限制因素,但是光合作用中的太陽光是食物生產中的可再生能源。

在8～12℃之下,光合作用相當低,植物生長很慢。

雖然不同植物之間有所差異,但是植物生長最適溫度一般為22～26℃。

高緯度地區,例如,美國阿拉斯加州、加拿大、北歐及俄羅斯氣候均較為寒冷,使食物的生產受到氣候的限制。

全球有許多地區雖然土壤肥沃、降水充足,但是由於海拔高、氣候寒冷,食物的生產同樣受到限制。

(六)植物和動物

並非所有的植物均可以食用。儘管數以百計的植物種類可以用作食品,但是人類的大部分食物僅來源於10～15個品種。

在農業得到發展之前,狩獵社會的食物來源受其所居住地區可生長植物的限制。幾百年來,優勢植物逐漸被人類選擇並傳播至大部分居住區。

透過雜交育種改進植物的特色,在增加食物產量中發揮了十分重要的功能。此一發展最著名的階段為「綠色革命」(Green revolution),在此時期,利用植物育種家選育新的農作物品種,能夠更有效地使用化肥並且提升其產量。

植物育種是一個持續的流程,以選育出高產量、高營養、抗病、優質的作物品種為目的。

小博士解說

動、植物發展中最顯著的一項技術是基因工程(Genetic engineering)。

雖然有關基因食品的安全問題始終是一個熱門話題,但此一新技術在提升作物的產量層面具有相當大的發展潛力。

較具有潛力的例子是將沙漠植物的抗旱基因轉殖農作物,以提升農作物的產量。

一個永續的食品系統能夠運用下列四個相互聯繫的方式來得到強化

1.向多樣化的、具有韌性的生態農業系統做重大的轉變，挽救並復原退化的土地與其自然潛力，並且實現生態系統服務與自然資本的價值。	(1)要求對土地、水資源與營養物整體地可持續利用，同時還需保持、重視並加強生態系統服務與生態多樣性，並且保護農業生物多樣性。 (2)這也使實施的下列策略成為必須：降低變換的氣候條件對全球食品供應產生的巨大風險；阻止並挽救土地退化、乾旱、荒漠化與水資源污染。 (3)加強宣傳本地永續的農業、畜牧以及捕撈方式25。限制使用有毒殺蟲劑與化學品可以在一些地區每年減少1百萬例的死亡，並且在另外一些地區可以降低90%的水域中殺蟲劑的含量，同時能夠防止世界的海洋資源與依靠捕撈業為生的社區遭受進一步的侵害。 (4)估計，在非洲的許多地區，運用實施最佳土地管理與地區性的綜合方法，使平均的糧食產量能夠增加2到3倍。
2.改善食品生產、水資源與能源利用的效率。	要求在食品生產方面提高能源效率，包括從種植到收穫，從加工到實際消費的過程。
3.消除有害補貼、改善對自然資源獲取與權利的不平等，並且使小農戶與鄉村女性勞動力成為保障食品安全的重要參與方。	要求我們運用減緩氣候變化，削減目前與未來的不確定性。
4.向永續飲食與消費做重大的改變，從而最低程度地環境影響，提高營養價值並保證公平貿易與農民的永續生計。	包括將環境與人類健康問題在食品與農業政策制定過程中主流化，並在消費者與商業族群之間。

✚ 知識補充站

　　缺少任何一種主要資源均不利於食物的生產，所以必須探討每一種資源所能發揮的功能，確定哪些額外的主要資源有利於提升食物產量。

　　同時也應認知到資源的任何損失，均會減少食物的產量。

1-7 二級資源

二級資源是指可以用於提升食物產量的資源。

（一）勞力

勞力與食物生產中的其他資源不同，其將隨人口的增加而增加。因此，勞力是食物生產中不可受限制的因素。事實上，隨著科技的發展，勞力往往可被機器所替代，較少的勞力即可生產出更多的食物。

（二）機器設備

近代時期複雜的機器得到了快速的發展。在一些先進國家，機器的使用減少了勞力的投入，從而降低了食物的成本。而發展中國家用於提升糧食產量的機器一般比較簡單、便宜，但亦可有效地提升產量。例如，在非洲乾旱地區，利用鑽子沉入地下水與電動水泵合併使用，即可有效地提升產量；在東南亞熱帶地區，利用鋼板倉儲藏大米可很好地減少老鼠、田鼠及模具損害所帶來的損失等。

（三）肥料

肥料是植物養分的來源。可以為有機物質（例如混合肥料、動物糞肥、血骨）或者化學物質。保存有機物質是保持土壤養分最為環保的方法，但是肥料仍是必需的，因為需要補充農作物所帶走的營養成分。

（四）灌溉

新的灌溉技術（例如噴霧和滴灌）水的利用率高，且不會導致鹽漬化。雖然噴霧和滴灌的設施昂貴，而且需要燃燒礦物燃料來抽水，但其較高的水利用率使之勢在必行。

（五）殺蟲劑

剎蟲劑（農藥）是指殺死害蟲的化學試劑。若沒有殺蟲劑，生產糧食能否供應現有的世界人口的確值得懷疑。因為大面積的單一作物比間作的植物更易於遭受害蟲的襲擊，而殺蟲劑的應用又會導致了新的環境問題。例如，殺蟲劑會無選擇性地殺滅有益昆蟲，從而破壞了自然界的生態平衡，增加了群聚的可能性。環保要求具有高度選擇性的殺蟲劑，目前專用試劑和除草劑已經問世。

（六）技術

食品生產中有許多相關技術，有的比較簡單（除草劑、灌溉、雜交技術等），有的比較複雜（食品生物科技、基因轉殖技術等）。相對簡單的技術也會帶來高產量，尤其是在資源缺乏的開發中國家。

（七）能源

將能源因素考量到食物生產中是十分重要的。全球目前所使用的大部分能量仍是以礦物燃料和煤礦的方式儲存的，數量相當有限，且會增加空氣中的 CO_2。西方工業國家食物產量的大幅度增加是以大量的礦物燃料為代價。

二級資源

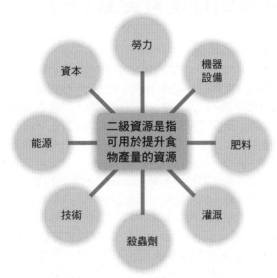

二級資源是指可用於提升食物產量的資源

- 勞力
- 機器設備
- 資本
- 肥料
- 能源
- 灌溉
- 技術
- 殺蟲劑

能源、資本與經濟社會系統

1.能源	(1)與開發中國家相比，開發中國家的礦物燃料的人均利用率相當低。 (2)若要加快經濟發展和食物生產，就必須提升礦物燃料的利用率。 (3)但是如何將其與減少CO_2的釋放量和與減少溫室效應相協調呢？一些開發中國家不贊成減少礦物燃料的使用量，因此開發中國家仍然可以增加其使用量。 (4)開發再生能源，特別是太陽能和風力能，但是其成本相對較高，且產量很低，預判在未來20年內可能會有一個快速的發展。 (5)核能是可以加以利用的，但是要承擔環境破壞和放射性廢料長期儲存的問題。
2.資本	(1)資本是指為其他二級資源投入的資金。 (2)維持糧食產量持續成長的總成本是十分龐大的。 (3)在開發中國家，二級能量的應用取決於主要能源的品質。 (4)只要土壤適宜，水源充足，就可以安裝昂貴的灌溉系統，使用大量的肥料。 (5)在此種情況下，收成即可償還投入的成本。
3.需要建立更加完整的經濟社會系統	(1)需要更多的資本投資、更多的工業、更多的收入、更多的稅收、更多的政府服務（教育、公共衛生、撫恤金）等。 (2)簡而言之，未開發中國家已開始向開發中國家邁進了。

1-8 **食物生產的環境與資源（一）**

（一）經濟發展與分配問題

　　如果全球的資源可以平均分配，那麼貧窮的問題就可以消除了。將財產從已開發國家移至開發中國家的再分配機制是相當複雜的，但是有趣的是，目前資源正以貿易的方式有效地向貧窮國家轉移。在人口快速成長的同時，開發中國家的勞力資源充足且勞力低廉，例如，大陸、印度、菲律賓、越南等，其工資低至每天僅有幾美元。事實上，這些國家的主要問題之一是失業問題。國家的自由貿易使得廠商往往將工廠從已開發國家轉移至開發中國家，以充分利用其廉價的勞力，使得商品可以低成本製造再出口至已開發國家。多年來，開發中國家已向已開發國家出口了大量的商品，例如，紡織、服裝、玩具及家具等。許多開發中國家正在步入高科技的領域，向中等收入的國家出口，例如冷氣、電腦和手機等家電商品。經濟的發展與已開發國家的貿易全球化對開發中國家十分重要。在地工人的工資可以購買更多與更好的食物和消費品，而良好的食物價格，會促進農業的發展、提升購買力、保持在地工業的蓬勃發展，使得整個經濟系統上升到一個較高的水準。

（二）農業系統的永續性

　　如果人類要長期生存，農業系統的規劃者必須弄清楚一個穩定的食物生產系統是如何建立和維持的。現代農業，大力促進開發中國家的現代化農業，提升食物產量為關鍵性的因素。產量增加的主要因素為：

1. 有效利用可用灌溉水，例如噴霧、滴灌來代替漫灌。
2. 機器廣泛應用於耕種、收穫、儲藏、運輸及食品加工中，充分利用勞力，減少農作物的浪費，通常該機器與西方先進國家大規模單一栽培農業所用的機器並不相同。
3. 選育栽培具有產量、營養品質好、耐儲存、風味佳等目的性狀的新農作物。
4. 適當施肥以提升產量，並將對溪水和地下水的逕流水的污染降至最低程度。
5. 使用保障的殺蟲劑，將農作物損失降至最低程度。
6. 向農民傳授新技術，並加以指導，協助開發中國家的農民和食品加工人員，提升食品產量和生產效率。
7. 支援貿易和資本投資，以加速經濟發展與就業，從而增加工資、政府稅收及政府服務。此種投入有利於永續系統的發展。

　　實際所採用的系統會隨著環境和其他因素的變化而變化。但是該系統必須受到有效的監控，以便於在發生衝突時能夠做相應的改變。目前，開發中國家農業發展的目的是維持農業的生物多樣性。在此所指的生物多樣性是指農作物和在地所用的品種。農作物的生物多樣性可以保護一個可恢復的生態系統。

典型的開發中國家

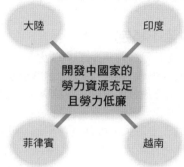

大陸　印度

開發中國家的
勞力資源充足
且勞力低廉

菲律賓　越南

食物產量增加的主要因素

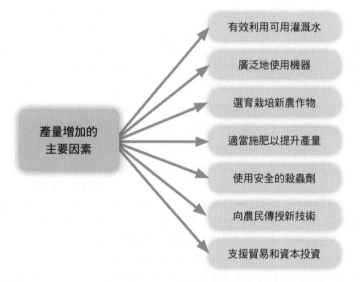

產量增加的
主要因素

有效利用可用灌溉水

廣泛地使用機器

選育栽培新農作物

適當施肥以提升產量

使用安全的殺蟲劑

向農民傳授新技術

支援貿易和資本投資

✚ 知識補充站

1. 永續的糧食農作物生產證實農業系統必須保持穩定。如果人類要長期生存，農業系統的規劃者必須弄清楚一個穩定的食物生產系統是如何建立和維持的。現代農業，大力促進開發中國家的現代化農業，提升食物產量為關鍵因素。

2. 目前開發中國家農業發展的目的是維持農業的生物多樣性。在此所指的生物多樣性是指農作物和在地所用的品種。農作物的生物多樣性可以保護一個可恢復的生態系統。單一作物大面積栽培的食物產量更易受到病害、昆蟲的侵襲或乾旱的影響。如果同時種植不同系列和品種的農作物，某些農作物品種可能會受到影響，但其他品種可能會有較好的產量。這樣，食物產量會維持在一個令人滿意的水準。

1-9 **食物生產的環境與資源（二）**

（三）**貧窮、疾病和政治不穩定**

　　不幸的是最貧窮的國家，尤其是一些非洲國家的發展非常緩慢，至今仍未開始資本和技術的轉變。這些國家收入很低，教育和文化水準也較低，公共服務相對較少，通訊和交通設備落後。而已開發國家很少對這些貧窮的非洲國家感興趣，除了採礦之外，他們以最低的成本開採資源，然後再運至已開發國家。另一個因素是疾病。這些國家公共衛生和醫療服務的支出很少，接種疫苗率低，飲用水資源常常受到污染，地方病和營養不良很普遍且相當嚴重，瘧疾、肺結核、愛滋病（AIDS）以及其他疾病的死亡率均相當高。愛滋病對於人口的成長具有非常重要的影響。在玻茨瓦納、肯亞、納米比亞、南非和辛巴布維，成年人的HIV/AIDS感染率為10%～25%，而感染的通常是年輕人。因此，人口的勞動力被加以摧毀。對於這些國家而言，最不幸的是政府相當不穩定，內戰頻繁且政府相當腐敗。政府官員常常竊取大量的錢財而據為己有，而其他國家很難協助並阻止該現象的發生，且已開發國家由於達不到自己的目的而不願給予財政的支援。人口快速成長的貧窮國家並非單純地僅僅是消耗食物，事實上他們越來越遭受到饑荒及自然災害的侵襲，例如，乾旱與洪水，或者是人為的內戰，有時二者兼而有之，最終的結果仍是饑荒。

（四）**未來前景和已開發國家的角色**

　　經濟的發展、家庭財富的增加，以及社會保障（例如教育、撫恤金、保健）的提升，無疑是成功控制人口成長的基礎。那麼開發國家是如何執行此一流程呢？不言而喻，經濟的整體性發展是其核心關鍵因素。食品的成長不僅取決於各種穀類的高產量，更重要的是取決於農民的生產力。例如，提升食品價格，農民可以從中受益，即可容易地接受新技術，從而提高產量。農民很清楚將如何增產，但缺乏資金的扶持（例如選購種子、肥料、灌溉設施及其他所需設備）。有時已開發國家所資助的食物是沒有用的，因為便宜或者免費的食物會削弱在地農民的生產力，衝擊或降低在地產品的市場價格，更有可能減少在地食物的產量。雖然食品的國際性援助是災難後唯一有效的資助，但在某種程度上也抑制了在地食物的生產。在大部分開發中國家，由聯合國和各國政府實施的人口控制計畫的推測，可能有兩種不同的方式：一種是人口得到控制並能夠充分地自給自足；另一種是人口的成長超過了食物供給的承受量。當然，後者無疑將使人類不可避免地面臨饑荒和死亡，在非洲與亞洲的部分地區已不時地發生了這種現象，並且隨著人口的成長，災難發生的可能性也隨之增大。在最近的幾十年中，全球的大部分國家已經完成了食品保障的提升，降低了人口成長的速度。雖然饑荒始終是一種潛在的危險，但目前最大的危險則是政治局勢的不穩定與戰爭。戰爭是政府導致的結果，戰爭可毀滅一切。如果保持世界政治局面的穩定只是紙上談兵，那麼解決人口與環境問題也就根本不可能實行。

```
影響食物生產的環境與資源  ──→  貧窮、疾病和政治不穩定

                         ──→  未來前景和已開發國家的角色

                         ──→  城市和日益增加的運輸與貿易的重要性
```

世界食物浪費的幾個「焦點」

1. 亞洲穀物浪費是一個突出問題，對碳排放、水和土地利用具有重大的影響	稻米生產因其甲烷的高排放和大量浪費而尤為引人注目。
2. 高收入國家和拉丁美洲	(1)世界各地肉類的浪費量相對較低，但是肉類行業對環境的影響卻很大，呈現在土地佔用和碳足跡方面，尤其是高收入國家和拉丁美洲，它們的浪費占全部肉類浪費的80%。 (2)如果不包括拉丁美洲，高收入地區的浪費在所有肉類浪費中所占比例大約為67%。
3. 在亞洲、拉丁美洲和歐洲	水果的浪費程度非常高，造成大量水源的浪費。
4. 在亞洲、歐洲、南亞和東南亞的工業化地區	蔬菜的大量浪費轉化為該部門鉅大的碳足跡。

✚ 知識補充站

城市和日益增加的運輸與貿易的重要性

蔬菜、水果曾因較高的含水量而不易儲存，僅於收穫季節才可獲得。然而，如今在多數城市和鄉村，多種水果一年四季均能獲得。近年來，食品季節性獲得的循環已被價格的週期性循環所替代。食品的世界貿易額很大，而且發展也相當快。例如，澳洲南部的草莓在冬季成熟時，會出口至美國。

1-10 食品系統（一）

　　食品工業的三個組織層面為：1.初級品的生產：農農作物的栽培、動物飼養以及海／水產品的養殖和捕撈；2.食品加工：運用技術對初級產品加工與成型；3.食品零售業：食品的分類及銷售。

（一）農產品的生產

　　初級農產品的產值每年、每月均會隨著氣候以及國、內外經濟情勢的變化而變化，主要是因為出口級農產品的農民的收入，受到農產品出口價格，以及新臺幣與其他貨幣之間匯率的影響（相關的資料可以參閱農委會定期發布的農產品）。

（二）農產品加工

　　自1980年代起，一些食品製造業透過併購小型公司，以及增加其產品的種類而穩步成長。食品業與其他工業一樣，也是以盈利為目的。任何企業如果不能盈利，那麼它就不能有效地營運，因此，企業應保持競爭優勢。目前食品工業的新發展（新食品，新市場策略）也都是為了保持競爭優勢。大型的食品公司主要透過收購小的食品企業而發展壯大。

1.零售業：便利商店、超市及量販店

　　食品銷售部門主要是集中地將食品銷售給顧客。自1980年代起，超市在我國開始出現，人們可以自由購買，從而減少了員工人數，降低了超市的成本。實際上這些節省的費用部分受益於顧客，食品的價格較低，提升了購買力。隨著超市以及24小時營業的小型連鎖便利商店的普及，多數小型的雜貨店也逐漸被淘汰。一些自動化設備的使用也會降低成本。例如，近年來產品的條碼識別技術，以及電腦庫存管理系統的發明。條碼技術可以執行電腦銷售審核及批發性倉庫的產品排序，從而節省了大量的勞力與生產成本。一些食品加工業，為了擴大企業規模起見，運用食品技術開發出更多的新產品。增加產品種類的驅動力有下列幾個因素：

　　（1）生產企業及超市為了增加銷售額及利潤。

　　（2）增加及改善食品的風味與結構以吸引顧客。

　　（3）減少食品的準備時間，提升工作效率。

　　許多食品零售由超市控制，主要是超市的空間較大。一個現代化的超市可以庫存幾萬種不同的商品，這就增加了銷售的食品種類，但增加的食品配方卻使得很多成分對於消費者來說變得越來越模糊。自1980年代起，西方已開發國家相繼強制性地執行食物成分標籤和營養標籤制度。對於大多數食品而言，顧客很清楚其成分，但對一些成分複雜的食品，消費者卻無法獲得。例如，成品的甜食、義大利麵、風味小吃、烤製的牛奶什錦早餐等成分複雜的食品，其成分都不是十分清楚。在我國就更為複雜了，例如，超市加工的各種熟食及速食食品等。隨著營養知識的普及，設立有關食品及營養成分的標籤對顧客來說亦顯得十分重要。

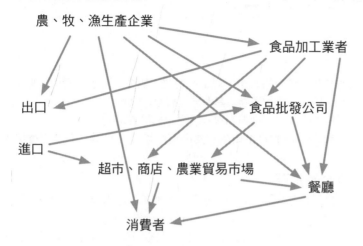

簡化的現代食品系統

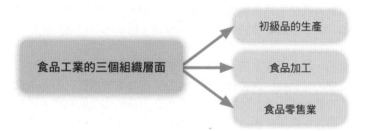

＋ 知識補充站

零售業：便利商店、超市及量販店

　　在超市購買食品已成為城市人口的第一選擇。有些連鎖超市規模很大，可以一次性採購幾百噸的物品。生產廠商迫切與其簽訂大的契約，並盡可能以最低的價格來成交。這些大超市再以最低的價位保持著其良好的市場競爭優勢。而且有些連鎖超市還擁有自己的品牌，該品牌與同類產品相比價格較低，頗受到顧客的青睞。

　　當一個生產廠商有新的產品投入市場時，超市要求其廠商用一定的資金來做廣告，從而保證其產品有較好的銷路。假如銷路不佳，超市可謝絕庫存該產品。新產品要不斷地被市場所檢驗，有的成功，也有的失敗，而其銷售額及單位面積的利潤是最具說服力的。雖然不同的物品其利潤不同，但一般性食品，例如，米、麵、油、蔬菜和水果等，較一些「奢侈品」如糕餅、小吃等具有較小的利潤空間。超市通常提供品質較好及價格較低的一般性物品，以此吸引顧客來購買奢侈品，他們採取的策略是，將一般性食品放在超市的周圍，而將奢侈品放置於超市的中央或者出口處，以刺激顧客的購買意願。

1-11 食品系統（二）

（二）農產品加工

2.政府的功能

中央政府和地方縣市政府的政策、規章、稅收、標準及要求，對於鼓勵或者抑制農民食品的生產，以及食品業的發展，具有舉足輕重的功能。

其不僅影響到地方的食品生產與消費，而且也影響食品的進出口。

我國的食品監管所實行的是由衛生署食品藥物管理局協調下的多部會協調管理系統。

（三）嶄新的食品生產

食品供給的變化對食品工業而言十分重要，有無新的產品問世，會直接影響到廠商的生存問題。對於食品企業而言，開發新產品一般會有相當可觀的利潤。

在過去10～20年之間，超市中出現了很多「健康」類的新食品。與時裝業一樣，食品業也受到流行時尚的影響，其生產廠商與超市共同為追求時尚的人們提供新食品。例如，低酒精含量的飲料曾經出現在超市，但是由於銷路不佳，只好忍痛加以回收。高纖維食品因為人們越來越注重健康而流行，例如，燕麥片因為會降低血液膽固醇而變得十分暢銷，但最近消費者的熱情又有所減退。目前則以茶油及橄欖油特別受到消費者的青睞。

所謂健康食品，其食品中之鹽、糖和油的成分是大家感興趣的，但矛盾的是，既要贏得顧客的喜愛，又要提供有益於健康的食品。在易感的族群之中，高鹽的攝取與心血管疾病密切相關。便利性食品攝取得越多，從中獲取的能量越多，因為其糖和油的含量較高。廠商為了贏得市場占有率，會盡量提供口味與口感俱佳的食品。鹽對麵粉類的食品風味影響較大，通常1%～2%的鹽成分可以達到最佳的食品風味。但若攝取該類食品過多，將會導致鹽的攝取過量。這就出現了一個矛盾，即食品中保持高鹽可以吸引顧客，而低鹽則會流失顧客。目前，一些廠商已經把低鹽、低糖和低油的麵粉食品投入市場，讓顧客自己自由篩選。食品市場是非彈性的，因為每年所消耗的總食品量，基本上是固定的。

對食品業而言，其銷售額及利潤的增加，只能從爭取市場占有率、或添加有附加價值的成分、或者開發新產品來獲得。

功能性食品中包含的成分（營養成分、非營養成分），具有影響體內某一種或者多種的功能。功能性新型食品如果添加了植物固醇的人工黃油，功能性新型食品為正常飲食的一部分，它會減少人體對膽固醇的吸收，從而降低了血液膽固醇的含量，因此減少了動脈硬化的風險。另外，以健康認知較強的消費者為對象的含纖維素、多糖、糖醇、大豆異黃酮（植物雌激素）、n-3多重不飽和脂肪酸等多種功能食品，也是近年來食品業的熱門產品。

我國主要的食品加工業（產品類）

飲料（水及各種飲料）	火腿及相關產品
酒類（白酒、黃酒、啤酒、葡萄酒、水果酒等）	食用油
調味品（香料、味精、草本植物、甜味劑等）	肉類
穀物類（麵條、饅頭、穀類早餐等）	海／水產品
豆製品（豆腐類、豆奶、結構性大豆產品等）	快餐食品
烘焙食品（麵包、糕點、餅乾等）	休閒食品
水果和水果產品（罐裝水果及果汁）	蔬菜及蔬菜產品（罐裝及冷凍蔬菜）
奶製品（優酪乳、奶酪、牛奶、冰淇淋等）	糖果類及相關食品（糖、軟硬糖果、巧克力等）
功能性食品和保健食品	蜂產品（蜂蜜 蜂王漿 蜂膠 花粉等）

食品的型式

1. 便利性食品	(1) 隨著食品生產、加工及銷售效率的提升，食品的價格也越來越便宜，但其價格也會受到通貨膨脹調整的影響。在1980年之前，國民80%的收入用於購買食物，而目前只需要收入的30%～40%。
	(2) 顧客並非一定要購買廉價的食品。以準備食物的時間來衡量，便利性食品被認為是相對廉價的食品。許多方便食品只需打開包裝，在加熱之後即可以食用，但是消費者將要支付內含於食品鏈中的加值服務。
	(3) 最近的一些創新是提供完全準備好的食品，直接或簡單地加熱之後即可以食用。當然，直接食用有其幾種不同的方式。在未來的時間內，向家庭所提供完全準備好的食品，在超市中的供應量將會顯著地成長。
	(4) 冷藏及冰凍食品也在穩步成長，其價格大約為普通餐廳價格的一半或者更低一些。因為這類食品為大量生產，其成本相對較低，企業從中可以獲得更為豐厚的利潤。
2. 小吃及快餐：小吃是一般性餐飲以外的零食。典型的小吃有薯條、巧克力、糖果、熱狗、糕點及冷飲等。	在家庭中用餐越來越少的今天，小吃、快餐及在餐館就餐之間的區別變得更加模糊。快餐是一類加工好的熱食，可以在旅行、運動或者其他任何時間享用，也可以直接送至家中。早餐，可以視為小吃，也可以看作快餐。

1-12 食品系統（三）

（四）現代的超市和廣告

在現代化的行銷技巧中，廣告是最有影響力的，同樣市場也影響食品的可取得性。廣告是如此的普遍，以致滲透到全國的每一個角落，食品廣告在電視及商業中心更是如此。

生產廠商不惜運用大量的廣告投入，是由於市場研究證實廣告可對銷售及利潤產生相當大的效益。但有時也不乏亂箭打鳥式的盲目投入，飲料的生產成本相對較低，其零售價由市場的費用和利潤所決定，雖然廣告對人們會產生相當程度的影響，但這並不意味著廣告的投入一定會與既定的目標成正比。

（五）休閒與外出用餐

近年來，民眾在飲食層面的主要變化是外出用餐的人越來越多。在過去的30年間，快餐店、食品店及其他飲食網點的數量均有倍數的增加。

其原因為：收入的增加、休閒時間的增加，以及休閒娛樂的時尚變化等。

外出用餐的變化從餐館數量的增加中很容易呈現出來，且外出用餐與家庭用餐並未顯示出營養層面的明顯變化。

依據相關的資料證實，我國國民超重及發胖的族群呈現上升的趨勢，但這是否與食品的供需有關仍尚待進一步的研究。

小博士解說
1. 隨著食品科技的發展，食品生產從簡單的農作物和肉類食品到成分複雜的食品樣式。
2. 超市透過控制食品的儲存和廣告，從而對食品的消費產生很大的影響。
3. 食品生產企業為競爭市場的占有率，持續將新產品投入市場。
4. 食品加值鏈是一個極為複雜的加值系統，其不僅與企業及消費者有關，還涉及許多相關的政府機構。
5. 食品的初級生產、加工及零售，對促進經濟發展具有重大的貢獻。
6. 外出用餐，很難判斷出所消費食品的營養成分。

食品系統架構圖

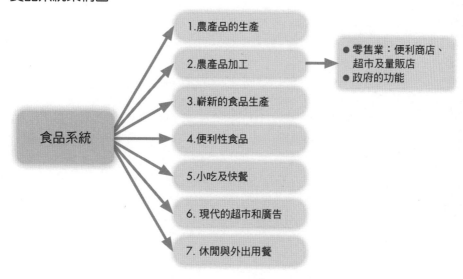

食品系統
- 1.農產品的生產
- 2.農產品加工
- 3.嶄新的食品生產
- 4.便利性食品
- 5.小吃及快餐
- 6. 現代的超市和廣告
- 7. 休閒與外出用餐

- ● 零售業：便利商店、超市及量販店
- ● 政府的功能

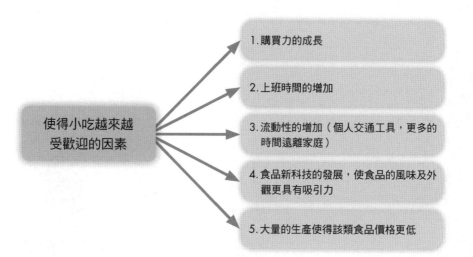

使得小吃越來越受歡迎的因素
- 1.購買力的成長
- 2.上班時間的增加
- 3.流動性的增加（個人交通工具，更多的時間遠離家庭）
- 4.食品新科技的發展，使食品的風味及外觀更具有吸引力
- 5.大量的生產使得該類食品價格更低

✚ 知識補充站

　國內的食品系統由農民、農場、食品製造業、超市、零售商、便利商店、快餐店、餐廳與消費者所組成。

第 2 章
食物的成分與食品加工

食品加工就是將食物或原料經過額外的處理程序，形成一種新食品。

2-1 食物的成分表和資料庫

　　研究食物成分的目的，是為了了解其營養價值，而要完全弄清楚影響人類健康的食品成分，則是一個永無止境、循序漸進的複雜流程。目前有關不同食物種類的分析資料尚未完全獲得，而新產品的一系列資料仍需要做及時的更新，因此，大部分食物成分表僅提供有限的食品種類及20～30種營養成分資訊（一般並不包括非營養成分）。我國、美國、法國、德國、英國、澳洲、紐西蘭和日本等國，均有自己的食品相關資料庫。拉丁美洲、非洲、東亞以及太平洋東南一帶的一些國家，雖然尚未建立自己的相關資料庫，但因為與鄰國的食品供給相類似，因而建立了區域性的資料庫。不同資料庫所反映的是其平均數，而非反映食品的實際種類、產地、時間等，資料的精確及準備性在於它的即時更新。有鑑於對引起某些疾病的飲食成分了解的需求，一個國際資料庫系統：國際食品資料系統網路（International Network of Food Data Systems, INFOODS）於1984年由國際食品與營養專案基金所籌建，其目的是努力促進、協調與提升全世界分析資料的品質及可用性，以確保各國均能獲得充分及可靠的食品成分資料。有些國家將食物成分表編寫成書，其中包括各種食物的營養成分，而有些國家的食物成分表是可以在網路線上閱讀的。右表是我國食物成分表中烤鴨的營養成分資料。除了以數位網路的方式所獲得的這些資料之外，食品成分補充表中還有詳細的碳水化合物、有機酸、氨基酸、脂肪酸、膽固醇，以及飲食纖維的資訊。一些國家的食物成分資料庫之資料，甚至可以在網路上免費下載，但在使用其資訊時要慎重，因不同國家所生產之相似食品的營養成分不盡相同。無疑地，食品成分資料庫是研究與發展公共健康的有力工具，但也要認識到它的缺點，其主要涵蓋下列幾個層面：（1）一些食品的自然屬性是變化的，意即環境（農耕、氣候）與基因（物種、種系）影響著食物的營養成分。例如，番茄中維他命高低相差3倍之多（即最高與最低的含量之間相差3倍）；（2）資料庫通常是對其不同廠商生產該食品的整合式分析，而並非是對該食品單一品牌的分析，雖然這些資料可在新修訂的資料庫或科學文獻中檢索到；（3）尚未列出食品的全部營養成分，例如葉酸等；（4）食品資料庫尚未提供營養成分的生物利用率資訊，例如小腸中與血紅素結合的鐵，相較於穀物與蔬菜中以無機方式存在的鐵質，更易於吸收，而在複合式的食品之中，也未提供鐵質的兩種存在方式；（5）即使食品的營養成分精確地記錄在案，也很難精確地衡量營養成分的攝取；（6）在食品的資料庫中，對食品的萃取和記錄可能存在著一些誤差。

小博士解說

食品成分表的用途

　　大約在70年前，英國的營養學家們提出了「有關食品成分的資訊究竟有何用途」這一問題。對食品成分表的看法分為兩派：一派認為應該提供精確量化的食品成分；另一派則認為食品成分表的看法毫無意義，因為食品成分隨著土壤、季節及生長率的變化而變化。兩派的觀點均不無道理。將食品資料庫中的飲食營養成分與用化學方法分析的結果對比，其中10%的樣品在能量及蛋白質的指標所獲得的結果是互相一致的，而脂肪則差異相當大，以微量營養成分的差異最大。

以烤鴨為例的營養成分表

營養成分	含量（每100g）
熱量	436 kcal
蛋白質	16.6 g
脂肪	38.4 g
碳水化合物	6 g
飲食纖維	0
維他命A	36 µg
胡蘿蔔素	0.8 µg
視黃醇當量	38.2 µg
硫胺素	0.04 mg
核黃素	0.32 mg
煙酸	4.5 mg
維他命C	0

營養的成分	含量（每100g）
維他命E	0.97mg
膽固醇	0
鉀	247mg
鈉	83mg
鈣	35mg
鎂	13mg
鐵	2.4mg
錳	0
鋅	1.25mg
銅	0.12mg
磷	175mg
硒	10.32µg

註：1千卡（kcal）＝4.1840千焦耳（kJ）

✚ 知識補充站

食物的成分表和資料庫

1. 食品中農藥殘留與添加劑問題：現代農業使用化肥及農藥以獲得最高產量的農產品。化學農藥在農業上已被廣泛應用，主要用來控制雜草生長及殺滅有害昆蟲，但農藥殘留是不可忽視的問題。在我國、日本、澳洲、美國、加拿大和德國等國家，定期檢測農產品中的農藥殘留及環境污染物已成為例行性工作。對於進口食品，各國更是嚴峻地在世界貿易組織（World Trade Organization, WTO）架構內，針對農藥及農藥殘留、抗生素及抗生素殘留，以及環境污染物做限制性的要求。相關的問題請參閱食品安全的教科書。

2. 食品中自然產生的有毒物質：食品中自然產生的有毒物質與食品成分一樣變化多樣，而在食品資料庫中很少有關於有毒物質的資訊，相關的資訊可從食品安全專著，以及科學雜誌中獲得。

3. 食品添加劑：聯合國糧食及農業組織（Food and Agriculture Organization, FAO）食品添加劑法典委員會，以及多數國家建立或頒布相關食品添加劑使用的標準和法律文獻，但對個人和族群飲食中添加劑的準確資訊還很缺乏。我國食品安全法要求在食品中使用的添加劑必須於標籤中註明，相關資訊可從食品安全專著，以及科學雜誌中獲得。

4. 食品過敏：食品的非耐受性包括過敏的不良反應和心理的不耐受性。過敏是一種影響免疫系統的生理反應。心理的不耐受性影響消費者對某種食品的情感反應，但在不清楚食品成分的情況下，一般不會產生心理的不耐受性。因為食品由各種物質所組成，很難避免其中的某種成分，例如雞蛋、牛奶、小麥、魚、花生、蠶豆、味精等，在過敏族群中引起過敏反應，嚴重者甚至危及生命。英國與紐西蘭建立了食品非耐受性資料庫，有些國家也編輯相應的食品耐受性目錄，以免敏感族群食用該類食品所引起潛在的過敏反應。

2-2 食品烹飪與飲食風格（一）

　　根據吞咽的行為將營養劃分為兩種文化方式：即消化的後吞咽世界，也就是生理學和病理學；行為的前吞咽世界，即社會與文化。

　　運用一種社會敏感性的方法來了解人類，以及人與食物之間的關係，此種方法要求後吞咽或者從醫學的角度需要與前吞咽或來自社會的關注相互平衡。

　　試圖透過與營養相關的疾病來了解事物的行為、烹飪及飲食文化，就像是一位在歐洲環遊偉大藝廊的皮膚科醫生，來研究文藝復興時期油畫作品中的皮膚疾病模型，可能會忽略了人類歷史界定年齡的本質。

　　了解食物與健康需要付出一些努力，而不僅僅是「好與不好的食品」這樣一個概念而已。

　　對於從事健康工作的人員而言，為人類在飲食中都經歷過的快樂尋找一個積極的因素，是一項意義相當深遠的挑戰。

　　本節將聚焦於下列四個領域來加以闡述，即烹調風格、飲食變化、飲食文化及以社會階層的形成，其將為社會科學在食品和飲食層面的研究提供一個重要的角度。

　　每一個社會都有其相應的食品製作方法。從法國人精細的食物烹飪法到澳洲土著人的普萊納烹飪法，其不僅僅是為了消除飢餓及滿足生理的營養需求，同時也給人們帶來了愉悅和幸福感。

　　透過合理的烹飪方法，熟練的廚師烹飪出外觀、色澤、味覺及質地俱佳的食品，可以稱為是一種藝術。

　　運用食品科學可以部分地了解烹飪流程中食品成分的變化。

　　以下將從生物學、化學、物理學以及感官科學來分析食品的烹飪方法。

（一）烹飪的風格

　　烹飪，是人類為了滿足生理及心理的需求，將可食的原料運用適當的方法加工成為直接可食用的成品的一種活動。其還包含烹調生產、飲食消費以及與其相關的各種文化現象。烹調，即製作菜餚及食品的技術。

　　一種烹調風格就是一個架構，人們依其架構選擇食物。即使在同一文化背景下，人們的飲食習慣也不完全一致。

　　例如，社會地位、經濟收入以及工作性質的差異，人們的飲食也會有所不同；不同的宗教派別具有不同的飲食風格；不同的個人也有其不同的口味。

　　男性和女性在其生命中的不同年齡階段，其食物的偏好也會改變。一些不同的部分是他們的喜好，而另一些則完全是迫不得已。

　　目前，研究區域心生飲食的本質已成為營養學家感興趣的課題，尤其是「地中海飲食」，因為該飲食已經與長壽和某些疾病，特別是心血管疾病的低罹病率有關。

　　「地中海飲食」已被美國、歐洲和澳洲等許多國家作為促進健康的方式而加以推廣。對於從事健康工作的人員來說，這是一個很好的機會。

「地中海飲食」的特色

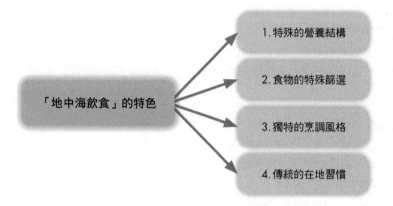

「地中海飲食」的特色
1. 特殊的營養結構
2. 食物的特殊篩選
3. 獨特的烹調風格
4. 傳統的在地習慣

在地中海飲食的配方中，是哪些架構和成分在發揮功能呢？下面是最可能的因素：

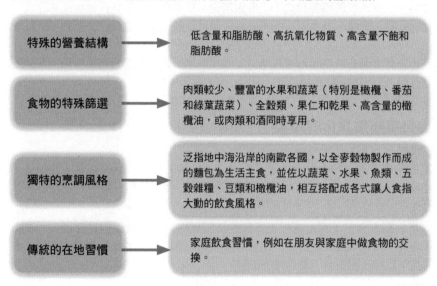

特殊的營養結構	低含量和脂肪酸、高抗氧化物質、高含量不飽和脂肪酸。
食物的特殊篩選	肉類較少、豐富的水果和蔬菜（特別是橄欖、番茄和綠葉蔬菜）、全穀類、果仁和乾果、高含量的橄欖油，或肉類和酒同時享用。
獨特的烹調風格	泛指地中海沿岸的南歐各國，以全麥穀物製作而成的麵包為生活主食，並佐以蔬菜、水果、魚類、五穀雜糧、豆類和橄欖油，相互搭配成各式讓人食指大動的飲食風格。
傳統的在地習慣	家庭飲食習慣，例如在朋友與家庭中做食物的交換。

✚ 知識補充站

食物的成分表和資料庫

　　「地中海飲食」為一種特別的「烹調文化」，從社會學及醫學的角度來認真地加以思考：假如人們接受地中海飲食，就可以促進健康。

2-3 食品烹飪與飲食風格（二）

（二）烹飪的發展

在18世紀以前的歐洲，人們所攝取的食物與其社會地位密切相關。長期以來，在世界各國由於貧富間始終存在著巨大的差異化，不同社會階層的形成，造就了不同的飲食特色。

自18世紀以來，飲食變得更加差異化，各國烹飪風格的形成，可能與上流社會對美食的興趣有關。

之後隨著各國烹飪手冊廣泛地普及化，引起飲食專業人士、營養學家以及不同種族族群對其他飲食風格的關注和興趣。

（三）烹飪的典型特徵

早在1893年，伊麗莎白・羅英（Elizabeth Luo Ying）根據風味原理，已經歸納出一些享有盛譽的烹飪風格的觀點。

羅英認為，使得烹飪風格差異化的主要因素是：基本食材、烹飪技術與風味原理。透過對食物的特殊篩選，幾乎所有的烹飪風格均可以被複製，並採用烹飪的方式加以呈現。

但羅英並未將烹飪的系統規則考量進去，要完整地描述一個飲食文化特色，烹飪需要考量的重點是：有關餐飲和菜單的「規則」是如何形成的。

不過羅英的觀點，為了解烹飪建立了一個相當有用的架構。

（四）烹飪風格差異化的因素

1.基本的食材

使得烹飪風格差異化的主要因素是基本食材。影響選材的因素很複雜，其中包括環境、地理、耕作、加工、處理等，而選材是影響烹飪效果的第一要素。

2.烹飪技術

使用同樣的基本食材，卻能創造出不同的烹飪風格，烹飪技術則是關鍵。一種食材，例如雞肉，將其切成一大片、一口式，以烘烤、油炸、燉煮或是煙燻等不同的方式烹飪，就可以製作出風味各異的雞肉菜餚。

3.風味的秘訣

羅英的風味秘訣是，每一種烹飪文化均趨向於將少量的風味成分整合在一起，頻繁並始終如一地使用這些風味物質，使其最終成為一種烹飪模式。

此模式即為烹飪風味，因為風味才是一道菜的內涵所在。

醬風味被視為是東方食品的特色。不同醬料的混合，決定了某種特殊的烹飪風味，例如韓國烹飪中的一種常見混合風味是，將大蒜、紅糖、芝麻和紅辣椒加至基本醬料中，而將大蒜、糖蜜、花生和辣椒混合則形成印尼的獨特風味。

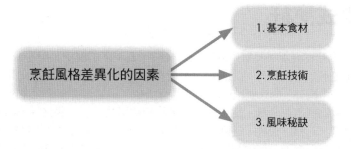

羅英將烹飪技術大致歸為四類

物理變化	例如體積、形狀、品質（切片、碾磨、壓榨、過濾），在該組中也有分類（雞蛋、榨果汁）與歸類（敲打、混合、攪拌）。
改變水的濃度（加入或者倒出）	例如浸泡乾豆、浸漬肉類、乾製、食鹽醃漬、凍乾。
化學變化	分別運用下列三種不同的方式來加熱： ● 乾式加熱：直接方式（沸煮、燒烤、熱烤） 　　　　　　間接方式（烘焙、烤乾、微烤） ● 濕法烹飪：直接方式（沸煮、慢煮、燉煮、蒸煮、溫煮） 　　　　　　間接方式（汽蒸） ● 油炸（深層油炸、油煎、攪拌式油炸）
發酵	食品中加入酵母、黴菌和細菌，在人為控制的溫度及時間狀態下使其發酵，例如豆製品（腐乳、納豆、臭豆腐）及乳製品（奶酪、酸乳、黃油）。運用水果和穀類發酵生產果酒和啤酒。另外，利用不同的成分發酵生產沙拉（調味沙拉、魚沙拉）以及酵母來生產饅頭、麵包等。

✚ 知識補充站

食品特殊加工法

　　在烹飪文化中有一種很特殊的加工方式，即食鹽漬製食品。例如魚的保存，漢人通常有用食鹽醃漬各種魚的傳統習慣；美國西北地區的夸克特爾人、印第安人喜歡煙燻大馬哈魚；葡萄牙人則用食鹽來醃漬鱈魚。雞肉在漢人和猶太人的烹飪中是一種常用的食材。在中式烹飪中，雞肉被切成小塊，而在猶太人的烹飪中雞肉則被做成比較鬆散的狀態，直至雞肉與骨頭分離。此種烹飪方式的不同，可能是起源於兩國文化的差異。從遠古時代起，漢人就缺少烹飪食材的燃料，所以形成快速有效的烹飪法，而猶太人由於宗教信仰而禁止食用動物血液，在漫長的飲食習慣形成過程中，其由於宗教信仰而發展成為目前的烹飪方式。

2-4 中式烹飪

　　依據相關的考古發現，證實中式烹飪已有四、五千年的歷史。早在公元前 1000 年就有關於烹飪發展的時間和地點記載。公元前 200～公元 200 年之間，隨著國家的不斷擴大，許多「國外」的東西被引入中式的烹飪中；正如哥倫布探險之後，國際的影響促成現代歐洲的烹飪一樣，從中亞所帶來的新鮮事物被引入餐飲中，例如：葡萄、葡萄酒、苜蓿、石榴、核桃、芝麻、蔥、香菜、豌豆及黃瓜等。在中世紀，漢人已相當富有，且有能力舉辦大型的豪華宴會，從而發展了美食文化。但是食物的種類和數量在整個族群中的分配是不均衡的，窮人只能分配到粗糧和豆類，富人則可以食用糙米和白麵。飲食層級的分化，是中國歷史和中式飲食一個很重要的記載。中式飲食習慣是建立在不同階層和地域基礎之上，以及在許多美食家努力下潛移默化所形成的。

　　中式的烹飪文化具有獨特的民族特色和濃郁的東方魅力，其主要特色為以味覺享受為重點。中式的傳統飲食自有烹飪記載開始，就在美食與健康間尋找適宜的平衡點。而在歐洲，或許由於古希臘傳統的影響，這兩者之間往往被認為是相互衝突的。在中式古代御膳房中，除了主廚和助手之外，還有八個飲食官專門負責為宴席規劃菜譜。此期間的中式飲食，尤其是唐朝（公元 618～907 年），在面對其他國家的飲食對本國的影響時，是抱持開放的態度，然而在 19 世紀，清朝社會的開放性不夠，在飲食層面並未獲得與之前同樣的效果，其烹飪法與幾百年前的傳統風格仍相當雷同。

　　烹飪此一名詞，最早見於 2700 年前的「易經・鼎」中，原文為「以木巽火，亨飪也」。「易經」是儒家經典著作之一，其在宗教迷信的外衣下，記載當時的社會狀況，保存了一些古代樸素辯證法的思想。「鼎」是先秦時代的飲、食共用器。形似廟裡的香爐，初為陶製，後用銅製，還充當祭祀的禮器。「木」指燃料，如柴、草之類。「巽」的原意是風，此處指順風點火。「亨」在先秦與烹通用，為煮之意。「飪」既指食物成熟，也是食物生熟程度的標準，是古代熟食的統稱。「以木巽火，亨飪也」即將食物原料置於炊具中，添加清水和調味料，用柴草順風方法諸項內容，反映出當時社會人類生活狀況，以及烹飪概念的形成過程。但由於古代廚務並沒有明顯的分工，廚師除了做飯，還要釀酒、製醬、屠宰、儲藏等，因此烹飪一詞，實際是食品加工製作技術的泛稱。

　　中華民族涵蓋多種民族，由於地理、氣候、物產、文化、信仰等的差異，菜餚風味差別很大。食物被分為最基本的兩大類：主食，是指穀物以及其他澱粉食物；菜，是指蔬菜、海產品及肉類。一餐平衡的飲食應該包含比例適量的主食和菜。

中式菜系的分類

中式菜餚的門派眾多，造就菜餚的品種也繁多，常見有四大菜系與六大菜系之說。

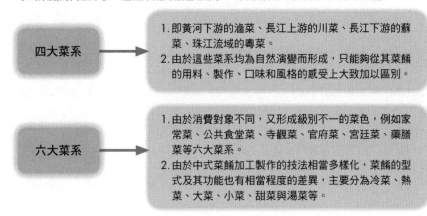

四大菜系
1. 即黃河下游的滷菜、長江上游的川菜、長江下游的蘇菜、珠江流域的粵菜。
2. 由於這些菜系均為自然演變而形成，只能夠從其菜餚的用料、製作、口味和風格的感受上大致加以區別。

六大菜系
1. 由於消費對象不同，又形成級別不一的菜色，例如家常菜、公共食堂菜、寺觀菜、官府菜、宮廷菜、藥膳菜等六大菜系。
2. 由於中式菜餚加工製作的技法相當多樣化，菜餚的型式及其功能也有相當程度的差異，主要分為冷菜、熱菜、大菜、小菜、甜菜與湯菜等。

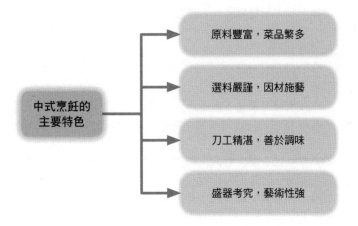

中式烹飪的主要特色
- 原料豐富，菜品繁多
- 選料嚴謹，因材施藝
- 刀工精湛，善於調味
- 盛器考究，藝術性強

＋知識補充站

中式烹飪的方法繁多，每一種方法在加工之後的菜餚都各有特色，所以對於各自的特色應加以區別記憶。

2-5 義大利烹飪

在義大利有許多運用在食品製作上，雖然普通但能夠呈現出特色的烹飪技術，惟沒有與中式烹飪技術相類似的。

當然，煮食在許多義大利麵的製作中是很重要的，另外也用到了烘焙、炸和燉等烹飪技術。

歐洲最早的傳統飲食起始於 1560 年代的義大利，其起源於希臘、羅馬以及東方。隨著羅馬帝國的崩潰瓦解，希臘和羅馬已有的烹飪技術也失傳了。

然而，在文藝復興時代，人們對古典時代食物的興趣復甦了，過量的遠古飲食風格不再流行，取而代之的是一種更簡單的飲食類型。

義大利麵是義大利飲食中最享盛譽的食品。

從歷史上而言，通心粉可能追溯到伊特魯里亞（Etruria）時代，其比中式的麵條歷史還要古老。

另外一個可能性就是大約在 1270 年，馬可波羅旅行到中國時，偶然遇到了麵條，並迅速地將該食品帶回義大利。

然而，也有文獻記載，千層麵和空心麵在馬可波羅回到威尼斯之前就已被食用。

儘管其他烹飪文化中也有義大利麵和中式麵條，卻只有義大利詳細闡述了其麵條中麵粉與水的混合成分。

直至 17 世紀，義大利麵仍被認定為窮人的消費品，因為它易於保存、營養價值較高，但卻並非那麼可口。

這是因為當時其通常被單獨煮，或僅與少量諸如奶酪此類風味食物一起食用。

目前的資料來自於 18 世紀，因為當時通常用機器製作義大利麵，也有一些仍是手工製作的。

然而，這種飲食風格已在很大程度上消失了，即使是在鄉村。直至義大利麵與番茄混合在一起，它才成為一道真正的菜餚。

當時用手拿著食用加了醬的義大利麵是相當不文雅的，於是叉子不久之後出現在中產階級家庭的餐桌上。

在 15 世紀哥倫布的海上旅行，幾乎改變了每一個義大利人的生活模式，使得義大利的飲食發生了革新。

也正是運用了哥倫布與美洲的關係，使得歐洲人開始接觸番茄、花生、糖果、貝殼、青豆、南瓜、南瓜籽、火雞，以及可可豆等。

正是這些食品與當地的食物結合，例如橄欖油等食物原料，即為所謂的「地中海飲食」打下了深厚的基礎。

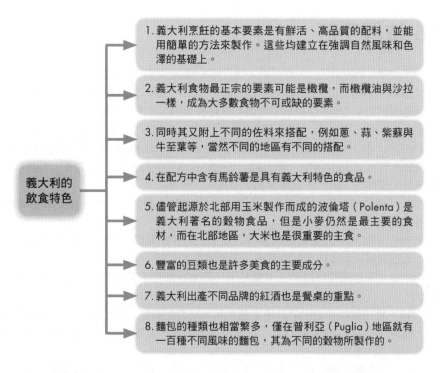

義大利烹飪

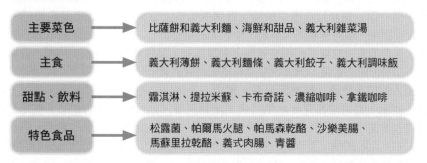

主要菜色	→	比薩餅和義大利麵、海鮮和甜品、義大利雜菜湯
主食	→	義大利薄餅、義大利麵條、義大利餃子、義大利調味飯
甜點、飲料	→	霜淇淋、提拉米蘇、卡布奇諾、濃縮咖啡、拿鐵咖啡
特色食品	→	松露菌、帕爾馬火腿、帕馬森乾酪、沙樂美腸、馬蘇里拉乾酪、義式肉腸、青醬

✚ 知識補充站

義大利菜

　　義大利的飲食文化以豐富而多元的味覺饗宴著稱，各地區亦具不同的特色，它是世界上最知名的飲食文化地區之一，其影響力亦達到海外。在義大利，食材運用和料理隨著地區而變異。許多原屬區域性的菜餚，在傳遍全國之後融入當地的特色、而產生變異。乾酪和葡萄酒是義大利飲食文化中最主要的食物，政府並針對葡萄酒訂定了法定產區（DOC）等相關法律。咖啡則在義大利飲食文化逐漸占有一席之地，尤其是濃縮咖啡。

2-6 法國烹飪

一句「法國人為吃而活」，將法國人講究吃的藝術形容得入木三分。

一位法國知名的烹飪大師曾說過一句話：「發現一道新菜，要比發現一顆新的星星為人類造福更大」。此話也顯示了法國的烹飪技術經久不衰、不斷發展的原因。

法國與義大利、西班牙、英國和德國比鄰，這又有利於法國的烹飪技藝博採眾長。西元1533年，義大利公主凱撒琳·麥迪奇（Catherine de Médicis）在下嫁法國王儲亨利二世時，帶去了30位廚師，將新的、不同的飲食與烹飪方法引至法國。法國人則將兩國烹飪的優點加以融合，並逐步將其發揚光大。

路易十四是位講究飲食的皇帝，他別出心裁地發起過烹飪比賽，讓廚師們竟相獻藝，各露絕活。

路易十五、路易十六被稱為「饕餮之徒」，而皇室和貴族均以品嘗美酒佳餚為樂事。一大批名廚，製作出了風味各異、品種繁多的菜餚。

其中一位名廚根據當時的菜式，編寫了一部烹飪專著，至今仍被各國奉為西餐伙食的經典。

17世紀，貴族和中產階級開始學習義大利人用刀叉進餐，並形成了今日西餐禮儀的模式。經過三百多年的不斷努力，法國菜終於青出於藍而勝於藍，征服了各國美食家，成為歐洲西餐的代表。

法國菜色十分講究調味料。常用的香料有：百里香、迷迭香、月桂（香葉）、歐芹、龍蒿、肉荳蔻、藏紅花、丁香花蕾等十餘種。其菜餚中胡椒頗為常見，但不用味精，也極少用香菜，調味汁多達百餘種，既講究味道的細微差異，也考量色澤的不一。百滋百味百色，讓消費者回味無窮，予人美的享受。

法國菜色具有食材廣泛、用料新鮮、裝盤精美、品種繁多等特色，菜餚一般偏於生吃。在調味上用酒較重，講究根據原料搭配相應的酒。

法國人的口味肥濃、鮮嫩而忌辣。豬肉、牛肉、羊肉、雞、魚、蝦、雞蛋，以及各種燒滷腸、素菜均喜愛，水果之中尤其是菠蘿，是他們喜愛的食品。在進餐時，冷盤會包含整塊肉，可以邊切邊食用。法式餐在食材的配料、火候的講究、選料的新鮮度、多元化的菜餚、製作的細膩度、菜餚的適量搭配，以及藝術性等層面均整體性地呈現在其法式西餐上面。一般法國美食在內容上，包括麵包、糕點、冷食、熟食、肉製品、奶酪和酒。

小博士解說

法式餐點在食材的配料、火候的講究、選料的新鮮、多元化菜餚、製作的細膩、菜餚的適度搭配，以及藝術性等層面的呈現方面，均在其他國家的西餐之上。

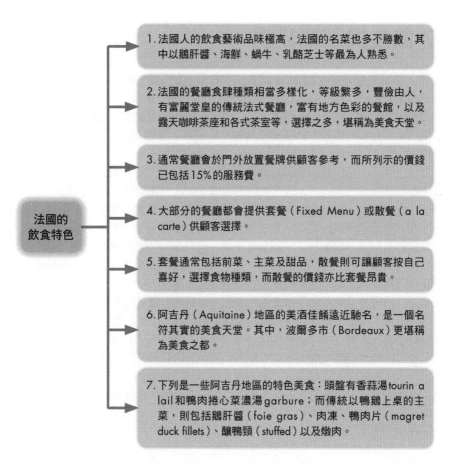

法國的
飲食特色

1. 法國人的飲食藝術品味極高，法國的名菜也多不勝數，其中以鵝肝醬、海鮮、蝸牛、乳酪芝士等最為人熟悉。

2. 法國的餐廳食肆種類相當多樣化，等級繁多，豐儉由人，有富麗堂皇的傳統法式餐廳，富有地方色彩的餐館，以及露天咖啡茶座和各式茶室等，選擇之多，堪稱為美食天堂。

3. 通常餐廳會於門外放置餐牌供顧客參考，而所列示的價錢已包括15%的服務費。

4. 大部分的餐廳都會提供套餐（Fixed Menu）或散餐（a la carte）供顧客選擇。

5. 套餐通常包括前菜、主菜及甜品，散餐則可讓顧客按自己喜好，選擇食物種類，而散餐的價錢亦比套餐昂貴。

6. 阿吉丹（Aquitaine）地區的美酒佳餚遠近馳名，是一個名符其實的美食天堂。其中，波爾多市（Bordeaux）更堪稱為美食之都。

7. 下列是一些阿吉丹地區的特色美食：頭盤有香蒜湯tourin a lail和鴨肉捲心菜濃湯garbure；而傳統以鴨鵝上桌的主菜，則包括鵝肝醬（foie gras）、肉凍、鴨肉片（magret duck fillets）、釀鴨頸（stuffed）以及燉肉。

✚ 知識補充站

法國烹飪是在西方世界最具影響和最具特色的烹飪系統，法國君主具有較強的王權，在路易十四時達到頂峰，宮廷奢華風氣在飲食上十分講究，各種烹飪的方法由於效仿的貴族而流入民間。

法國烹飪重視烹飪方法和就餐禮儀，法國盛產葡萄酒（vin）和乳酪（fromage），成為法國烹飪必不可少的調料，法國比較具有特色的食品有：青蛙腿（grenouill）、燉雞（coq au vin）、法式田螺（l'escargot）；主食主要是麵包，具有法國特色的麵包有月牙型小麵包（croissant）和棍式麵包（baguette）。

法國餐館以其豪華的禮儀和風味著稱，世界各大城市中最豪華昂貴的餐館幾乎都是法國餐館，曾有英國人抱怨說：乘協和式飛機從倫敦去巴黎吃一頓飯，再乘機返回，所有旅費加到一起，也比在倫敦的法國餐館吃一頓飯便宜。

法國是世界著名的飲食文化大國，在法國不同地區有不同的特色美食。由於法國人相當地重視美食，所以吃法國菜時所需要的餐具也是非常多的。

2-7 飲食與菜單結構

　　一些人類學家提出要認識飲食與食譜中物質化的結構系統，其中尤以史特勞斯（Claude Levi-Strauss）和道格拉斯（Mary Douglas）為代表。

　　該觀點將社會意義及其重要性與這些結構有效地整合起來。此種分析方式的一個極端是，其認為食物系統中的結構和意義，比思想、語言以及人類文化的其他層面更為重要。

　　在現代世界中，由於缺少相關的研究證實，此種觀點可能還難以普及。然而，在不涉及社會其他層面的前提下，研究食譜的結構與飲食方式還是十分可行的。

　　以一種食物為主，而以其他食物為輔的飲食結構，對營養學而言是一個相當有用的概念。在19世紀的英國，當富人們在食物的篩選和服務層面追隨歐洲趨勢時，貧困家庭的飲食仍然是以一鍋燴為主，麵包是主食，有時還有少量的奶酪、肉和其他食物。對食物結構做了一些基本的了解，對希望干預現有飲食習慣的人來說十分重要，而改變主食相對於改變副食要困難得多。

　　工作模式的變遷也會帶來生活方式的變化，自然會引起烹飪的改變，於19世紀羅森堡（Rosenberg）在維也納飲食模式的討論會上，曾經提出這一點。

　　那時許多曾在家庭作坊中工作的人，轉變成了工廠的工人，他們由在家的一日五餐變成了一日三餐，且有一餐不在家中享用，用餐的內容和時間也隨之改變。

　　然而今天，在週末人們能享受一日五餐的老傳統又會繼續，並且他們對何時何地用餐有了更多的篩選，從而引發對後工業時代食物準備與飲食成形的有趣思考。

　　在資訊時代，更多工作可以運用網路系統在家裡完成。此種新的工作方式，可能會營造一個與19世紀維也納十分接近的情形，即當人們可以自由地安排時間、工作場所，以及與廚房的距離時，一天可以多次用餐。

飲食的改變

　　Perrti J. Pelto 和 Gretel H. Pelto 是關於健康和營養層面的人類學家，他們提出一個特殊的「關於19世紀以來全球飲食改變流程及結果的觀點」。

　　工業食品的多樣化、生產與消費方式的轉型、日益成長的社會經濟，以及網路的廣泛傳播，他們將流程用「離開原位」來描述。這個流程的結果，將導致越來越多家庭的食品來自各個不同地區。

1. 全球農作物的移植與動物多樣性的分布。
2. 複雜的國家食品分散網路的擴大和食品生產廠商的增加。
3. 鄉村城市化與移民的流動。

小博士解說

　　人口的流動帶來了烹飪技藝的交流。當嶄新的食品在當地生產或在地食品在其他地域銷售、移民地處或接受新的移民時，其餘的飲食習慣均會有所改變。

兒童菜單上必定要有的五類食物

國內的食物種類繁多，品種也成千上萬，然而，能成為兒童營養食物的種類卻只有五類，分別是穀類、動物性食品、豆類、蔬菜水果、食用油和食糖。

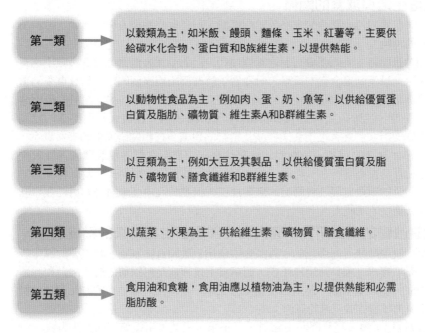

第一類　以穀類為主，如米飯、饅頭、麵條、玉米、紅薯等，主要供給碳水化合物、蛋白質和B族維生素，以提供熱能。

第二類　以動物性食品為主，例如肉、蛋、奶、魚等，以供給優質蛋白質及脂肪、礦物質、維生素A和B群維生素。

第三類　以豆類為主，例如大豆及其製品，以供給優質蛋白質及脂肪、礦物質、膳食纖維和B群維生素。

第四類　以蔬菜、水果為主，供給維生素、礦物質、膳食纖維。

第五類　食用油和食糖，食用油應以植物油為主，以提供熱能和必需脂肪酸。

✚ 知識補充站

飲食的改變

工業化，飲食的改變與人類健康的變化對人類健康或利或弊，確切地說，利弊兩個層面會同時產生，相生相隨。隨著食物供給的豐富，營養不足者可能會隨之減少，而同時超重者也可能會增加。

2-8 家庭生活角度與飲食改變的個案研究

（一）家庭生活與飲食的關係

在傳統上，營養界很少關注於家庭因素的影響，但是家庭在個人化飲食中，卻扮演了不可忽視的角色。

從家庭的背景而言，人們都會正面地管理他們自己的生活。他們會對飲食做出適當的篩選、決定，以及制定合宜的策略，研究者了解他們所觀察到的行為具有重要的價值。相關的質化及一些量化研究均充分地位證實，在年輕夫婦中，男女烹飪的分配會逐漸趨向於平等。美國研究人員 Theophano 和 Curtis 描述，在義大利與美國的社團中，不同家庭的婦女們會有互相交換物品及食物的習慣。在相關研究中的婦女表示，交換和分享彼此食物的行為，是她們的社交活動，它是婦女們展現並穩固其社會地位，並運用相互交換而聯結在一起的方式。對於此社團而言，聯結是作為社會互動功能的表現，而食物則是呈現社會聯結的重要部位。但在研究中並未討論到男性在家庭交換與社會聯結中的功能。

（二）飲食改變的個案研究：義大利北部兩個世紀以來的糙皮病

糙皮病是由於煙酸缺乏而引起的，與飲食中依賴於穀類食物有關。其主要的臨床表現為皮膚改變、腹瀉、痴呆乃至於死亡，而事實上這種病是可以預防的。肉類和乳類可以提供煙酸的前體氨基酸，運用石灰加工的玉米，可以提升維他命的利用價值（例如南美洲國家傳統製作的玉米粉圓餅）。

在 18 與 19 世紀，義大利北部和中部引入了玉米，但並未引進傳統的加工方法，所以糙皮病成為地方病。與此同時，由於人口劇增、工業現代化與農業的成長，而穀類是當時食物的主要來源，也使得穀類的種植增加。政府的干預有時反而會使問題更為糟糕。由於政府的一系列政策，意味著大農場併購小農場，結果使得一些小農場主人變成了沒有地的臨時工。這些臨時工因為營養的缺失，不少人罹患了糙皮病。

公眾土地變成私有土地，玉米的品質標準化，使得高品質的玉米價格很高，農民賣掉他們最好的穀物，剩餘的自己食用。1980 年代，由於大量移民，造成勞力短缺，留在義大利的人收入增加，導致用於玉米種植的土地減少，也使糙皮病的生病率下降。農業系統的變化，例如：灌溉、開墾機械化、肥料的使用、精密選種，以及新農作物的引入（煙草、番茄、甜菜及草料等），生產強化，僱用率增加，又運用積極的工人運動，工資及工作的條件獲得改善，使得玉米的支出降低。其他複雜的社會變革，包括公路、鐵路的建設、更便宜的進口食品。勞工比那些小農場主人更加辛勤地工作，而農場主人們仍工作在貧瘠的土地上，為自己生產玉米，同時賣掉其他作物來支付生活的必需品和日常的稅務等。總之，新的農作物、人口的成長，引起了飲食的改變，而飲食的改變給貧窮的農村人口帶來了與健康有關的風險。

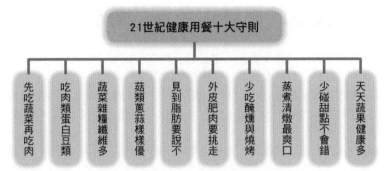

21世紀健康用餐十大守則

- 先吃蔬菜再吃肉
- 吃肉類蛋白豆類
- 蔬菜雜糧纖維多
- 菇類蔥蒜樣樣優
- 見到脂肪要說不
- 外皮肥肉要挑走
- 少吃醃燻與燒烤
- 蒸煮清燉最爽口
- 少碰甜點不會錯
- 天天蔬果健康多

孩子叛逆期和飲食有直接的關係

原因

1. 在孩子青春期的時候,乳製品和肉製品絕對要減少使用,因為牛奶裡面含有大量的絡蛋白及類激素物質,在青春期的時候會刺激體內荷爾蒙過多分泌,導致孩子在青春期躁動不安,叛逆。
2. 辣椒、花椒、胡椒等一些熱性的食物對於青春期的孩子來說最好是少吃,這些刺激性的熱性食物會是血液發熱,導致孩子性格狂躁,難以管理以及內分泌失調,臉上青春痘出現
3. 甜食高點以及糖分高的食物營養學中屬於酸性食物,會使體質酸性化,直接影響身體的新陳代謝和內分泌,而且經常食用甜食的人大多都免疫力較差
4. 各種碳酸飲料,本人親眼見過一個青少年,每天三罐碳酸飲料,叛逆期暴打父母,因為碳酸飲料會把身體的維生素和礦物質帶走,也就意味著流失,導致內分泌失調,性格不受到控制。
5. 各種精煉過的方便食品,裡面的人工添加劑是影響人的情緒性格的罪魁禍首。

解決的方法

1. 在孩子青春期,飲食一定要清淡,以素食為主。
2. 避免熱性的食物,多吃涼性的食物:例如萵苣、番茄、黃瓜、冬瓜、主食多以粗糧和豆類為主。
3. 飲料最好以白開水為主,還有綠豆湯,百合湯等涼性的飲料為主。

✚ 知識補充站

農業現代化對不同的族群,均產生長期或短期的效應。

一些勞工使用更好的方式獲得更為多樣化的食物,而那些農場主人仍依賴穀物生活,因此仍然受到糙皮病的困擾,直至第一次世界大戰,這個族群才從農業改革中受益。

他們運用參與工人運動獲得了更好的僱用條件,並簽訂了農場契約,從而可以種植多種類的作物。

Brown和Whitaker得出了這樣的結論:農業在社會、技術、生態及健康層面都是高度易於改變的。從19世紀末至20世紀中葉,這些複雜的因素一直延續著,其中,義大利農民健康層面的重要性,直至1950年代肉類消費的出現才較為清楚。

2-9 加熱食品的風味與色澤的變化

　　烹調會影響食品的顏色與風味。食物在水中煮沸，要比在熱空氣及熱油中烹飪的味道平淡得多，烘焙食品的溫度高些，會使食品的色澤、風味、香味更誘人，這主要是運用兩種或兩種以上複雜的化學反應：焦糖化和美拉德（Maillard）反應的結果。

　　其他的反應也會使食品的顏色發生變化，例如，加熱剝皮的水果及果汁等，但這些對風味並沒有明顯的影響。

　　在蔗糖溶液加熱和蒸發濃縮時，會發生焦糖化的現象。在一系列的脫氫反應中，蔗糖鏈會斷裂，產生高度反應的醛類物質，進而產生相應的色澤（黃色、褐色）、風味（甜、苦、酸）以及香味的化學物質。

　　有些食品也用到焦糖化流程，例如，太妃糖就是在焦糖化反應中形成的特定外觀和味道。另外，美拉德褐色反應由食品的混合物中兩種不同分子的物質經過一系列反應而形成。這些混合物包括還原糖類和氨基酸合成物。

　　美拉德反應的產物是大量新的化學物質，具有例如：麵包、吐司、糕點、烤肉、烤蔬菜、烤堅果等食品相關的色澤、風味和香味。人們對美拉德顏色反應所知甚少，其反應也相當地複雜，例如烤麵包的香味中有370多種合成物，黃顏色的烤麵包之中含有的物質更多。

　　美拉德和焦糖化依賴於反應成分的性質和烹飪條件，有可能會同時地發生。在相對較高的溫度下和正常的烹飪時間之內，兩種的反應速度率相當快，只能在極短的時間看到。

　　除非在壓力的運作下，在沸水中的烹飪食品一般不會超過100℃。所以煮沸、蒸和微波爐加熱等方式，均不會使食品發生褐色反應，甚至烤製和煎炸流程也只能使食品表面幾毫米厚之處發生褐色反應，即使再厚，由於水的存在溫度低於100℃，也不會發生褐色反應。褐色反應並非都是人們所想要的。在工廠之中加工的食品，例如牛奶和烘乾的雞蛋，由於美拉德反應所導致，不僅會引起顏色的反應，而且使很多的粉末物質不溶解。但是在家庭烹飪食品時，要盡量地產生褐色反應，以使其具有特殊的風味、香味和色澤。典型例子是，肉和蔬菜在滾熱油中的褐色反應，其產物是餐桌上佳餚的「初級班」。人們經常用牛奶和蛋的褐色反應，作為金色的、有芳香味的食物外觀。麵包皮由於溫度過高，會形成由焦糖化和美拉德兩個反應所引起的褐色物質。

小博士解說

　　美拉德反應又稱為非酶棕色化反應或羰氨反應，是羰基化合物（還原糖類）和氨基化合物（氨基酸和蛋白質）之間的反應。

　　它是廣泛存在於食品工業的一種非酶褐變。運用調整烹飪時間和溫度來控制美拉德和焦糖化反應的程度，過高的溫度和長時間的加熱會產生黑色的焦糖化反應（工業上的焦糖化反應通常加氨，故與其家庭的焦糖化反應所產生的成分和風味不同）。

加熱食品中的顏色變化

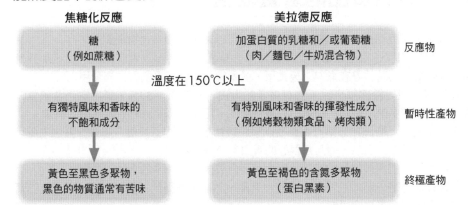

焦糖化反應	美拉德反應	
糖 （例如蔗糖）	加蛋白質的乳糖和／或葡萄糖 （肉／麵包／牛奶混合物）	反應物
溫度在150℃以上		
有獨特風味和香味的 不飽和成分	有特別風味和香味的揮發性成分 （例如烤穀物類食品、烤肉類）	暫時性產物
黃色至黑色多聚物， 黑色的物質通常有苦味	黃色至褐色的含氮多聚物 （蛋白黑素）	終極產物

微波加熱對食品品質的影響

1. 食品作為人們生存所必須的能量和營養素的基本來源，除了滿足人們的生理需求和營養衛生要求之外，還要具有良好感官品質。

2. 微波加熱食品由於具有省時、衛生、方便、節能和營養損失少等優點，近年來在食品領域被廣泛研究和應用。

3. 微波烹調食品也存在一些亟待解決的問題：微波加熱對食品色澤影響食品在普通加熱方式下，當表面溫度達到180℃以上時，製品則發生羰氨反應和焦糖化反應，使製品產生金黃的色澤和濃郁的香味，食慾誘人。

4. 使用微波加熱食品，是在變化電磁場的作用下，食品中的水分子被極化，發生劇烈運動，造成分子之間碰撞、摩擦，使製品內部產生熱量，從而使製品成熟。

5. 由於這種加熱方法不具備傳統加熱方式下很高的環境溫度，被加熱食品表面一定程度的散熱，使製品表面溫度較低，達不到美拉德反應和焦糖化反應所需的溫度，達不到外焦內嫩的效果。

熱處理反應

1. 一般食品在加熱過程中會形成香氣物質，這與美拉德反應和焦糖化反應有關。
   1912年法國化學家發現了美拉德反應(Maillard Reaction)。

2. 近幾十年來，美拉德反應一直是食品化學，食品工藝學，營養學，香料化學等領域的研究熱點。美拉德發應是加工食品中食品的色澤和濃郁芳香的各種風味的主要來源。

3. 美拉德反應是指氨基化合物和羰基化合物之間發生的反應。幾乎所有含有羰基(來源於醛、酮、糖或油脂氧化酸敗所產生的醛、酮)和氨基(來源於游離氨基酸、多肽、蛋白質、胺類)的食品在加熱條件下均會產生Maillard反應。Maillard反應能賦予食品獨特的風味和色澤。

4. 反應有複雜的機制，首先由還原糖與氨基化合物縮合(這一反應稱為羰氨反應)，然後通過一系列的縮合與聚合形成含氮的複雜的多分子色素，稱為黑色素。

5. 美拉德反應過程可以分為初期、中期和末期，每一階段又可細分為若干反應。

6. 透過選擇氨基酸和糖類，可以有目的地合成含有吡嗪類、吡咯類和呋喃類的不同香型香精。

7. 食品在加熱過程中發生的美拉德反應會產生某些特有的食品風味，但也會使食品的營養價值降低，甚至還會產生毒性物質。

2-10 豆科食品的營養價值

　　小扁豆、豌豆和大豆是豆科植物的種子，可以運用於很多食物烹調中。

　　豆科植物的種子用途相當廣泛，雖然不含麵筋，也常可以做成團塊，然後加以烤製，但是更多的時候是在煮熟之後食用，或是做成粥狀或湯的方式來食用。

　　豆科植物相對於肉類來說，含有更多的蛋白，約20%～35%，雖然缺乏含硫氨基酸，但富含賴氨酸，當與穀物蛋白同時食用時，可完全滿足人體對氨基酸的需求。

　　美洲土著人、亞洲和印第安人長期以來將穀物類成分與豆類混合起來烹飪，不僅可以享受香味可口的食品，而且是很好的蛋白質來源。

　　在漢朝，人們用製奶酪的方法，將大豆蛋白製成一種特殊的食品：豆腐。

　　其製作流程是先將大豆浸泡、磨製和煮沸，然後過濾得到豆漿，在滷水或者生石膏的運作下，豆類蛋白會凝聚。

　　豆腐可以新鮮食用，也可以用蒸、煎的方式食用，是多種菜餚不可缺少的一部分。而且，豆腐又可以加工成為很多製品。

　　豆腐的發明，可說是對飲食的一大貢獻。

　　西方人稱謂中式飲食為「soy-pork pattern」。即「大豆－豬肉模式」，可見豆腐和豆類在中式飲食中的重要性。

小博士解說

豆科食品的營養價

1. 豆類製品之種類繁多，其營養價值相當高，豆製品是以大豆、小豆、綠豆、豌豆、蠶豆等豆類為主要原料，經過加工而成的食品。
2. 大多數的豆製品是由大豆的豆漿凝固變成的豆腐及其再製品。
3. 嫩豆腐、老豆腐、豆腐乾、薄和厚的百葉、豆腐衣、腐竹、素雞、油豆腐、豆腐、豆漿、豆腐絲、豆腐皮……等。
4. 豆類食品營養豐富，但是本身含有的一些抗營養因素降低了大豆及其他豆類的生物利用率。
5. 如果烹調加工合宜，可以有效地去除這些抗營養因素。
6. 豆類所含蛋白質含量高、品質好，其營養價值接近於動物性蛋白質，是最好的植物蛋白。
7. 氨基酸的組成接近於人體的需求，是國內民眾膳食中蛋白質的良好來源。豆類所含的脂肪以大豆為最高，可達18%，因而可以作食用油的原料，其他豆類含脂肪較少。豆類含糖量以蠶豆、赤豆、綠豆、豌豆含量較高，為50%～60%，大豆含糖量較少，大約為25%左右。因此，豆類供給的熱量也相當高。豆類中維生素以B群維生素最多，比穀類含量高。此外，還含有少量的胡蘿蔔素。豆類飽含鈣、磷、鐵、鉀、鎂等無機鹽，是膳食中難得的高鉀、高鎂、低鈉食品。

大豆的加工食品

每100公克（g）豆乾類種子的營養成分

豆類	水分 （g）	蛋白質 （g）	脂肪 （g）	碳水化合物 （g）	飲食纖維 （g）	灰分 （g）	維他命A （μgRE(1)）	胡蘿蔔素 （μg）
黃豆	10.2	35.0	16.0	34.2	15.5	4.6	37	220
黑豆	9.9	36.0	15.0	33.6	10.2	4.6	5	30
青豆	9.5	34.5	16.0	35.4	12.6	4.6	132	790

豆類	硫胺素 （mg）	核黃素 （mg）	煙酸 （mg）	總數值 （Total）	α	$\beta+\gamma$	δ	鈣 （mg）	磷 （mg）	鉀 （mg）
黃豆	0.41	0.20	2.1	18.90	0.90	13.39	4.61	191	465	1530
黑豆	0.20	0.33	2.0	17.36	0.97	11.78	4.61	224	500	1377
青豆	0.41	0.18	3.0	10.09	0.40	6.89	2.80	200	395	718

豆類	納 （mg）	鎂 （mg）	鐵 （mg）	鋅 （mg）	硒 （ug）	銅 （mg）	錳 （mg）
黃豆	2.2	199	8.2	3.34	6.16	1.35	2.26
黑豆	3.0	243	7.0	4.18	6.79	1.56	2.83
青豆	1.8	128	8.4	3.18	5.62	1.38	2.25

✚ 知識補充站

豆科食品的營養價值

　　豆類的營養價值非常高，我國傳統飲食講究「五穀宜為養，失豆則不良」，意思是說五穀是有營養的，但是沒有豆子就會失去平衡。現代營養學也證實，每天持續食用豆類食品，只要兩週的時間，人體就可以減少脂肪含量，增加免疫力，降低患病的幾率。因此，很多營養學家都呼籲，使用豆類食品來代替一定量的肉類等動物性食品，是解決城市中人營養不良和營養過剩雙重負擔的最好方法。

2-11 蔬菜的烹飪

　　蔬菜因為其不同的性質、種類、形狀、質地及顏色，而可被烹飪出不同品種的菜餚。一般而言，一株蔬菜的葉、根、莖及花均可食用。除了飽含澱粉類蔬菜之外，多種蔬菜所提供的能量較少，其主要提供維他命和礦物質。烹飪的目的是要改變蔬菜的味道、質地和外觀。加熱會破壞植物細胞壁，使之脫水而枯萎，破壞了細胞壁而失去組織連結在一起的能力，從而使得蔬菜變軟。如果其中含有澱粉，先糊化之後加以軟化，有助於身體的消化及吸收。

　　蔬菜使食品的顏色豐富多彩，葉綠素是含量最高、分布最為廣泛的有色成分。此外，還有胡蘿蔔素類的黃色、橙色和紅色，花青素的紫色和紅色。這些色素在植物中普遍存在；葉綠素、胡蘿蔔素和葉黃素主要存在於綠葉蔬菜中，但也存在於胡蘿蔔、番茄、茄子等其他有色蔬菜中。不同色素有其不同的化學和物理屬性，這在食品製作中比較明顯。當蔬菜在水和蒸氣中烹飪時，色素的溶解性是不同的。脂溶性的葉綠素和胡蘿蔔素經上述處理不會浸出來，而甜菜根中紅色的甜菜苷色素是水溶性的，能使烹飪的水迅速染色，可以運用多種烹飪方法來改變蔬菜的顏色。烹飪中應盡量減少處理流程，從而保證更多的營養成分不被破壞，同時也能夠保護蔬菜誘人的色澤。

　　蔬菜有其不同的風味和芳香味道。有些含糖的有甜味，含酸性物質的有酸味，辣椒的辣味，洋蔥的辛辣味，以及土豆幾乎無味等。

　　蔬菜中各種合成物均處於一種平衡的狀態。烹飪中蔬菜風味的變化有時會很濃烈，例如，煮熟的大白菜組織中芥末油及其他含硫成分的分解；雞肉和芸苔一起烹飪時，芸苔中揮發性含硫成分可滲透雞肉組織，從而使得雞肉產生濃郁的香味；切碎的洋蔥細胞結構受到破壞，化學物質發生了變化，產生辛辣、揮發性的含硫成分可刺激人流淚、流鼻涕。但在烹飪流程中，這些含硫成分卻會迅速遺失，最終只剩下淡淡的甜味；大蒜是洋蔥家族的另一成員，為菜餚提供濃郁的香味，但是烹飪的時間過長或強度過大，均易於使該風味迅速減弱。

小博士解說

如何才能讓人們完全吸收蔬菜中的營養？

　1.選購蔬菜盡量買小的；2.在烹調蔬菜時，要加點橄欖油；3.要加點沙拉醬；4.在蔬菜上要加點乳酪；5.青菜要用燙的；6.將甘藍菜放到微波爐之中烹調；7.將洋蔥切成一小片一小片；8.要買熟的番茄；9.在農場購買；10.可以稍微縱容你的甜食喜好，因為吃甜食並不會妨礙吸收蔬菜營養。

食品加工中蔬菜的色素及穩定性

色素種類	存在部位	蔬菜種類	蔬菜顏色	水中溶解度	沸水中的穩質化	pH值變化的影響
葉綠素a和葉綠素b	葉莖	葉類芸苔綠色洋蔥菠菜	綠色	不溶直到部分分解，於是少量溶解	相對不穩定，30%～80%轉變為灰綠色色素	酸性條件下顏色變淡，在碳酸氫鈉的鹼性條件下穩定
α-胡蘿蔔素β-胡蘿蔔素	葉莖根果實	胡蘿蔔番茄	黃色紅色	不溶	通常可溶，由於異構化使顏色變淺	影響很小
葉黃素	葉果實	大白菜菠菜	綠色黃色	不溶	穩定	影響很小
花色苷	花根	洋蔥葡萄紅色包心菜	黃色紅色紫色	通常可溶	大多數穩定	隨pH值變化很大顏色變化明顯

熟吃可以提高營養素的吸收

烹調會提高蔬菜中維生素K、胡蘿蔔素、黃酮類物質的吸收利用率	這些物質都是脂溶性的，不溶於水，只有在加工製作時溶解於油脂中才易於被人體吸收。
烹調會使得植物細胞壁軟化，生物膜透性增大	能夠促進胡蘿蔔素、番茄紅素等保健成分的溶出，有效地提高吸收率。
綠葉蔬菜往往含有大量的草酸鹽	在煮熟之後，可以去掉大部分草酸，有利於腸道對鈣和鎂的吸收。
菠菜、竹筍、茭白筍等含草酸較多的蔬菜	都需要用水或炒熟，以去除菜中的大部分草酸，利於營養素的吸收。
在醫學的研究中	關於這類物質炒熟有利於健康是可以證實的，而關於蔬菜生吃有利於健康在目前並沒有得到證實。

2-12 雞蛋的烹飪

　　雞蛋自公元前就是人類的食物。在現代的社會中，雞蛋可以生食也可以熟食。不應該生食或者部分煮熟（流淌的蛋黃）的原因來自於家禽疫病爆發地區的禽蛋，因為高致病性禽流感病毒會在受到感染禽鳥所產的蛋內部和表面存在所致。

　　雖然病禽通常會停止產蛋，但是在疾病早期階段所產的蛋中之蛋白、蛋黃及蛋殼表面，均含有病毒。此外，一些禽鳥物種，例如鴨子，可能會藏有該病毒而不顯示其症狀。

　　一些接種了疫苗的家禽，也可能會受到感染而不顯示其症狀。人們尚不知道這些蛋的潛在感染性，這些病毒可能附著於蛋表面的糞便之中，其存活時間足以在蛋的儲存限期之內、銷售期間與流通期間廣泛地傳播。只要烹煮即可以滅絕內部所存在的病毒。禽蛋的巴氏滅菌或者煮熟還會顯著地減少了其他病菌的傳播潛力，例如沙門氏菌。

　　雞蛋也是許多菜餚中不可或缺的成分，其有兩個獨特之處，使其在烹飪中廣泛地應用，即白蛋白能夠形成穩定的泡沫。蛋黃包含表面活性的成分，在水的乳液中，使脂肪穩定。

　　加熱使蛋白從液態變成凝膠狀，蛋白在60℃凝固，蛋黃卵磷脂在70℃凝固。

　　蛋黃中的磷脂、卵磷脂具有表面活性，其與水和油均具有親和性，能夠在水和油的介面上聚集。在有蛋黃的含水食物中，油滴運用碰撞和跳動來擴散，使得聚集減少而促使乳液穩定。

　　在迅速地攪動時，蛋白易起泡沫，蛋黃蛋白和脂肪會從白蛋白中分離出來，蛋白與空氣結合而形成泡沫，氣泡外面薄薄的一層白蛋白，因為其高黏度所致而不易破裂。

　　這兩個特色使得雞蛋在加入至烤蛋糕之中，會形成穩定的泡沫結構及疏鬆的質地。雞蛋中的營養成分請參見右頁的表格所示。

小博士 解說

雞蛋最營養的烹飪方法

1. 雞蛋的吃法相當多樣化：就營養的吸收和消化率而言，煮蛋為100%，炒蛋為97%，嫩炸為98%，老炸為81.1%，開水、牛奶沖蛋為92.5%，生吃為30%～50%。
2. 煮雞蛋是最佳吃法：但是要注意細嚼慢嚥，否則會影響吸收和消化。
3. 對兒童來說：還是蒸蛋羹、蛋花湯最為適合，因為這兩種做法能使蛋白質鬆解，極易被兒童所消化吸收。
4. 應特別注意：茶葉蛋應該少吃，因為茶葉中含有酸性物質，會與雞蛋中的鐵元素結合，對胃產生刺激的功能，會影響胃腸的消化功能。

每100公克（g）雞蛋中的營養成分

營養成分	能量（kJ）	水分（g）	蛋白質（g）	脂肪（g）	澱粉（g）	糖類（g）	維他命C（g）	維他命B₁（mg）	維他命A（μg）	鐵（mg）
雞蛋	632	74	13.2	10.9	0	0.3	0	0.07	148	1.8

雞蛋究竟有什麼功效？

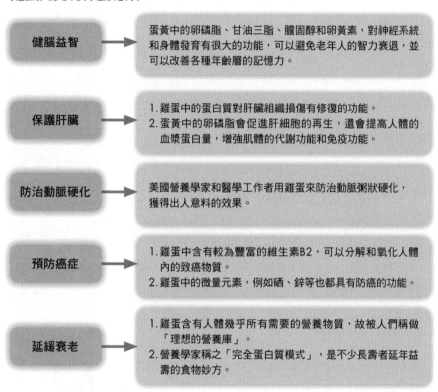

健腦益智 → 蛋黃中的卵磷脂、甘油三脂、膽固醇和卵黃素，對神經系統和身體發育有很大的功能，可以避免老年人的智力衰退，並可以改善各種年齡層的記憶力。

保護肝臟 →
1. 雞蛋中的蛋白質對肝臟組織損傷有修復的功能。
2. 蛋黃中的卵磷脂會促進肝細胞的再生，還會提高人體的血漿蛋白量，增強肌體的代謝功能和免疫功能。

防治動脈硬化 → 美國營養學家和醫學工作者用雞蛋來防治動脈粥狀硬化，獲得出人意料的效果。

預防癌症 →
1. 雞蛋中含有較為豐富的維生素B2，可以分解和氧化人體內的致癌物質。
2. 雞蛋中的微量元素，例如硒、鋅等也都具有防癌的功能。

延緩衰老 →
1. 雞蛋含有人體幾乎所有需要的營養物質，故被人們稱做「理想的營養庫」。
2. 營養學家稱之「完全蛋白質模式」，是不少長壽者延年益壽的食物妙方。

第3章
食物中毒及風險控制

　　食物中毒是指食用了被有毒、有害物質污染的食品，或者食用了含有毒、有害物質的食品，之後出現的急性、次急性疾病。如今我們的餐桌越來越豐富，食物中毒的事件也不斷地發生，因此，掌握基本的食物中毒急救方法是相當重要的。

3-1 微生物的生長條件（一）

　　影響食品中微生物生存、生長及繁殖的是時間、可以利用營養、濕度（可供利用的水分）、溫度、pH值以及通氣這六大因素。

　　此外，食品中的氧化還原電位、天然抑制劑的存在（例如，生蛋和牛奶中的溶菌酶）、壓力（例如物理的性質）以及各種因素之間的互動等，均會影響微生物的生存、生長和繁殖。了解影響微生物的條件，對預防食品的腐壞及食源性疾病相當重要。

（一）時間

　　微生物在其最佳條件下，具有迅速繁殖的能力。例如產氣莢膜梭菌在最佳條件攝氏40～45℃，一代之時段僅為7.1分鐘，即一個細胞可在24小時之內迅速擴增至數百萬個細胞。一代之時段因微生物種類和生長條件的不同而變化。

　　一個細菌的生長週期分為四個階段：第一階段是延滯期，其特色是在這段時間內並無明顯生長；第二階段是迅速生長的對數期；第三階段是穩定期，此時細菌數量的增加與減少是平衡的；最後一個階段是細菌數量下降的衰亡期。

（二）可供利用的營養

　　所有的生物均需要營養來源以維持其細胞的成分，並為它們的生存條件提供能量。微生物為主要的分解者，可以利用大型的受質。

　　多種細菌有特定的酶，使其可以利用特定的受質，而且它們對特定的受質有著特殊的親和力。例如糖化菌分解糖、解脂菌分解脂肪等。

　　食品營養的類型和數量，可決定這些能夠損壞或者毒害食品的微生物之存活程度。

（三）濕度（可供利用的水分）

　　在乾燥的條件下，微生物不能進行正常的新陳代謝和繁殖。亦即微生物不能在純水和缺水的情況下生長。

　　食品的水分（總水量）是由結合水和自由水所組成。自由水或稱為可利用水為微生物所需的，以水分活度（α_w 或 A_w）來表示。

　　水分活度與溶液或者受質上方空氣中水分的蒸汽壓有關，而且可以運用測量蒸汽階段的相對濕度來估計水分的活度。

　　相對濕度和水分活度分別以百分比及小數的方式給出，也就是75%的相對濕度與0.75的水分活度是等價的。純水的水分活度是 1 。

　　因為溫度影響空氣的持水量，因此水分活度是在特定溫度下所報告的，例如25℃。當水從食品中被去除，水分活度低於0.6時，幾乎沒有微生物能夠生存。每種微生物均有其能夠生長所需的最高、最佳以及最低的水分活度。

一些細菌一代之時段

細菌種類	培養基	溫度 （℃）	一代之時段 （分鐘）
大腸桿菌（Escherichia coli）	肉湯	37	17
大腸桿菌（Escherichia coli）	牛奶	37	12.5
產氣腸桿菌（Enterobacter aerogenes）	肉湯、牛奶	37	16～18
產氣腸桿菌（Enterobacter aerogenes）	合成培養基	37	29～44
蕈狀芽孢桿菌（Bacillus mycoides）	肉湯	37	28
蠟樣芽孢桿菌（Bacillus cereus）	肉湯	30	18
嗜熱芽孢桿菌 Bacillus thermo philus）	肉湯	55	18.3
枯草芽孢桿菌（Bacillus subtilis）	肉湯	25	26～32
巨大芽孢桿菌（Bacillus megaterium）	肉湯	30	31
嗜酸乳桿菌（Lacillus acidophilus）	牛奶	37	66～87
乳酸鏈球菌（Streptococcus lactis）	牛奶	37	26
乳酸鏈球菌（Streptococcus lactis）	乳糖肉湯	37	48
金黃色葡萄球菌（Staphyylococcus aureus）	肉湯	37	27～30
丁酸梭菌（Clostridium butyricum）	玉米醪	30	51
褐球固氮菌（Azotobacter chroococcum）	葡萄糖	25	240
大豆根瘤菌（Rhizobium japonicum）	葡萄糖	25	344～461
活躍硝化桿菌（Nitrobacter agilis）	複合培養基	27	1200
漂游假單胞桿菌（Pseudomonas natriegenes）	合成培養基	27	9.8

✚ 知識補充站

1. 食物中毒者常會因為上吐下瀉而出現脫水症狀，例如：口乾、眼窩下陷、皮膚彈性消失、肢體冰涼、脈搏細弱、血壓降低等，最後會導致休克。
2. 必須給患者補充水分，可以輸入生理食鹽水。
3. 症狀輕者讓其臥床休息。如果僅有胃部不適，多喝溫開水或稀釋的鹽水，然後手伸進咽部催吐。.
4. 如果發覺中毒者有休克症狀（例如手足發涼、面色發青、血壓下降等），就應立即平臥，雙下肢儘量抬高並速請醫生加以治療。

3-2 微生物的生長條件（二）

　　溫度對微生物的生存、生長以及繁殖中的運作，是運用改變溫度，以改變水的特性。微生物酶在固態（冰）和氣態（水蒸氣）水中，並不能有效地發揮功能。生存溫度的底線可以加入溶液來防止結冰而降至-10℃以下。

　　生物可以生存的溫度範圍是-10～90℃，目前尚未發現任何微生物可在超過此範圍的溫度中生存。

　　通常將微生物按照其生存溫度的要求劃分為三類：嗜冷菌為低溫生物；嗜溫菌為中溫生物；嗜熱菌為高溫生物。嗜溫菌生存的溫度範圍與嗜冷、嗜熱菌的溫度交疊，並且包含最適溫度在18～30℃的腐生菌，以及最適合的溫度在35～45℃的潛在病原微生物。嗜冷菌可以在嗜冷的溫度範圍生長，也可在低於4℃的溫度中生存。

（五）pH值

　　pH值對微生物的生長影響很大。同樣，微生物也有一個生長的最低、最適宜及最高的pH值。多數微生物的最佳pH值為7.0左右，也有某些適宜微酸環境的微生物，例如，「乾酪麵包」生成酸乳酸桿菌和鏈球菌。酵母適宜更酸的環境（pH值＝4.5），然而，黴菌則表現出極強的抗酸能力（最佳的pH值＝3.0）。細菌和真菌耐受和適宜的pH值範圍，請參見右表所示。食品的pH值將決定微生物能否生長，以及占優勢的微生物種類。依據其微生物的特性，即可判斷導致食品腐壞的根源或得到所期待的發酵。

（六）通氣

　　氧氣和二氧化碳是影響微生物生長的兩種主要氣體。微生物可根據其對氣體的需求，分為：生長需要氧氣的嚴格好氧型微生物；生長環境中要求不含氧氣的嚴格厭氧型微生物；存在或不存在氧氣的環境中，均可生長的兼性厭氧微生物，以及生長需要低水平氧氣的微好氧型微生物。

　　黴菌為好氧型微生物，大部分酵母也是好氧型的，而有些則是兼性厭氧型的。微生物對二氧化碳有一個較寬的忍耐範圍，在該環境中，一些微生物的生長可以完全被抑制，而另一些則影響很少。

小博士解說

　　大多數的致病菌（例如沙門氏菌、志賀氏菌、致病性大腸桿菌、副溶血性弧菌等）最適合生長的溫度為37℃，一個細菌在適當的氣候及營養等條件下，經過6小時，即可繁殖成26萬個。高溫天氣給致病菌提供良好的生長繁殖條件，食品一旦被病源菌所污染，在短時間之內即會迅速繁殖至致病數量，人們進食受到致病菌污染的食品之後，常於2至48小時之內出現嘔吐、腹痛、腹瀉等消化道症狀，並常伴隨著發燒症狀。因此，專家提醒消費者要謹防變質食品。

細菌和真菌耐受和適宜的pH值範圍

微生物類型	pH值的範圍	說明及微生物範例
嗜酸微生物	2.0～4.0	氧化硫硫桿菌（Thiobacillus thiooxidans）、嗜酸熱硫化葉菌（Sul folobus acidocaldarius）、隱蔽熱網菌（Phrodictium occultum）
耐酸微生物	3.5～6.0	少數的細菌耐酸，例如醋桿菌屬（Acetobacter）、乳桿菌屬（Lactobacillus）、多類真菌較適宜偏酸性（pH值5.0左右）
嗜中性微生物	6.0～8.0	多數微生物在中性pH的環境中生長良好，但多數細菌宜偏鹼性（pH值8.0左右），例如產鹼菌屬（Alcaligenes）、假單胞菌屬（Pseudomonas）、根瘤菌屬（Rhizobium）、硝化細菌、放線菌等。
嗜鹹微生物	9.0～10.0	少數嗜鹽鹼桿菌屬（Natronobacterium）外硫紅螺菌屬（Ectothiorhodospirace）某些芽孢桿菌

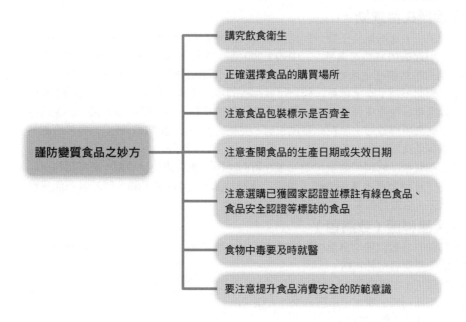

3-3 食物中毒

　　食物中毒是人體攝取了含有被生物性或化學性污染的有毒、有害物質所污染的食品之後，所出現的非傳染性急性或次急性疾病。動物性食品所引起的食品中毒，主要是細菌性食物中毒，其占全部食物中毒的60%～~70%。食物中毒最常見的症狀是腹痛、腹瀉、噁心、嘔吐等胃腸道反應，嚴重者會出現發燒、頭暈、痙攣、昏迷等。細菌性食物中毒是由於攝取了被大量細菌或大量細菌毒素污染的食物而引起的。其疾病的發生不僅取決於微生物的種類，還取決於其產生毒素的數量或微生物的數量。此量通常指的是感染劑量。由於細菌的特性不同，在多數情況下，此數量並不能精確地給出。較容易發生食物中毒的族群為嬰兒、兒童、老年人、孕婦，以及免疫系統較弱的個人（例如服用免疫抑制劑或抗癌藥物、愛滋病毒感染者）。沙門氏菌一直位居微生物性食物中毒之首。但近年來其副溶血性弧菌污染的魚貝類食物中毒，已躍居沙門氏菌食物中毒之上，其次是葡萄球菌腸毒素、變形桿菌、蠟狀芽孢桿菌和致病性大腸桿菌等引起的中毒。食物中毒的誘因通常是未知的，因其可能是由過去從未報導過的食物所攜帶的病原微生物所引起的。例如，在過去的20年間所報導的主要是空腸彎曲菌、耶爾森腸炎桿菌、單核細胞增生李斯特菌、致病性大腸桿菌等。雖然食物中毒是可以預防的，但其病歷在全球仍是屢見不鮮。

（一）沙門氏菌感染

　　沙門氏菌所引起的感染主要分為兩大類：1.由傷寒沙門氏菌和A、B、C型次傷寒沙門氏菌所引起的傷寒和次傷寒；2.由約2,000種沙門氏菌中的任何一種所引起的腸道感染。動物性食物在生產過程中很容易受到沙門氏菌的感染，尤其是在大型的家禽加工中。因此，為了安全起見，防止可能存在的沙門氏菌，要求必須對所有的生禽與家禽加以處理。在北美和歐洲，沙門氏菌性腸炎的暴發已被證實是由於蛋雞的生殖器官感染了此菌所導致的。而在此發現之前，完整的蛋殼以內的部分被認為是無菌的。因此，應避免食用生蛋，尤其是老人、嬰兒及缺乏免疫族群。

　　美國食品暨藥品管理局建議帶殼的蛋在買回之後，應立即加以冷藏；烹飪蛋類應該完全煮熟，直到蛋黃、蛋清變硬（沙門氏菌被消滅）；同時還提醒人們炒蛋不能呈現流動的狀態，含蛋類的菜應煮至72℃以上。

（二）大腸桿菌（致病菌）

　　大腸桿菌的多數菌珠均為溫血動物腸道下游的無害共生物。由不同的大腸桿菌感染而導致的四種疾病主要包括：

1. 幼兒胃腸炎（大腸桿菌）。
2. 水土不服所引起的腹瀉（產腸毒素性大腸桿菌）。
3. 痢疾（侵襲性大腸桿菌）。
4. 結腸炎、溶血性尿路症候群，以及血栓性血小板減少性紫癜（腸出血性大腸桿菌）。

與腐壞相關的微生物

食品	腐壞類型	與腐壞相關的微生物屬
水果、蔬菜	發霉、腐爛	通常由黴菌與細菌所導致，例如青黴菌、尼日爾黑曲黴、交鏈孢黴、軟腐歐氏桿菌、番茄灰黴病菌、野油菜黃單胞菌
已加工的水果、蔬菜	發酵 果汁變酸 泡菜變軟 罐頭產品所發出的酸味及腐爛氣味（有時會膨脹）	假絲酵母、擬球酵母、畢赤酵母 酵母、細菌（例如乳桿菌） 黴菌，例如青黴菌、鐮刀黴菌及枝孢黴；細菌，例如枯草芽孢桿菌 細菌，包含桿菌，梭菌及其他細菌
生肉、生肉製品	畜體會變黏滑 表面不正常的著色（藍色、黃色斑點、綠色斑點等） 腐爛	細菌，例如假單胞菌、嗜冷菌、不動桿菌、產鹼桿菌與希瓦菌 細菌，例如沙雷菌、假單胞菌及球菌；黴菌，包括青黴菌等 產鹼桿菌、梭菌、普通變形菌及假單胞菌
已加工的肉、生肉製品	真空包裝的肉產品 肉會變得黏滑 醃肉有霉菌 肉類罐頭變酸、腐爛	細菌，例如乳酸桿菌、明串珠菌、肉毒桿菌 細菌，例如球菌、酵母菌 霉菌，例如黑曲黴菌、交鏈孢霉、念珠菌 細菌，例如鏈球菌、梭菌
魚類、海產品	變味	細菌，例如假單胞菌、希瓦菌、不動桿菌、變形桿菌、弧菌
蛋、蛋製品	蛋清呈現綠色、變味 冷藏液體蛋的腐壞	細菌，例如螢光假單胞菌 細菌，例如黃桿菌、變形桿菌、產鹼桿菌、假單胞菌
牛奶、乳類品	牛奶變酸 牛奶變黏 乳酪發霉	乳酸菌，例如鏈球菌、乳桿菌 細菌，例如產鹼桿菌、假單胞菌 嗜冷菌、腸桿菌
人造黃油、黃油	發霉	青黴菌、枝孢霉
穀類、穀類製品	麵包發霉 麵包變黏	黴菌，例如黑根霉、毛霉、青黴菌、尼日爾黑曲黴 細菌，例如枯草芽孢桿菌
豆類、堅果、含油種子	發霉	黑曲黴菌、青黴菌

✚ 知識補充站

食物中毒的個案

　　近年來，在美國、日本（血清型O157）和澳洲（O111）發現的溶血性尿道症候群，是由兩種類型的腸出血性大腸桿菌所導致。這些細菌產生的腸毒素（誌賀菌毒素），與痢疾誌賀菌產生的毒素相類似。

　　美國曾發生一起因為漢堡中未煮熟的碎牛肉存在大腸桿菌O157，而導致600人感染、4名兒童死亡的事件。澳洲也曾發生類似的疫情，因為製作煙燻豬肉香腸的不充分發酵過程中倖存的大腸桿菌O111，引起18名14歲以下兒童感染了溶血性尿道症候群（腎衰並貧血）、兩名血栓性血小板減少性紫癜、一名4歲兒童死亡的事件。

3-4 植物性食品中的天然毒素

　　在正常情形下，植物性食品中的天然毒素對健康的危害不為人們所知，而往往攝取過量的毒素食物後，其造成的危害才會被察覺。一些在食品與營養中十分重要的食物毒素，也包括某些天然產物，在通常情況下，對健康是有害的。

　　右頁列舉了植物飲食中所存在的一些天然毒素（均為植物飲食的普通成分）及生物活性。

（一）氰苷

　　氰苷存在於多種植物飲食中，由於可以被分解生成氫氰酸而具有潛在的毒性。在攝取之後，氫氰酸會迅速地被人體吸收（吸收的狀況取決於其含量），從而導致疾病或死亡。氫氰酸為一種有效的呼吸抑制劑，會損害身體的組織，尤其是需要高氧的組織。

（二）豆類中毒

　　豆類中毒一般是由於當特定的敏感個人攝取或者暴露於蠶豆的花粉所引起的。其中毒症狀通常於 5-24 小時發生，呈現出急性溶血性貧血，嚴重者還伴隨著血尿與黃疸。

（三）硝酸鹽、亞硝酸鹽與 N- 亞硝酸氨

　　在植物性食物中存在著天然硝酸鹽與極少數的亞硝酸鹽。

（四）馬鈴薯毒素

　　馬鈴薯中存在的茄鹼通常是有益無害的。但在特定的條件下，其茄鹼含量可能會升高，在人體攝取之後會引發疾病甚至死亡。

　　在馬鈴薯中存在著兩種主要的茄鹼，即 alpha- 茄鹼與 alpha- 卡茄鹼。這兩種茄鹼在多數食物處理過程中相當穩定。茄鹼並非均勻分布在馬鈴薯中。

　　植物凝血素（因其可導致紅血球凝結而得名）是一種存在於多種豆類種子中的有毒碳水化合物結合植物蛋白，豆類中的凝血素可以運用過夜浸泡並丟棄浸泡水的方法降低 15%～20%。

小博士解說

　　在過去 50 年間，化學技術得到前所未有的發展，例如：僅美國就使用約 7 萬種化學品；世界上使用的各類化學品大約為 10 萬種。美國每年施用的 30 億公斤化學品中，近 10% 為已知的致癌物質。美國每年使用大約 50 萬公斤、600 多種農藥，全球年均用量大約為 250 萬噸。此外，世界衛生組織（World Health Organization, WHO）在 1992 年所發布的報告證實，全球每年有 300 萬農藥中毒事故，其中 22 萬人因此死亡。無論從經濟還是生活的角度來看，農藥中毒皆使社會成本大幅提高。

植物性食品中的天然毒素及其功能

食品成分	主要的食物來源	生物活性
氰苷	木薯、利馬豆、苦杏仁、蘋果籽	氰化物中毒、共濟失調性神經病
蘇鐵苷	蘇鐵類植物（拳葉蘇鐵）	動物致癌性
豆類中毒引發物	蠶豆	急性溶血性貧血
棉酚	棉花種子	與必需金屬離子螯合、酶抑制劑
茄鹼	各類土豆	胃腸和神經紊亂、動物畸胎
葫蘆素	各類瓜果、扁南瓜、西葫蘆	腹痛、腹瀉、虛脫
凝血素	各種豆類	紅細胞凝集（體內）、生長抑制
次甘氨酸	阿開木的果實	急性血糖過低
山黧豆素	山黧豆	癱瘓、骨骼異常
硫代葡萄糖苷	芽甘藍、捲心菜、花椰菜、芥菜、蕪菁	致甲狀腺水腫
硝酸鹽與亞硝酸鹽	捲心菜、芹菜、萵苣、菠菜	高鐵血紅蛋白血症
草酸鹽	大黃、菠菜、茶葉	降低鈣的利用率
肌醇與亞硝酸鹽	各類穀物、豆類	降低某些必需微量元素的利用率
蛋白酶抑制劑	豆類	抑制機體生長
補骨脂素	芹菜、歐洲防風草	致癌物質、誘變劑
吡咯里西啶生物鹼	紫草科植物、草藥	肝病、致癌生物鹼
黃樟油精	檫木茶、香精油的微量成分	動物致癌性
咖啡因	咖啡、茶、可可、可樂類飲料	利尿、強心劑、中樞神經系統興奮、刺激胃酸分泌、平滑肌鬆弛、動物畸胎
雌激素	蘋果、胡蘿蔔、捲心菜、大米、黃豆、蔬菜油、小麥	促進動物發情活力

✚ 知識補充站

植物性食品中的天然毒素

　　有研究者宣稱，在食物中天然化學物質的健康風險比農藥殘留的風險更甚。他們認為，一些一般性蔬菜（例如：捲心菜和花椰菜）中的毒素，比食物中殘留的化學農藥對人體危害更大（此說法還未得到證實）。這樣的警告不僅會混淆公眾對健康食物的選擇，而且也和權威機構的宣導相違背。許多關注食物營養和人體健康的報告，推薦含豐富胡蘿蔔素的食譜，例如：胡蘿蔔、花椰菜以及其他芸苔類植物。有一些食物含有對人體有害的化學物質，因此，應當針對農藥對公共健康的危害和食物天然毒素的危害加以評估。

3-5 食源性疾病的控制

　　食品中的成分，無論是營養素、非營養素、天然產生或者人工合成、人為添加還是被動污染，均具有內在的毒性。在一個生態系統中，只要暴露到相當程度，食品中的任何成分都可能成為有害物質。生態系統的反應度與食品中，「毒素」含量之間的相關關係是毒理學的基本概念。生態接受位點特定成分的濃度，代表身體所暴露的程度。此種重要的關係被文藝復興時期的瑞士化學家帕拉塞爾蘇斯（Paracelsus, 1493-1541）所發現，並做出下列的結論：「萬物皆為毒，唯有數量夠大才能將毒物與藥物分開」。

　　食品儲存的目的是，保證食品中不存在微生物或將微生物保持在延滯期。這取決於微生物生長所需的最佳條件，並且保證這些條件在食品消費之前並不會出現。多數食品微生物引起的食品儲存問題（60%～80%），是由於食品服務機構不恰當的處理，包含預先準備、未經處理或不合理的儲存。大約占60%的食品污染是由於濕度失控、生熟食品之間的交互感染以及不良的個人衛生習慣所導致的。

　　減少微生物對食物的污染、抑制微生物的生長、破壞微生物產生的毒素是減少食品腐壞以及消除與食品相關健康威脅的必要措施。食品技術專家在設計食品加工的流程中，運用加熱破壞與阻止微生物病原菌生長所需的條件，以保障食品的安全。右頁表格中，即列出一些重要病原微生物的最低生長需求和熱抵抗力。

與食品來源性疾病相關的因素

　　飲食成分是否會危害健康，主要取決於以下列幾個層面：食物成分在食品中的濃度、食物的攝取量、身體對其敏感程度，以及食物成分與其他飲食成分之間的互動，互動的結果可增加或減少有毒物質，從而改變飲食成分的毒性。因此，飲食成分只有在攝取超過相當數量時，才會對人體產生危害。飲食成分有濃度閾值，在閾值以下，該成分並無毒性。飲食成分發生作用的暴露程度，取決於該物質及上述4個因素。

　　毒理學認為，飲食成分對健康有無效、有益和有害三個層級。必需的營養素也存在一個濃度區間，低於或高於此區間對於包括人類在內的身體而言均是有害無益的。Paracelsus所提到的「毒素－補充物」效果，以維他命D為例，說明維他命D是一種必需的營養素，會影響小腸鈣離子的吸收，維他命D的缺乏會導致佝僂病和骨質疏鬆症，尤其對一些陽光照射率有限的國家（特別是冬季）來說，攝取足夠量的維他命D對預防佝僂病是十分重要的。然而，純粹的維他命D卻具有高度的毒性，其毒性與等量的有機磷或對硫磷殺蟲劑相當。

小博士解說

　　維他命D為一種慢性毒素，當維他命D的攝取量超過45微克／天時，會導致鈣離子在軟骨組織中的沉積，並會引起腎臟和心血管不可逆轉的損傷。

重要致病菌的最低生長需求及耐熱受性

細菌	最小水分活度	氣體的需求	溫度範圍／℃	生長的pH值範圍
金黃色葡萄球菌	0.83	好氧／厭氧	6～46	4.0～9.8，4.8時產生毒素
大腸桿菌	0.95	好氧／厭氧	7～50	4.0～8.5
蠟狀桿菌	0.93	好氧／厭氧	8～55，可降低至5	4.3～10.5
空腸彎曲菌	0.98	微好氧	30～45	4.9～8.6
沙門菌	0.93	好氧／厭氧	5～47	4.0～9.0
產氣莢膜可能梭菌	0.93	厭氧	5～54	4.9～8.5
志賀菌	可能是0.93	好氧／厭氧	10～45	4.5～8.0
小腸結腸耶爾森菌	0.96	好氧／厭氧	-1～41	4.6～9.0
單核細胞增生李斯特菌	0.92	好氧／厭氧	0～45	4.4～9.6
副溶血弧菌	0.94	好氧／厭氧	5～44	4.5～9.6
肉毒梭菌	0.93	厭氧	3.3～55	4.6～8.4，也可低至4.2

烹飪食物內部細菌滅活的時溫等效關係

溫度（℃）	時間
60	45分鐘
65	10分鐘
70	2分鐘
75	30秒
80	6秒

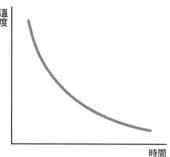

溫度

時間

✚ 知識補充站

食源性疾病的控制

在臨床上，患者主要有腹痛、腹瀉、噁心、嘔吐，部分病例還會伴隨發燒、全身乏力等症狀。發病方式會零散呈現，也會呈現集體性發生。民眾應注意食品衛生，不吃不衛生、腐敗變質、不清潔的食品，餐飲業要加強對食品從業人員的管理與訓練。另外，市民若外出旅遊，應注意飲食與飲水衛生，預防旅遊者腹瀉發生。民眾應做到生活要有節奏，避免大吃大喝，疲勞過度。有高血壓、冠心病等心腦血管疾病的患者和胃及十二指腸潰瘍等疾病患者，應注意適度調節工作與休閒，防止疾病再發生。

3-6 與食品來源性疾病相關的因素

（一）安全性

安全性指的是不存在危害的風險，或存在可以承受的低量風險（事實上的安全）的一種狀態。對於任何攝取飲食成分的活動，均有可能導致負面的影響。而在正常的環境與暴露水平中，因為飲食的攝取所引起負面影響的可能性很小，因此飲食成分的攝取事實上是安全的。

（二）耐熱性

微生物細胞對高溫極其敏感，肉毒梭菌、產氣莢膜梭菌以及蠟狀桿菌的孢子有耐熱性，因此需要相對高的溫度使其失活。加熱是一種破壞病原微生物的常用方法，儘管烹飪能夠破壞大部分有生長能力的細菌，但是一些細菌的孢子、金黃色葡萄球菌及肉毒梭菌仍然存在。所以將烹飪過的食物保持在60℃以上或迅速降至5℃以下，可以有效地阻止病原微生物的生長。

使用足夠的溫度和時間烹飪肉、禽、海產品等，徹底破壞病菌和阻止由於食物烹飪不充分而爆發的食物中毒是十分重要的。

巴氏消毒（72℃、10分鐘）是為了殺滅食品中的病原微生物，例如結核菌、布魯斯菌屬、貝納特考克斯體以及牛奶中的沙門氏菌所設計的一種消毒方法，但是仍有一些微生物可以存活。因此，按照該產品的保存條件來保存食物是相當重要的。

右頁列出了破壞李斯特菌、沙門氏菌、大腸桿菌、志賀菌、彎曲菌、金黃色葡萄球菌、耶爾森菌、弧菌、蠟狀桿菌以及肉毒梭菌生長細胞所需的時溫等效關係。

飲食安全與日常生活、健康息息相關，而飲食安全除了烹調時所應注意的清潔細節與流程之外，食材的選購與保存都是非常關鍵的重要因素。

購買食物時應該注意的要訣

　　美國健康醫療網站WebMD提供消費者幾項在購買食物時應該注意的要訣，能夠大幅地降低食源性疾病發生的機率。

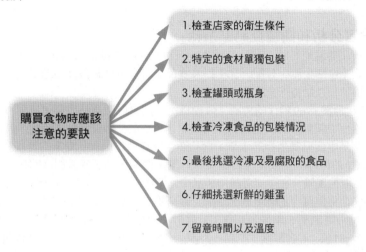

購買食物時應該
注意的要訣

1.檢查店家的衛生條件

2.特定的食材單獨包裝

3.檢查罐頭或瓶身

4.檢查冷凍食品的包裝情況

5.最後挑選冷凍及易腐敗的食品

6.仔細挑選新鮮的雞蛋

7.留意時間以及溫度

食源性疾病

世界衛生大會（World Health Assembly, WHA）曾經指出	食源性疾病（foodborne illness）已成為一項威脅數百萬人的健康問題。
依據美國疾病控制和防治中心（Centers for Disease Control and Prevention, CDC）的資料證實	全美每年大約有32萬5千個醫院病例及5,200個死亡案例是導因於食源性疾病，因此，對抗食源性疾病已成為現階段的第一任務。

✚ 知識補充站

食源性疾病的十大危害因素

1. 過早地烹調食物，煮熟的食物保存在室溫條件下（25～40℃）超過2小時。
2. 熟食或剩餘食物重新加熱的溫度和時間不夠，未能殺死病菌。
3. 肉、奶、蛋、豆類及其製品加熱不徹底或不均勻，未燒熟煮透。
4. 冷凍肉及家禽在烹調之前並沒有充分地解凍。
5. 由於人員操作或者存放不當等原因而造成生熟食品的交叉污染。
6. 誤食有毒的動植物，例如毒蘑菇、河豚魚等，或者烹調加工方法不當（如四季豆或豆漿未煮透），沒有去除其中的有毒物質。
7. 生吃水產品及其他可能被寄生蟲、細菌、病毒污染的食品。
8. 食物的體積過大，烹調的時間和溫度不夠。
9. 食物製作人員健康狀況和衛生習慣較差。
10. 使用不乾淨的水。

3-7 危害分析與關鍵控制點系統和風險與 利益之爭

（一）危害分析和關鍵控制點系統

　　危害分析和關鍵控制點（Hazard Analysis and Critical Control Points, HACCP）系統，是食品工業（包括生產、分配、加工以及食品準備）用來確保食品加工流程設計過程中，可以根除和控制特殊食品危害的方法。

　　HACCP 起源於 1960 年代的美國，最先是用在開發航空食品客製化流程所使用。其重視加工流程中關鍵步驟的控制力，用快速、可信的參數監測加工流程。其原理的應用會降低食品中病原微生物的水準。食品衛生學標準是以食品商業的需求為基礎的，根據 HACCP 的原理來完成一個食品安全計畫。例如，為了降低與沙門氏菌和致病性大腸桿菌相關的風險，在生產發酵肉製品中（例如火腿），其四個關鍵控制點為：1. 加工之前的儲存與儲藏：生肉應迅速冷凍並儲藏於 5℃ 以下；2. 培養物的使用：必須嚴格根據操作說明書儲藏、準備及接種；3. 發酵：使用適量的起始培養物、控制發酵溫度、時間及 pH 值；4. 發酵後（乾燥、冷凍、儲藏、切片和包裝）：監測時間、溫度、pH 值，以及水分活性度。

（二）風險與利益之爭

　　人類的任何活動都存在著風險。當人們在駕車時，可能會在車禍中受傷甚至死亡，然而，人們做出了決定，那就是繼續承受此一風險，以換取相應的利益，如便利與省時等。此種決定即為風險與利益之爭的例證。

　　風險是真實存在的，而且是可以察覺的。風險的此種可察覺性能被某些不確定的因素所影響。當人類對某種活動所面臨的風險不了解時，就不太願意去承受該風險。運用針對許多消費者的調查發現，公眾對食品添加劑持有懷疑態度，這種態度可能是由於公眾對食品添加劑益處的認知匱乏。例如，防腐劑可以抑制食品中病菌的生長。公眾的此種懷疑態度可被食品製造商所特別強調，例如，某些食品包裝上註明不含防腐劑，暗示了食品中不存在的防腐劑對人體健康有相當程度的益處，實際上這是一個盲點。

　　就人們所攝取的食物而言，所存在的風險主要取決於人們的認知。在發展中國家，食物的攝取有一個相當重要的好處，那就是維持生命。得到此一重要益處的代價就是面臨巨大的風險。這就意味著為了得到必要的益處，必須接受其潛在的風險，例如，生死關頭在毫無任何選擇的情形下來攝取污水，以維持生命。

小博士 解說

　　當人們接受某種食品的風險時，就認為這種食品是安全的。在先進國家中，有充足的食品可供人們選擇，似乎食品攝取在維持生命這類關鍵的益處上，就顯得不那麼重要。此種非重要利益的交換，有時也會面臨一些不確定的風險。這種非重要的利益，通常與其便利或食品的誘惑力密切相關，例如，色澤、味道和質地等。

HACCP 所包含的七個步驟

步驟	範例
危害分析與風險評估，包含食品處理的流程圖及可以獲得控制點的鑑定	確定是否存在微生物的危害及特定病原微生物
CCP的確定	巴氏滅菌法及熱處理，原材料的儲存；清洗及衛生措施
CCP的標準	產品的pH值範圍；巴氏消毒法的時間及溫度；可利用氯的濃度
CCP的監控	每一特定的間隔記錄相關的資料等。例如每小時、每班及連續記錄
偏離校正工作的建構	如果產品的pH值偏離正常範圍，則需要添加食品酸繼續加以處理或丟棄該食物
記錄維持系統	超過產品貨架期之後繼續記錄一年或兩年
認證	儲存相關檔案，並對終端產品做微生物測試

食品中存在的風險因子的分級狀況（存在而且可以覺察）

存在真實的危險	中度風險	輕微風險
微生物污染	食品添加劑	食品添加劑
營養失衡	營養失衡	殺蟲劑殘留
不適當的飲食習慣	不適當的飲食習慣	營養失衡
環境中的污染物	微生物污染	不適當的飲食習慣
天然毒素	殺蟲劑殘留	環境污染物
殺蟲劑殘留	環境污染物	微生物污染
食品添加劑	天然毒素	天然毒素

✚ 知識補充站

食品的風險與利益之爭

　　並非任何食物都是絕對安全的。人們必須運用目前所能利用的最可靠資訊，去分析某種特定活動所帶來的利益和風險。其與食品安全相關的，有下列三個層面。

　　1.嚴重性（所導致後果的類型、其後果是否可逆、是否會引起死亡）。

　　2.機率性（後果發生的機率有多少）。

　　3.潛伏期（從暴露至發生的時間，是短期、中期，還是長期）。

　　美國食品暨藥品管理局的科學家們，將食品中的風險做了分類。上表中列出了真實的、可以察覺的風險。

　　攝取含有大量沙門氏菌的食物，將面臨真正的風險，其引起胃炎的可能性很高。

　　食品添加劑並不是普通的食品，將其添加到食品中，在於增強食品的色澤、味道、品質、提高保質期，以及方便處理。而添加到食品中的一些成分，例如，鹽、澱粉、糖和水等，是作為食物的組成成分而非食品添加劑。與食品添加劑不同，污染物並非人為添加至食品中，但在食品的生產和準備流程中是不可避免的。污染物可以是天然的，例如微生物所產生的某些物質。

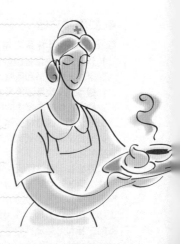

第4章
現代健康食品的進展

　　美國心理學博士洛爾在《人生，要活對故事》一書中強調，管理精力、能量（能量食品）（energy）比管理時間，更能幫助人們健康而平衡地活出自我，畢竟「時間是有限的，而活力可以創造」，尤其現代人特別注重養生，「吃」也就成為健康（健康食品）的第一道關卡。

4-1 功能性食品

　　本書其他章節詳細地討論了食品中的營養素及其他生物活性成分。本章將探討現代食品技術的發展，包括功能性食品，其為消費者提供了強化營養素及其他對健康有益的成分。本章旨在提供一個食品未來發展方向的模式，如右圖：現代食品生產科技的應用。不同食品加工方法的應用已有很長的歷史。傳統的食品加工方法有醃製、燻製、脫水、乾燥、罐頭，以及冷凍食品。現代技術對傳統的食品加工方法加以改良，即利用生物科技生產傳統和新型的食品原料、成分，以及改良包裝材料。近代食品科技的發展使產品具有較高的營養價值、誘人的感官特性（顏色、品質、風味）、美味的方便食品及低成本的消費。食品工業的進步也包括努力發展永續農業的實務，以及發展能夠維持食品特色、並確保微生物學及化學安全的環保包裝材料的研究。

　　功能性食品被認為是食品工業的重大改良和發展，運用增加或者減少某些食物中的生物活性成分，來增進健康或減少與飲食相關疾病的生病風險。現有的功能性食品一般均為強化或者補充了營養素的食品。例如，冬季陽光不充足的地域含有強化維他命 D 的嬰兒食品，以預防佝僂病的發生。幾年前在澳洲和紐西蘭食品標準法典中，公布了允許葉酸強化食品，作為減少胎兒神經中樞缺陷的公共健康策略。

功能性食品的定義

　　食品成分的研究顯示了許多對健康發揮重要功能的非營養素的生物活性成分，例如，膳食纖維和植物化學物質。未來的食品很有可能運用增加或減少其中的某些生物活性成分，從而使得消費者在增進健康或減少某些疾病發生的危險層面獲得益處。美國醫學研究所的食品和營養委員會於 1994 年定義功能性食品為：「除了傳統營養素之外，會對健康有益的任何食品或食品成分」。國際生命科學學會（International Life Sciences Institute, ILSI）歐洲分部將功能性食品定義為：「運用工業科技或生物科技的方法（包括運用添加成分或去除成分的食品），使之成為天然食品」。與功能性食品同義的術語還有「設計性食品」、「醫學食品」，以及「類藥劑營養品」。功能性食品於 1980 年代中期起源於日本。在日本，其被描述為「特定保健用食品」或者 FOSHU，屬於具有特殊用途的一類食品。在被批准作為特定保健之用的 100 個食品中，大部分均含有促進腸道健康的低聚糖和乳酸菌。食品業希望未來推廣的功能性食品（如果未來食品法證實了功能性食品對健康有益的觀點），是添加了功能性成分的食品，例如益生菌。其他例子可能包括由於物化性質的改變，從而改變了食品的消化或吸收；微量營養素的含量超過了推薦膳食攝取量的強化食品，或含具有生物活性的非營養素成分的食品，例如，類黃酮等一類化學物質。近年來功能性食品的發展也很快，例如有：n-3 PUFA 含量增加的雞蛋、含活化菌（益生菌）培養的發酵乳製品、含 n-3 PUFA 與其他植物功能性成分（膳食纖維、茶多酚、大豆異黃酮等）的烘焙食品及豆製品（功能性豆腐）、強化微量營養素、植物化合物的液體穀物，以及穀物食品等。

現代食品生產科技的應用

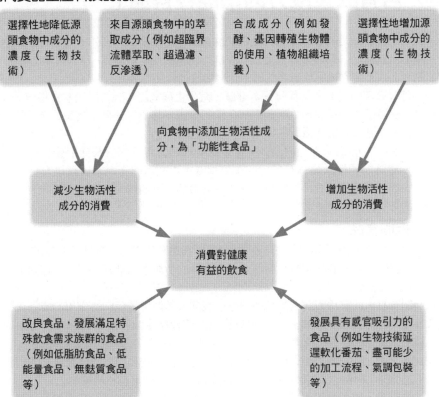

選擇性地降低源頭食物中成分的濃度（生物技術）

來自源頭食物中的萃取成分（例如超臨界流體萃取、超過濾、反滲透）

合成成分（例如發酵、基因轉殖生物體的使用、植物組織培養）

選擇性地增加源頭食物中成分的濃度（生物技術）

向食物中添加生物活性成分，為「功能性食品」

減少生物活性成分的消費

增加生物活性成分的消費

消費對健康有益的飲食

改良食品，發展滿足特殊飲食需求族群的食品（例如低脂肪食品、低能量食品、無麩質食品等）

發展具有感官吸引力的食品（例如生物技術延遲軟化番茄、盡可能少的加工流程、氣調包裝等）

✚ 知識補充站

功能性食品

1. 功能性食品：功能性食品是指具有營養功能、感覺功能和調節生理活動功能的食品。它的範圍包括：增強人體體質（增強免疫能力，啟動淋巴系統等）的食品、防止疾病（高血壓、糖尿病、冠心病、便秘和腫瘤等）的食品、恢復健康（控制膽固醇、防止血小板凝集、調節造血功能等）的食品、調節身體節律（神經中樞、神經末稍、攝取與吸收功能等）的食品和延緩衰老的食品。功能性食品的研究與開發在國內尚屬於新興學科和領域，是跨學科，跨領域不斷整合的產物，涉及營養學、藥學、生理學、預防醫學、生物工程、食品科學。

2. 一些發酵乳製品要經過殺菌，從而使得活菌的濃度顯著地降低。對攝取食品中大量的生物活性成分（例如類黃酮）的安全性及生物相容性，則需進一步的研究。在食品中，生物活性成功的生物標記物，對於鑑別這些成分的潛在益處和危險是非常重要的，例如，紅血球中葉酸含量的增加，即顯示了膳食中葉酸的攝取增加。一些消費組織和公共健康委員會對功能性食品用途的關注，已經開始有所提升。

4-2 含有改良成分的功能性食品（一）

　　有些功能性食品是為了滿足特殊族群的飲食需求而生產的，例如，為麩質過敏症患者生產的無麩食品、為需要降低能量的族群而生產的低能量食品、乳糖不耐症族群的無乳糖食品以及適宜糖尿病患者的碳水化合物改良食品等。

　　公共健康政策的目的在於保障民眾健康，減少生病危險。在《居民飲食指南》一書中提供了保障健康、減少慢性疾病生病危險的措施。其中之一是建議民眾降低脂肪的攝取，尤其是飽和脂肪的攝取。

　　以此為例，在篩選適宜的飲食時，生產廠商既應該考量適合普通消費者的大眾化食品，又應讓功能性食品具有較大的享受程度，否則可能不易被大眾以及特殊族群所接受。因此，功能性食品應提供較簡單的營養品、更為誘人的口感與風味，才會具有強大的吸引力與市場競爭力。

（一）低脂食品

　　低脂食品指的是固態食品脂肪含量低於3%，液態食品脂肪含量低於1.5%的這類食品。去除脂肪，尤其是去除飽和脂肪且保留食品的功能性和感官吸引力，這對食品科技無疑是一大挑戰。

　　低脂肪食品，即使用脂肪含量低的成分，或加入其他可替代脂肪作用的成分。脂肪在食品中有相當重要的功能性，其可以作為脂溶性維生素和脂溶性風味化合物的溶劑，並賦予食品重要的口感與風味。脂肪替代品的目的是為了模仿脂肪的性質。

　　在食品之中，脂肪酸的組成會影響食品的物理性質。飽和脂肪酸含量較高的脂肪在室溫下為固態，與飽含不飽和脂肪酸的脂肪相比，相對穩定且不易被氧化。

　　目前尚無單一的脂肪替代品可以替代食品中脂肪的全部功能性與感官性質。然而，脂肪替代品的混合物會達到減少或者降低脂肪產品的需求。

　　但是脂肪替代品及低脂食品是否會達到真正減少脂肪與能量攝取的功能性，尚待進一步研究。

（二）低能量食品

　　「低能量」，也稱「低焦耳」或「低卡路里」。低能量食品是食品的一種類別，例如茶是低焦耳食品。低能量食品是透過食物成分的熱量價值，並盡可能運用低能量成分來取代高能量成分而製造的食品。

　　營養性甜味劑，例如蔗糖可以被醋磺內酯鉀、阿力甜、天冬氨醯苯丙氨酸甲酯、環氨酸鹽、糖精、蔗糖素等食品添加劑、甜味劑所替代。

　　食品工業必須努力尋找改良劑，以替代食糖在食品中的功能性。糖並非僅僅賦予食品甜味，其在果醬中具有防腐的功能性（運用降低水分活度），在烘焙食品中有膨鬆功能性和焦糖化功能性，還有吸濕性可延遲腐敗，也可以作為發酵的受質。

脂肪替代成分範例

脂肪型 脂肪替代物	乳化劑：用於蛋糕混合物、餅乾、乳製品 脂肪類似物：尚未允許使用人造脂肪（例如辛酸癸酸二十二碳酸甘油酯，一種含有發酸、辛酸、二十二酸的甘油三酯；二十二酸大部分不易代謝，其他脂肪酸代謝效率較低，此導致了與正常脂肪 37 kJ/g 能量價值相比，僅有 21 kJ/g 的能量價值，較長或者較短的醯基甘油酯）
蛋白質型 脂肪替代物	微粒化蛋白質：用於乳品、沙拉醬、濃縮乳清蛋白
碳水化合物型 脂肪替代物	纖維素、微晶纖維素：用於乳製品、沙拉醬、醬油、冰凍甜點 植物膠（例如黃原膠、瓜爾膠、長角豆膠、卡拉膠）：用於沙拉醬、肉加工 菊糖、果膠 糊精（例如來自於木薯、燕麥）：用於沙拉醬、布丁、乳製品、冰凍甜點 麥芽糊精（例如來自玉米）：用於烘焙食品、沙拉醬、乳製品、醬油、冰凍甜點 變性澱粉（例如來自於玉米）：用於沙拉醬、烘焙食品、冰凍甜點、乳製品 聚葡萄糖：用於烘焙食品、蜜餞、沙拉醬、冰凍甜點、布丁

一些成分的低能量替代物

高能量成分	能量	可替代物	能量
脂肪	37 kJ/g	麥芽糊精	16 kJ/g
糖	17 kJ/g	強烈甜味劑	可以忽略不計
酒精	29 kJ/g	香精	可以忽略不計
葡萄糖漿	17 kJ/g	聚葡萄糖	5 kJ/g
澱粉	17 kJ/g	植物膠	不定，取決於植物膠及其用量

✚ 知識補充站

含有改良成分的功能性食品有低脂食品、低能量食品、碳水化合物的改良食品、無麩質及低麩質食品、無乳糖食品、益生菌，以及益生元食品。

4-3 含有改良成分的功能性食品（二）

（三）碳水化合物的改良食品

碳水化合物的改良食品是運用糖醇或多元醇替代糖類（單糖和雙糖）。

一些糖醇和多元醇的能量價值與單糖或雙糖相似。

不同的是，前者的吸收更為緩慢，因此對血液葡萄糖濃度的影響較小。

由於近年對食物血糖指數的關注，碳水化合物的改良食品很有可能對糖尿病患者發揮相當程度的治療功能性。

食品成分的生齲性與其發酵成酸的能力有關，這種生齲性會導致齲病。

利用糖醇、低聚糖或者抗心生澱粉來取代食品中的蔗糖和果糖，會降低食品成分的生齲性潛能。

但是預防齲齒最重要的仍是維持良好的口腔衛生習慣。

（四）無麩質及低麩質食品

麩質是從小麥、大麥、黑麥、黑小麥、燕麥中發現的一種蛋白質。

（五）無乳糖食品

無乳糖、低乳糖以及減少乳糖的食品，是為了乳糖不耐症族群而開發的一種食品。

（六）益生菌及益生元食品

益生菌是一種對健康有益的活微生物，可以促進腸道菌群的平衡。

小博士解說

功能食品：功效必須經過科學驗證

越來越多的證據證實，功能食品含有促進健康的生理活性成分。日本最先提出功能食品的概念，目前已批經准超過100種功能食品。功能食品與國內所說的保健食品大致相當，各種號稱有保健功能的食品，都需要經過功能食品實驗室的檢驗、檢疫和驗證，即要求在保障安全性的基礎上，真正具有其所宣稱的功能。

糖替代物

功能性	可替代物
美拉德褐變	麥芽糊精，聚葡萄糖
結晶化	山梨醇、木糖醇、乳糖醇、異麥芽糖醇
可發酵性	麥芽糖精、聚葡萄糖
濕潤劑	聚葡萄糖
吸濕性	聚葡萄糖，多羥基化合物，麥芽糊精
黏性，膨脹性	聚葡萄糖，植物膠

碳水化合物的改良食品中的單糖、雙糖替代物

單糖與雙糖	糖醇
蔗糖	甘油
乳糖	麥芽糖醇、麥芽糖醇糖漿
果糖	異麥芽糖醇
葡萄糖	乳糖醇
葡萄糖漿、澱粉	
水解產物、麥芽糊精	
轉化糖	甘露醇
蜂蜜	聚葡萄糖、山梨醇、木糖醇

✚ 知識補充站

含有改良成分的功能性食品

　　美國食品工藝學家學會的專家克雷爾・哈斯勒博士稱，飲食的總原則是少吃動物脂肪，應以植物性食物為主，多吃植物纖維，每天吃5-9次蔬菜和水果，大量的證據證實，以植物為主的飲食可以降低腫瘤等慢性病的風險，乃與植物中的特殊化學物有關。

　　哈斯勒提醒，很多關注健康的消費者購買大量功能食品，其實這個領域才剛開始發展，各種食材紛繁複雜，大多數功能食品所含的生理活性成分仍在研究中，到底攝取多少有益，尚未有定論。有些具有預防癌症功能的植物化學物在較高濃度時也可以致癌，例如大豆所含的植物雌激素。因此，推廣功能食品必須謹慎權衡收益與風險。

4-4 生物科技

　　生物科技，也稱為「生物工程」，是指以現代生命科學為基礎，整合先進的工程科技以及其他基礎學科的科學原理，按照預先的設計來改造生物體（動物、植物及微生物）或者加工生物原料，為人類生產或改進所需產品的科技。

　　目前許多食品添加劑與加工輔助劑，均為利用生物科技來生產製造的。發酵食品是傳統的生物科技產品，例如酸乳酪、麵包、葡萄酒、啤酒、腐乳、奶酪等。

　　現代食品生物科技，包括DNA重組（也稱為基因科技、基因工程，它是透過篩選性地改良植物、動物和微生物，以得到比傳統交叉餵養科技更加可取、可預見、精確，以及可控制性的食品。基因是DNA的片段，編碼會在細胞內合成特定的蛋白質。基因轉殖生物體（Genetic Modified Organism, GMO）是透過非卵子與精子的整合，將基因導入植物、動物及微生物體內。基因轉殖食品（Genetically Modified Foods, GMF）源於基因轉殖生物體，是「一種利用基因工程生產含有新型DNA和新型蛋白質或特色被改變了的食品」。

　　它並不包括加工工程中去除了新型DNA和／或新型蛋白質的精製食品，例如精製糖和油。

　　生物科技在食品工業中的應用，是指利用從植物、動物或微生物細胞中複製的基因，將其嵌入另一細胞中（同一物種或不同物種）合成或阻礙蛋白質、有機體代謝物生成的科技。

　　利用細菌質粒是將DNA導入有機體的有效科技，質粒是比細菌染色體還要小的DNA環。

　　基因改造利用特殊細菌酶來剪切和黏貼基因，使得基因從一個生物體轉移至另一個位於DNA序列的一個特殊點的細菌質粒，之後重組的質粒將嵌入另一個有機體。

　　其他導入基因的方法有：將塗有新DNA的微粒烘烤之後植入細胞。基因科技使理想的基因編碼出廣泛的特徵，並將其納入細胞之中。

小 博 士 解 說

生物科技

　　生物科技（Biotechnology）係指利用生物體（含動物，植物及微生物的細胞）來生產有用的物質或改進製成，改良生物的特性，以降低成本及創新物種的科學技術。進行對人類醫學、環境、農業食糧等不同範疇之一項技術。早期的生物技術，可以追溯至遠古時代。古埃及人利用酵母菌釀酒。之後，包含傳統式利用微生物之醱酵技術來做食品發酵，或是醱酵生產抗生素等，都是生物技術利用的例子。現代生物技術，在1950年代DNA結構的發現以來，分子生物學急速發展，將傳統的生物技術做了一次大革命。例如，利用基因轉殖技術，將胰島素轉殖到大腸桿菌中生產。開啟了現代生物技術學之工業價值。

生物科技生產的成分及食品添加劑

成分及食品添加劑	範例
防腐劑	丙酸、乳酸鏈球菌肽、匹馬菌素
食品酸	乳酸
營養素	維他命C前體、維他命D前體、維他命B$_{12}$、核黃素、氨基酸、n-3 PUFA
香味強化劑	味精、核苷酸
色素	β-胡蘿蔔素
酶	α-澱粉酶（用手烘焙、釀造）、葡萄糖異構酶（用於高果糖醬的生產）、纖維素酶（用於果汁加工）、β-牛乳糖酶（用於牛奶中乳糖水解）、凝乳酶（奶酪製作）
植物膠	黃原膠、結冷膠、瓜爾膠、藻酸鹽
發酵劑	酵母、細菌
香味劑	香草醛
植物油	脂肪酸改良植物油，例如單一不飽和葵花籽油

生物科技的專有名詞

生物科技專有名詞	定義
基因轉殖生物體	一種植物、動物或微生物，透過某種方法向其體內移入DNA
基因轉殖食品	一種含有新型DNA和／或新型蛋白質的食品。或改變了食品的特色，例如，改變了營養價值，改變了引起過敏反應因素的存在。基因改造可能引起民族、文化，以及宗教的關注（基因科技使用的結果）
新型DNA或者新型蛋白質	DNA或者一種蛋白質（利用基因科技），在化學序列或者結構方面與所對應食品中的DNA或者蛋白質並不相同
利用基因科技的食品生產基因科技	一種食品或者食品成分，為從一種已運用基因科技改造的生物體中獲得，或者發展的重組DNA科技，為一項改變活體細胞或有機體的基因遺傳物質科技

4-5 酶的改變性質

食品中的許多內生酶與食品的退化過程有關。例如：食品的軟化、氧化酸、異常風味、異常顏色。

在食品加工中，加熱可以使酶失去活性。然而，一些酶在其加工中發揮了有益的功能性，例如：存在於牛犢胃內膜的凝乳酶，在奶酪製作中使凝塊凝結；葡萄糖異構酶被用來水解澱粉，形成高果糖玉米糖漿等。

一種與番茄相關的基因工程，利用反義RNA科技（反義基因工程是產生基因的相反方式，從而阻止基因的表現），僅僅會產生多聚半乳糖醛酸酶正常含量的1%，此酶通常出現在成熟的番茄中，促進膠質破裂（水解細胞的α-1，4-多聚半乳糖醛酸成分）以及水果的後熟。

由於酶的含量減少，番茄在藤上尚未軟化便成熟，因此在收穫前顏色有所變化。延遲番茄成熟的其他優點，包括：減少對水和農產化學品的需求、增加產量，以及降低成本。

反義RNA科技的另一項應用，則是阻止咖啡豆中的咖啡因基因的表現。此一科技未來將會被加以應用，使參與穀物和蔬菜中的肌醇六磷酸和草酸鹽生產中的酶失去活性，以增進礦物質的生物效用，使參與天然毒物產生和氧化酸敗發生的酶失去活性。

小博士解說

酶的特性

1. 酶是生物催化劑（biological catalyst），具有兩方面的特性，既有與一般催化劑相同的催化性質，又具有一般催化劑所沒有的生物大分子的特徵。

   酶與一般催化劑一樣，只能催化熱力學允許的化學反應，縮短達到化學平衡的時間，而不改變平衡點。酶為一種催化劑，其在化學反應的前後並沒有質和量的改變。微量的酶就能發揮較大的催化作用，酶和一般催化劑的運作機制都是降低反應的活化能（act IV ation energy）。

2. 酶的特性主要有七點：(1)酶具有高效率的催化能力，其效率是一般無機催化劑的10的7次冪到10的13次冪；(2)酶具有專一性（每一種酶只能催化一種或一類化學反應）；(3)酶在生物體內參與每一次反應後，它本身的性質和數量都不會發生改變（與催化劑相似）；(4)酶的作用條件較為溫和；(5)活性的可調節性；(6)有些酶的催化性與輔助因子有關；(7)易變性：大多數酶都是蛋白質，因而會被高溫、強酸、強鹼等破壞。

用於提升食物營養品質之生物科技的應用

應用	範例
提升農作物的蛋白質品質（限制性氨基酸的濃度）	增加大豆中含硫氨基酸（蛋氨酸和光胱氨酸）的濃度 增加穀物中賴氨酸的濃度
提升農作物中澱粉的含量	油炸過程中減少馬鈴薯對油的攝取
改進農作物的營養價值	在東南亞向米中強化維他命A以防止失明
在惡劣環境下生長的作物	抗乾旱、抗熱、抗鹽的農作物
抗除草劑作物	抗草甘膦大豆、抗昆蟲棉籽、可以使用較少的除草劑和殺蟲劑
增加動物性食品的生產效率	重組牛生長激素的使用
改變含油種子的脂肪酸架構	增加不飽和脂肪酸的濃度 增加用於特定飲食的中鏈甘油三酯的濃度
改變食物中的氨基酸含量	為苯丙酮尿症患者從小麥中去除苯丙氨酸
反義RNA科技使食物中的特定酶失去活性	在收穫前延遲馬鈴薯的軟化以增進風味 減少天然毒物的產生，例如馬鈴薯中的茄鹼
植物組織培養	食品添加劑的合成（例如：色素、香精、香精油、酶、抗氧化劑、植物化學物）
發酵	食品添加劑的合成（例如：氨基酸、維他命、食品酸、香精、風味強化劑、色素、抗氧化劑、防腐劑） 從食品原料狀態增加維他命的含量（例如：印尼豆豉中的煙酸）
基因工程微生物的使用方式	酶的合成，例如：凝乳酸（用於奶酪製作）、葡萄糖異構酶（用於高果糖玉米糖漿的生產）
改變食品加工流程中使用酶的構造	固定用於連續加工的酶（例如：乾酪加工中的凝乳酶） 在食品加工中使用的pH值和溫度條件下優化功能性 提升凝乳酶活性

✚ 知識補充站

因為酶是蛋白質，所以酶促反應又具有下列的特色：

1. 高度的催化效率：一般而言，酶促反應速度比非催化反應高，例如，反應 $H_2O_2 + H_2O_2 \rightarrow 2H_2O + O_2$，在無催化劑時，需活化能18,000卡／克分子；膠體鈀存在時，需活化能11,700卡／克分子；有過氧化氫酶（catalase）存在時，僅需活化能2,000卡／克分子以下。

2. 高度的專一性：一種酶只作用於一類化合物或一定的化學鍵，以促進一定的化學變化，並生成一定的產物，這種現象稱為酶的特異性或者專一性（specificity）。受酶催化的化合物，稱為該酶的受質或作用物（substrate）。

3. 酶活性的可調節性：酶是生物體的一成分，和體內其他物質一樣，不斷在體內新陳代謝，酶的催化活性也受多方面的調控。例如，酶的生物合成的誘導和阻遏、酶的化學修飾、抑制物的調節作用、代謝物對酶的回饋調節、酶的結構調節，以及神經體液因素的調節等，這些調控保證酶在體內新陳代謝中發揮其恰當的催化作用，使生命活動中的種種化學反應都能夠有條不紊而協調一致地進行。

4. 酶活性的不穩定性：酶是蛋白質，酶促反應要求一定的PH值、溫度等溫和的條件，強酸、強鹼、有機溶劑、重金屬鹽、高溫、紫外線、劇烈震盪等，任何使蛋白質變性的物理化學因素，都可能使酶變性而失去其催化活性。

4-6 基因轉殖食品的標籤與其他問題

（一）基因轉殖食品的標籤指標

隨著人們對食品營養及安全知識的普及，一些西方的先進國家，例如，歐盟、澳洲、紐西蘭等，都相繼祭出了食物標籤中基因轉殖食品的指標標準。如果食品中存在著新型 DNA 與新型蛋白質，或食品的特色被改變了，那麼這些食品均需貼有「基因轉殖」的標籤，以便消費者對其所購買的食品做出明智的篩選。右表即列出了基因轉殖食品的標籤需求。

（二）基因轉殖食品的其他問題

儘管基因轉殖食品在出售前需要實施嚴格的安全評估，但是食用基因轉殖食品仍處於爭議之中，因為使用這項科技存在著潛在的環境危機。

為了核查一個基因引入單細胞的 DNA 中成功與否，生物科技專家常常引入第二個標記基因。這些標記的基因通常為抗生素抗性的基因。而人們對耐藥物追蹤基因轉移到其他物種（例如人類消化道中的微生物體）越來越關注。雖然人體腸道菌群對抗生素產生耐藥性的風險較低，但若在加工流程中不會使得該基因失去活性，則未來生物科技加工將很有可能用替代標記基因來取代抗生素抗性基因（例如，酸乳含有的益生菌）。

「Bt」是一個常用的縮寫，表示從蘇雲金芽孢桿菌進入其他細菌，合成產生晶體蛋白質的基因。晶體蛋白質對昆蟲，例如蝴蝶、蛾、甲蟲和蒼蠅是有毒性的，而對人類是無毒的。由於 Bt 晶體蛋白質有一些組分的毒性功能性，可能使得有益昆蟲的數量減少，因此人們對於昆蟲可能對 Bt 晶體蛋白質的功能性產生抗性等問題相當關心。

人們關注的其他問題還有：基因轉殖作物與非基因轉殖作物交叉授粉的可能性、除草劑抗體轉移至雜草的可能性，以及昆蟲對殺蟲劑產生抗性的可能性等。

小博士 解 說

基因轉殖食物

基因轉殖食物（Genetically modified food）就是利用現代分子生物技術，將某些生物的基因轉移到其他物種中去，改造生物的遺傳物質，使其在形狀、營養品質、消費品質等方面朝向人們所需要的目標轉變，從而形成可以直接食用，或者作為加工原料生產的食品。

基因轉殖食品的標籤需求

標籤	成分	說明
標籤上必須貼有「基因轉殖」的食品	成分中含有新型DNA和／或新型蛋白質	基因轉殖成分在配料列表中被確定，例如「基因轉殖大豆粉」
	食物中含有新型DNA和／或新型蛋白質	基因轉殖食品貼標籤時作為食品名稱的一部分，例如「基因轉殖大豆」
標籤上不需要貼「基因轉殖」的食品	高度加工食品，在加工流程中去除了新型遺傳物質和／或新型蛋白質	例如，經歷加熱或其他加工的糖和油
	加工輔助劑和食品添加劑，它們含有新型遺傳物質和／或新型蛋白質、香精，其終端產品中含量小於或等於0.1%	例如，乾酪製作中用來凝固牛奶的凝乳酶在製作後期失去活性
	在銷售點所準備的食物	例如，飯店、旅館、速食店
	如果非故意地使一種基因轉殖成分存在，它在食品中含量可高達1%	例如，非故意地將基因轉殖成分和正常成分混合
貼有「非基因轉殖」的食品	必須不含任何基因轉殖成分，添加劑或加工輔助劑	可以不貼基因轉殖標籤的食品不能貼「非基因轉殖」標籤

✚ 知識補充站

基因轉殖為人們生活帶來的風險

　　基因轉殖食品也有缺點，所謂的增產是不受環境影響的情況下得出的，如果遇到雨雪的自然災害，也有可能減產得更厲害。且多項研究證實，基因轉殖食品對哺乳動物的免疫功能有損害。更有研究證實，實驗用的倉鼠食用了基因轉殖食品後，到其第三代就絕種了。基因轉殖為一種新興的生物技術，它的不成熟和不確定性，必然使得轉殖基因食品的安全性成為人們關注的焦點。但是帶有抗除草基因的基因轉殖作物一旦與其近緣野生種雜交，可能會產生抗除草劑基因的「超級雜草」。但是基因轉殖生物改變了生物體的基因組成，可能會對人類健康造成影響，應慎重對待。因此，基因轉殖技術給人類帶來巨大利益的同時，也帶來了潛在的威脅和負面影響。目前的科技並不能確保基因轉殖食品將來的損害，對其做安全檢測便很有必要。

4-7 食品輻射與分離科技：膜加工和萃取

（一）食品輻射

電離輻射，例如 X 射線、β 射線與 γ 射線均有很短的波長。其透過直接或者間接地損害 DNA，或透過產生例如超氧化、陰離子，以及來自有機體或其周邊環境中的氧氣和水中的羥自由基，來損害活的有機體。最敏銳的射線是由鈷 -60 或銫 -137 產生的 γ 射線。

食品的輻照涉及使用電離輻射，以破壞各種微生物或者阻止其生物化學變化。特定的細菌（例如沙門氏菌、空腸彎曲菌、大腸桿菌、李斯特菌、弧菌）和腸道寄生蟲（例如旋毛蟲、弓漿蟲）易於受到電子輻射的影響。病毒和細菌毒素則對電離輻射具有很強的抵抗力。

聯合國糧農組織／世界衛生組織聯合食品法典委員會認為，在良好的操作規範下使用食品輻照科技是安全並且有效的。世界衛生組織和國際原子能管理局推薦，輻照劑量達到 10kGy 是可以被接受的。此一科技使用低劑量含量，已被很多國家所應用，用以防止洋蔥和馬鈴薯的萌發、延遲水果的成熟、破壞穀物中昆蟲的蟲卵，以及殺滅原生動物和寄生蠕蟲（豬肉、牛肉和魚肉）。這是殺滅來自凍肉和禽類產品，以及散裝動物食品中的沙門氏菌的唯一的加工方法。

（二）分離科技：膜加工和萃取

超過濾是一種加壓膜分離科技。即在一定的壓力下，使小分子溶質和溶劑穿過一定乳徑的特製薄膜，而使大分子溶質不能透過，從而使大分子物質得到了部分的純化。反滲透科技是利用壓力差為動力的膜分離過濾科技。超過濾與反滲透科技的應用參見右頁表所示。

超臨界流體萃取是一項可在高溫加工的條件下，用於從食品之中萃取成分，而對風味或架構並無明顯影響的科技。其為一種溫和且對萃取物破壞程度最小的食品加工方式。

超臨界流體（超過臨界溫度和壓力的物質）具有介於氣體和液體之間的物理性質。二氧化碳是最常用的超臨界流體，其無毒、不易中毒、不易燃、臨界溫度為 31.1℃，因此被用作低溫下的不穩定材料，且食品中有極少或無剩餘的二氧化碳。超臨界流體萃取用於除去咖啡中的咖啡因、萃取蛇麻草、從香草和香料中萃取樹脂油、脫去馬鈴薯片及花生中的脂肪、萃取蛋黃粉中的膽固醇、從種子中萃取月見草油，以及從魚油中萃取 EPA 和 DHA 等。

小博士解說

輻射食品

輻射食品亦稱為輻照食品，指用定量的伽馬射線、x 射線或電子照射過的食品。採用輻射的方法，可以消滅食品中的細菌和寄生蟲，以達到防腐保鮮的目的。食品的輻射加工技術於 1950 年代問世，目前世界上已經有 35 個國家批准了 30 多種食品的輻射加工標準，其中有 21 個國家已進入實際運用階段。

輻射食品的優點和缺點

優點	缺點
幾乎或者完全不涉及熱量 包裝和冷凍食品可以被輻射 較其他加工方法營養素損失少 減少了經由食物傳染的疾病的發生率 延長貨架期、促進貿易 減少收穫後食物的損失 並無殘留（與燻蒸並不相同）	由於恐懼放射能以及注意職業安全而引起公眾的質疑 探測實際輻射劑量應用不適當的分析方法 抗輻射微生物發展的潛在可行性 脂溶性化合物以及脂肪酸的氧化 高脂食品發生酸敗

超過濾與反滲透科技的應用

超過濾	反滲透
稀釋溶液	稀釋溶液
在乳製品加工中濃縮牛奶、濃縮乳清，篩選性地去除乳糖、鹽、可溶性礦物質、非蛋白氮化合物	在脫水之前濃縮牛奶、濃縮乳清（來自於乾酪製造），去除水分與電解質
牛奶	再蒸發之前淨化果汁、濃縮酶與植物油
濃縮蔗糖與番茄醬	濃縮小麥澱粉、檸檬酸、蛋白、牛奶、咖啡、糖漿、天然萃取物、香精
預先處理反滲透膜以防止污垢	啤酒與葡萄酒的澄清
水淨化	去除礦物質及水淨化

✚ 知識補充站

液膜分離技術（Liquid membrane permeation）

　　利用此種分離技術分離、純化，屬於物理分離過程，是一種有效的工業化分離技術。液膜類與生物膜的結構相比，通常由膜溶劑、表面活性劑和流動載體所組成。它利用選擇透過性原理，以膜兩側的溶質化學濃度差為傳質動力，使料液中待分離溶質在膜內相富集濃縮，分離待分離的物質。

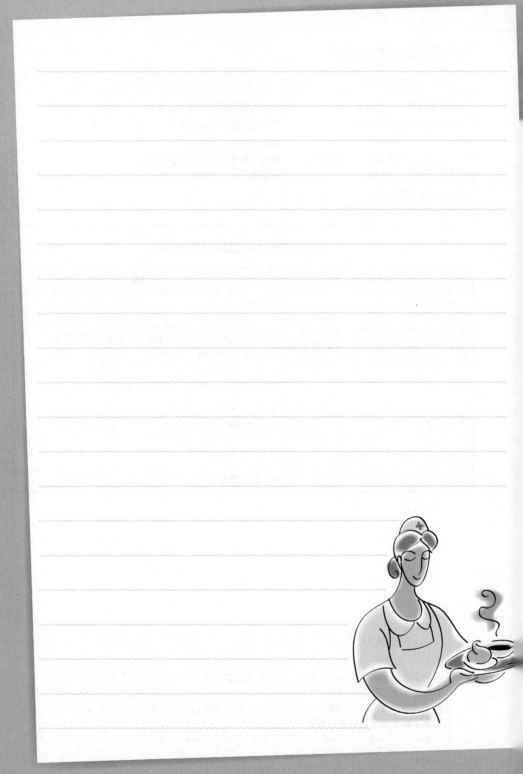

第 5 章
飲食能量與能量支出

進食量與體力支出是控制體重的兩個主要因素。食物提供人體能量，體力活動消耗能量。如果進食量過大而活動量不足，多餘的能量就會在體內以脂肪的形式積存，增加體重，久之發胖；相反地，若食量不足，工作或者運動量過大，會因能量不足而引起消瘦，造成工作能力下降。體重過重或過輕都是不健康的表現，會造成抵抗力下降，容易罹患疾病。

5-1 食物的能量

　　生物體需要能量來維持生命。能量來源於碳水化合物、脂肪、蛋白質，以及乙醇等能量物質的氧化效能。該氧化流程相當複雜，其中包括許多酶的調節反應。酶是活細胞內產生的具有高度專一性和高催化效率的蛋白質，又稱為生物催化劑，有時候還有金屬原子（例如鐵）結合於其活性位點。活性位點通常是一個酶蛋白表面與受質，例如葡萄糖巧妙結合的一個裂縫或者「座位」。酶使得受質的化學鍵發生斷裂，導致化學反應可在體溫狀態下發生。

　　細胞內有大量的酶，每一個酶催化一個特定的反應，其反應產物又與下一個酶發生作用。依此類推，而形成整個食物氧化反應的流程。

　　澱粉在體內被分解成葡萄糖，後者進一步會被氧化成能量、二氧化碳和水。此一氧化流程釋放的大多數能量，乃是由於將葡萄糖分子中的氫氧化成水。其化學方程式如下：

　　　　葡萄糖＋氧→二氧化碳＋水＋可供利用的能量

　　　　$C_6H_{12}O_6 + 6O_2 \rightarrow 6CO_2 + 6H_2O$

這是一種耦合反應，即氫的氧化和與腺苷二磷酸（Adenosine Diphosphate, ADP）的碳酸化相耦合。磷酸基團（HPO_4^{2-}，簡寫 Pi）加至 ADP 上形成腺苷三磷酸（Adenosine Triphosphate, ATP），ATP 是細胞內重要的能量載體。

　　氫的氧化是一個容易發生的「下山」反應，反應流程中釋放出大量的能量。該反應如同氫火焰燃燒，氫氣易燃，在燃燒時會大量放熱。ATP 的形成是一個「上山」的流程，該反應是一種非自發流程，需要從外界攝取能量。

　　一種酶可將這兩個反應耦合在一起。氫氧化釋放的能量可驅動 ATP 的合成，類似於電池的充電。ATP 進一步被用來驅動細胞內其他的耗能反應，包括用於蛋白質的合成、促進運動肌肉收縮等。右頁圖解概述了葡萄糖氧化產生能量（ATP）和肌肉運動利用能量（ATP）的整體流程。

　　能量（或者功）的基本單位是焦耳，而焦耳來源於力的基本單位：牛頓（N）。

　　1 牛頓是指使質量為 1 公斤的物體產生 1 公尺／秒的加速度的力或者「推力」。

　　在國際上以焦耳（Joule，簡稱為 J）為單位來表示能量，1 焦耳相當於 1 牛頓的力使 1 公斤的物體移動 1 公尺所消耗的能量。

　　雖然這些定義比較複雜，但是人們可以利用這些定義，量化地討論能量利用問題。焦耳是很小的能量單位，為了方便，人們通常使用千焦耳（kJ、1000J）或者兆焦耳（MJ、1000000J）。卡路里是較老的能量單位，但仍被廣泛地使用，1 卡即 1 公克（g）水的溫度升高 1℃所需熱能。同樣，千卡（kcal, 1000 卡路里）是更為方便的單位形式。在某些雜誌中，千卡經常被 Calorie（大寫的第一個字母）來替代，容易造成混淆，其更準確的寫法是 kcal，而 1 cal ＝ 4.182 焦耳。

葡萄糖氧化產生能量（ATP）和肌肉運動利用能量（ATP）的整體流程

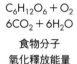
$C_6H_{12}O_6 + O_2$
$6CO_2 + 6H_2O$
食物分子
氧化釋放能量

ADP + Pi
ATP
能量以ATP的
方式來加以儲存

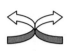
肌肉收縮
肌肉舒張
能量被利用
驅動肌肉收縮

高能量食物的基本特徵

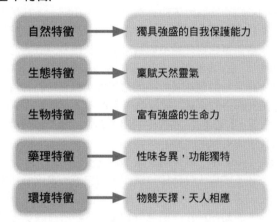

自然特徵	獨具強盛的自我保護能力
生態特徵	稟賦天然靈氣
生物特徵	富有強盛的生命力
藥理特徵	性味各異，功能獨特
環境特徵	物競天擇，天人相應

✚ 知識補充站

1. 一切生物都需要能量（energy）來維持生命的活動，人體為了維持生命活動以及從事各種體力活動，必須每天從各種食物中獲得能量。
2. 人體之中營養所需要的主要來源於食物中三大大量產能物質：糖類、脂肪、蛋白質，每克糖類、脂肪、蛋白質在體內氧化所產生的能量值稱為能量係數。
3. 食物中每克的糖類、脂肪、蛋白質，在體外彈性式熱量計內，充分地氧化燃燒會分別產生17.15KJ（4.10 kcal）、39.54 KJ（9.45 kcal）與23.64 KJ（5.65 kcal）的能量。
4. 此三大大量的產能物質在體內並不能被完全消化吸收，一般其消化率分別為98%、95%與92%。
5. 若將一公克的蛋白質在體內所產生的這些含氮物在體外測熱計之中，繼續氧化，還會產生5.44 KJ的熱量。
6. 此三種產能營養素的生理有效能量值（或稱為淨能量係數）為碳水化合物，16.8 KJ（4 kcal）；脂肪37.6 KJ（9 kcal）；蛋白質16.7 KJ（4 kcal）。
7. 酒中的乙醇也會提供較高的熱能，每公克乙醇在體內會產生熱量29.3 KJ（7 kcal）。
8. 人體的能量需求與消耗互相一致，身體的能量消耗主要由基礎代謝、體力活動、食物的熱效應與生長發育等四個層面所構成。
9. 正常成人的能量消耗主要用於維持基礎代謝、體力活動、食物的熱效應的需求，而孕婦、哺乳媽媽、嬰幼兒、兒童、青少年與剛病癒的個人還包括生長發育的能量消耗。

5-2 身體能量的燃料

　　身體會利用多種燃料來產生能量，包括常量營養素的碳水化合物、脂肪、蛋白質和酒精。常量營養素氧化等產生的能量，取決於該反應的起始物、產物，以及反應發生的途徑。因此，測量葡萄糖在氧氣中燃燒釋放的能量，即可得出身體能利用的葡萄糖，或者其他燃料酶氧化反應所產生的能量。該方法所需的儀器為彈性式量熱計。

　　實際上，身體可供利用食物中的能量，略低於彈性式量熱計所測得的能量。這是由於：（1）身體代謝的終端產物與燃燒的終端產物並不相同，尤其是蛋白質代謝，身體蛋白質代謝的終端產物主要為身體代謝的終端產物，其與燃燒的終端產物並不相同，尤其是蛋白質代謝，身體蛋白質代謝主要為尿素、氨以及少數其他含氮化合物，其均通過腎臟而排入尿中。（2）身體對食物的消化率及吸收率並非100%，少量營養素會透過糞便流失，碳水化合物的消化吸收率通常接近99%、脂肪約為95%、蛋白質大約為92%。彈性式量熱計測得的能量以總能量來表示（蛋白質，23kJ/g），而身體的可利用能量為淨能（蛋白質，17kJ/g）。右表中列出了彈性式量熱計測量的常數營養素能量值，與常見西方飲食中的可利用能量。

　　這些值以阿特沃特（Atwater）參數為基礎：阿特沃特於20世紀早期發明了這些能量值的測量方法。此值並不需要十分精確。例如，蛋白質的實際可利用能量，隨其氨基酸組成的變化而變化，但實際上，通常並不考量這些差異。對碳水化合物而言，澱粉的能量值接近17kJ/g，而葡萄糖和蔗糖為16kJ/g。並非所有碳水化合物均可被胰酶所消化。各種細胞壁的成分（不可利用的碳水化合物或飲食纖維），一般不能被小腸消化吸收而進入大腸，被腸道細菌發酵而產生的有機酸，被作為能量物質吸收並代謝。人體所攝取的整體植物性食物之可利用能量通常較低，因為該食物（例如穀物、生鮮蔬菜）的分子不易接觸至消化酶，因此不易被消化，最終會從糞便中排出。

　　食物能量可利用性的更多資訊，是透過生物測量（動物進食實驗）所得到的，可以反映食物的淨能。右頁之圖示反映了食物的消化能、可代謝能及淨能的概念。上述所提到的阿特沃特參數，則是指食物的可代謝能，但並非該能量均可被用來維持身體的活動、生長、增重或產生母乳（哺乳期）。淨能在生物分析時，以含有所需要的各種營養素的飼料來餵養，例如年輕的生長期老鼠。在此基礎上，飼料中所增加的營養素之消化能可以被檢測出來。食物所提供的能量若低於動物的最佳需求量，則食物能量的增加可以透過動物的生長速度而呈現出來。也就是說，額外生長量與添加食物的可利用能是成正比的。蛋白質的淨能大約為14kJ/g，遠低於阿特沃參數的17 kJ/g，主要是由於氨基酸代謝需求大量產熱效應。

　　在人體供應能量時，產熱所需的能量並非是沒有必要的浪費，身體需求有足夠的能量來維持體溫，而產熱所需的能量則正是用來維持體溫的恆定，如果環境溫度低於人體所要求的溫度，則從食物攝取的能量必須增加。身體可以利用多種燃料產生能量，包括常數營養素的碳水化合物、脂肪、蛋白質和酒精。

主要常數營養素的能量值（阿特沃特參數）

食物營養素	總能（彈性式量熱計）（kJ/g）	淨能量（代謝可利用能量）（kJ/g）
碳水化合物	17	16
糖	17	16
脂肪	39	37
蛋白質	23	17
酒精	29	27

食物的消化能、代謝能及淨能

攝取的能量（攝取食物的總能量）

　　⬇ 類能（膳食纖維、細菌細胞等）

消化能

　　⬇ 尿能量（尿重分子的能量，尿素、氨等）
　　　其他能量（少量用於細菌代謝等）

代謝能（用於消化和代謝的能量，呈現為攝食後代謝率的升高）

　　⬇ 飲食產熱（用於消化和代謝的能量，表現為進食後代謝率的升高）

淨能

　　⬇ 維持能（用於基礎代謝的能量）
　　　活動（用於身體活動的能量）
　　　生產（用於母乳生產的能量）

保留能（以糖果、脂肪、新生蛋白質／生長的能量）

✚ 知識補充站

　　脂肪的阿特沃特參數是 37 kJ/g，但在理論上，脂肪的可利用能在 39.7 kJ/g（飽和脂肪）與 36 kJ/g（多不飽和脂肪）之間變化。然而，脂肪淨能的生物分析結果顯示，高飽和脂肪（牛油，31 kJ/g）的可利用性，低於脂肪飽和度略低的豬油（35 kJ/g）以及高不飽和脂肪的玉米油（38 kJ/g）。此種差異被認為是飽和脂肪酸，例如，硬脂酸和棕櫚油酸（18：0，16：0），在腸道的吸收效率僅為不飽和脂肪酸的 80%。儘管如此，在多數對西方飲食的究中，阿特沃特參數被認為已經相當足夠了。

5-3 密度與食物能量攝取量的估計

（一）食物的能量密度

　　能量密度是指每克食物所含的能量，其與食品的水分及脂肪的含量密切相關。食物的水分含量高則能量密度低，脂肪含量高則能量密度高。右頁表中列出了約 50 種食物的能量。

　　決定食物能量密度的兩個重要因素為脂肪和水的含量。每公克含有純脂肪（油和脂）的食物，可提供大約 37kJ 的能量。然而，能量含量最低的食物，例如蔬菜沙拉，則幾乎不含脂肪，其僅為此值的 1%（低於 0.5kJ/g），而水分含量超過 90%。凡是可提供能量大於 20kJ/g 的食物，其脂肪含量相對較高，水分含量較低。將多數能量含量較高的乾燥食物加水之後，其能量含量會降低。

　　某些脂肪和水分含量固定的食物，可以直接估算出其能量密度。

（二）食物能量攝取量的估計

　　食物能量攝取量的估計方法有許多種，其實際內容如下。

1. **複製食物**：取一天內攝食的所有食物種類相同的數量放入容器內，在烘乾之後稱其重量。取少量放入彈式量熱計，測量其總能量，並以此計算原來樣本中的總能量，即為能量攝取量。

2. **記錄全部攝取食物的重量**：對全部攝取的食物記錄並秤重，任何未食取的浪費部分也要秤重。運用食物架構表查出每種食物的能量含量，以此來計算總能量的攝取量。

3. **24 小時飲食回顧**：被檢查者要求列出前一日或前一週的飲食史。根據食物架構表，即可計算出總共的能量攝取。

4. **食物頻率問卷調查**：被檢查者填寫一份過去一個月至一年，對各種不同食物攝取頻率的問卷調查，了解其食物的攝取頻率及攝取量。

　　上述方法的精確度並不高，傾向於將食物攝取量加以低估。

　　前兩種方法的特色是，無論何時實施飲食記錄，均會引起被檢查者的行為改變，此為人員被觀察時的自然反應，因此，「正常的」飲食行為很難加以記錄。

　　第三種方法，某些食物項目可能被忽略不計。

　　而第四種方法則只能得到概略值，因對飲食及食物攝取量之回憶的準確性存在著相當困難度，尤其是對年長者與記憶力較差的受試族群。

小博士解說

能量密度的重要性

　　能量密度在體重控制中顯得尤為重要。相關的研究證實，若人們在飲食中注重攝入低能量密度的食物並保持飽腹感，有利於減少進食，有助減肥。

常見食物的能量

食物	能量（kJ/g）	食物	能量（kJ/g）
米飯	5.2	蜂蜜	12
麵條	5	果醬	11
白麵包	10	義大利雪糕	5
全麥麵包	9	煮豌豆	4.4
烤麵包	12.5	煮扁豆	4
沙拉油、脂肪	37	冰淇淋	3.8
黃油、人造黃油	30	香蕉	3.4
烤花生	24	煮土豆	3.2
巧克力	23	金牛奶	2.8
巧克力餅乾	22	葡萄	2.7
薯條	21	牛奶（2%脂肪）	2.3
甜餅乾	20	天然酸奶酪	2.2
甜點	18	軟飲料	2
乾酪	17	蘋果	2
燕麥片（乾）	17	燕麥粥	2
玉米片	15.5	橘子	1.5
小麥片	14.5	酪梨	9
小麥麵粉（乾）	14	脫脂牛奶	1.4
水果蛋糕	14	煮胡蘿蔔	0.8
糖果	14	煮南瓜	0.65
加工乾酪	13	番茄	0.6
烤肉片（瘦或肥）	9	萵苣、蘑菇	0.5
烤瘦肉片	7	煮花椰花	0.4
蒸魚	7	煮芹菜	0.2

✚ 知識補充站

什麼是能量密度

　　能量密度是指一定分量食物中所儲存的卡路里的量。人體每天都在持續消耗卡路里，而相同量的食物所含有的卡路里及能量也有很大差異。其中，食物中的水便是影響能量密度的要素之一。例如，含有大量水分的蔬菜沙拉是一種相對低能量密度的食物，而含有較少水分的椒鹽卷餅則是一種含有相當高能量密度的食物。所以千萬別覺得「我只吃一點點椒鹽餅」無所謂，我想告訴你的是，你吃進去的卡路里足以毀掉一天的辛苦鍛練啊！

5-4 能量支出與能量支出的測量

（一）能量支出

　　能量支出是持續性的，但一天的支出率是隨時間而變化的。最低的能量支出率出現在清晨，或者至少休息八小時，或者在晚餐的十小時之後。在上述特殊條件下測量的代謝率，被稱為基礎代謝率（Basal Metabolic Rate, BMR：人體在清醒而極端安靜的情況下，不受到精神緊張、肌肉活動、食物和環境溫度等因素的影響時的能量代謝率）。

　　在休息時，例如坐在舒適的椅子上，其代謝率接近於基礎代謝。休息時測量的代謝率（但不是特殊條件下的BMR），通常被稱為休息代謝率。當運動或工作時，由於能量被肌肉利用，代謝率急劇增加，單一器官的能量支出（消耗）率也相應變化。

　　神經組織，包括大腦通常的能量使用率是相當平均的。而肝臟為主要的代謝中心，具有相對較高的能量利用率。由於營養素的吸收，其能量利用率在餐後升高。在休息時，肌肉的能量支出約占總能量支出的20%，在劇烈運動時，能量的支出率可升高至休息時的50倍以上。

（二）能量支出的測量

　　所有身體支出的能量終端均呈現為熱量的散失。在運動或者從事重體力的工作時，能量支出率會升高。在出汗時，熱量運用冷卻蒸發的方式散失，因此可以運用測量熱的釋放，來精確地計算能量的支出率，此法稱為「直接熱量測定」。此種方法相當複雜、昂貴，被測者必須進入一個特殊的小房間，連接著熱敏感器，運用這些熱敏感器測量熱量的釋放。該方法的主要缺陷是，不能用於測量日常活動中的能量支出。

　　產生於燃料氧化的化學能，最後會以熱能的方式散失。這使得運用氧的攝取率和／或二氧化碳釋放率測量能量的支出成為可能，此稱為「間接熱量測定」，其比直接熱量測定法容易得多。若要簡單地測量能量的支出，稱為「間接熱量測定」，其比直接熱量測定法容易得多。若要簡單地測量能量的支出，可以在被檢查者的臉部掛一個鉤子來收集呼出的氣體，測量呼出氣體的體積以及其中氧氣的濃度。空氣中氧氣的濃度為已知，則空氣中被利用的氧的量便可以計算出來。而利用 1 公升氧等價於20 千焦耳的能量支出，因此能量支出可被計算出來。下列資料是能量支出計算的例子。

　　休息狀態下的能量支出率為4.0 千焦耳／分鐘，跑步為36 千焦耳／分鐘。若將休息時的能量作為BMR，跑步時的能量支出率則是BMR的9倍。

　　如上所述，使用BMR的倍數來表示體育活動的能量支出率是非常簡便的。上述計算包含幾個約數，一個是氧耗的能量等價值（20 千焦耳／公升）。該值在以碳水化合物或脂肪作為體育活動的主要能源時，可有輕微的變化。耗氧原料並不相同，等價能量值的變化幅度在5% 左右，但此變化在大多數計算中並不重要。近年來提出了新的能量支出率的測量法，即被檢查者飲用量化的兩種非放射性同位素標記的水，此種雙標記水包含重氫（2H）和重氧（18O）。經過2～3週，氫運用汗液及尿液流失；由於攝取飲用水，體內的水被排出；氧也運用與氫同樣的方式（水轉移）流失，還可以運用二氧化碳排入空氣中。

身體器官休息時的能量支出

身體器官	器官重量 （70公斤體重，男性） ／公斤	休息時能量支出 百分率／%	驚喜時能量支出 （假定BMR 7000千焦耳／天） 〔千焦耳／（公斤·天）〕
肝	1.8	29	1128
腦	1.4	19	950
心	0.33	10	2120
腎	0.31	7	1580
骨骼肌	28	18	45
其他	30	17	40

能量消耗

休息狀態（BMR）	能量消耗
室內空氣的含氧量	21%
呼出氣體的含氧量	17.6%
被利用的氧	3.4%
呼出氣體的體積	6.0 L/分鐘
氧的利用	0.20 L/分鐘
0.2L/分鐘×20千焦耳/L＝4.0千焦耳/分鐘	

運動：跑步	能量消耗
室內空氣的含氧量	21%
呼出氣體的含氧量	18%
被利用的氧	3%
呼出氣體的體積	60 L/分鐘
氧的利用	1.8 L/分鐘
1.8L/分鐘×20千焦耳/分鐘＝36千焦耳/分鐘	

✚ 知識補充站

體能活動的益處

　　體能活動項目包括：走路、烹飪、蒔花弄草、打掃等，但是即便如此，這類溫和的活動對大腦帶來的影響卻很顯著。完全不做任何運動的人，幾年之間在認知功能測驗上獲得的成績大幅下滑，而運動量最多的組別下滑卻很小。

　　在這群每日能量支出最高的人當中，有90%在年復一年之後，依然擁有很好的思考和記憶能力。結果證實，並不一定要進行激烈運動才能保護心智，但對於思考、記憶能力不知不覺地下降，藥物治療能夠發揮的功能很有限，運動卻可以帶來顯而易見的益處。

5-5 基礎代謝率的估計與能量的支出

（一）基礎代謝率的估計

一些經驗公式可以估計出基礎或者休息能量的支出。年齡、性別、身高、體表面積均可以整合進入代謝方程式。

根據對許多代謝率的實驗測量分析得出一組由性別、年齡、體重架構的簡單方程式，可以運用此方程式來精確地預測其基礎代謝率。該方程式是由斯科菲爾德（Schofield）等人所提出的。

（二）工作或運動中的能量支出

總能量支出變化最大的部分是運動中的能量支出。一些人用於運動的能量很少，因為他們除了基礎衛生、準備食物與進餐之外，基本上不做其他的活動，大部分的時間以坐著為主。

其結果是，他們的總能量支出不超過BMR的1.2～1.4倍。而對於從事運動或重勞力工作的人，總能量支出會超過BMR的兩倍（工作或者運動中的能量支出可以用千焦／分鐘或者BMR的倍數來表示）。

BMR與運動中的能量支出及體重是成比例的。如果體重較重，則BMR相對較高，因其需求更多的肌肉來支撐體重，而體重較輕者則相反。

在運動中，體重高和體重低的人的能量支出率可用體重的倍數來表示，即可發現其BMR的差異與能量支出的差異是成比例的。

因此，運用BMR的倍數來表示不同活動的能量支出率是很方便的，其可以避免校正因為不同體重而導致能量支出率的差異。

在此需要特別注意的是，在從事重度勞力工作時，能量支出率會達到BMR的5倍，而日平均能量支出可能僅為BMR的2倍。右表中列出了一些日常活動的能量支出率。

（三）總能量支出的計算

計算總能量支出可以運用列表法，即列出在不同活動與不同代謝率所用的時間，多數的男性並不會做高於BMR值3～4倍代謝率的工作或活動。

多數的男性每日的能量支出為9～14MJ，女性為6～9.5MJ。

各年齡層之基礎代謝值（BMR）

年齡（歲）	男性（Kcal/kg/min）	女性（Kcal/kg/min）
7～9	0.0295	0.0279
10～12	0.0244	0.0231
13～15	0.0205	0.0194
16～19	0.0183	0.0168
20～24	0.0167	0.0162
25～34	0.0159	0.0153
35～54	0.0154	0.0147
55～69	0.0151	0.0144
70～	0.0145	0.0144

行政院衛生署：每日營養素建議攝取量及其說明，第五修訂版，1993。

✚ 知識補充站

1. 基本代謝率：基本代謝率是指一個人在靜態的情況下，維持生命所需的最低熱量消耗卡數，主要用於呼吸、心跳、氧氣運送、腺體分泌、腎臟過濾排泄作用、肌肉緊張度、細胞的功能等所需的熱量。簡單地來說，若你的基本代謝率是1,200卡路里，而你整天都在睡覺，沒有任何其他活動的話，這天便會消耗1,200卡路里。BMR可以代表人體細胞的代謝能力。細胞的生理功能不同，其代謝能力也不同，一般而言，脂肪組織和骨骼組織的代謝作用較少，因此BMR與瘦肉組織（Lean Body Mass）成正比關係。基礎代謝量會因為年齡、性別、身體組成與荷爾蒙的狀態而有所不同。

2. 基礎代謝率的測量：要測量基礎代謝率最主要有兩個方法，第一是採用公式計算法，只要將身高、體重、性別及年齡輸入公式，就可以得到基礎代謝。利用公式的好處是簡單方便，但缺點是目前至少有五種公式，每一種算出來的結果都不太一樣，而且這些公式大部分是針對西方人所設計，且公式過於老舊。此外，身高、體重、性別及年齡都相同的兩個人，經由公式計算之後，理論上基礎代謝率應該相同，但是每個人彼此都有差異，不可能完全相同。第二種方法是直接或間接熱量測量法，這是利用受測者所吸入的氧氣與呼出的二氧化碳，經由氣體分析及特殊換算來推算基礎代謝率，優點是可個別計算出每個人較為實際的基礎代謝率數值，但缺點是機器相當龐大且操作耗時，檢查起來頗費工夫；目前在美國已經發展出一種較為簡單操作的基礎代謝率測量儀，國內正在做信度及效度的研究，相信將來可以提供醫師及病人較為簡便且正確的基礎代謝率檢測。

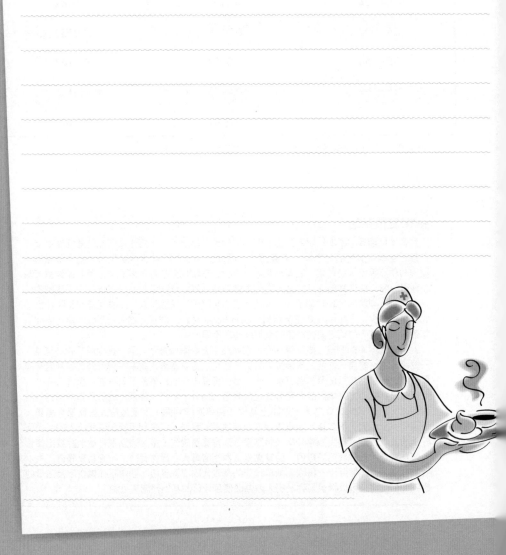

第 6 章
產能營養素

產能營養素即「熱源質」，是指人們每天攝取的所有營養素中，在體內可以產生能量的營養素，在營養學上稱之為「產能營養素」。

6-1 飲食中的碳水化合物

　　碳水化合物此一名詞的由來，是因最初觀察到此種化合物是由碳、氫、氧這三種元素所組成。

　　此為一種廣義的術語，其中包括從單糖和多羥基化合物到更為複雜的分子，例如：糖原、澱粉、纖維素、菊粉、樹脂、果膠等一大批不同化學結構的物質，也包括一些天然存在於動植物組織的，以及一些合成而用於食品加工的物質。

　　因此，碳水化合物具有多樣化的化學結構，在被攝取之後，其所發揮的生理功能也就各不相同。

　　化學家將簡單食糖衍生出來的碳水化合物分為單糖（例如葡萄糖、果糖）、雙糖（例如乳糖、蔗糖、麥芽糖）、寡糖及多糖。單糖為最小分子的碳水化合物，聚合度（Degree of Polymerization, DP）為 1（DP1）。雙糖由兩個分子的單糖所縮合而成（分別是葡萄糖＋半乳糖、葡萄糖＋果糖、葡萄糖＋葡萄糖），它們的聚合度為 2（DP2）。寡糖是由 3～10 個單糖分子連接而成的（DP3～DP10）。多糖（DP 大於 10）則是由許多單糖分子連接而成的（例如澱粉和纖維素均是葡萄糖的聚合物）。

　　從生理的角度而言，碳水化合物構成飲食能量，這是其最大特色。

　　碳水化合物在經過消化並被小腸吸收之後，以葡萄糖的方式進入血液中，這是其向身體提供能量的主要方式。

　　另外，碳水化合物也可透過一種間接、效率較低的方式向身體提供能量。即不透過消化，而是在大腸內透過細菌發酵，發酵產物是短鏈脂肪酸（Short Chain Fatty Acids, SCFA）：乙酸、丙酸、丁酸。

　　SCFA 可為結腸內層細胞提供能量，或者被吸收之後，經由血液對肝臟和肌肉提供能量。以碳水化合物的化學結構（DP）與生理特色為基礎，營養學家對其加以分類。

小博士解說

碳水化合物

　　碳水化合物亦稱為糖類化合物，在早期譯為「醣」，是自然界存在最多、分布最廣的一類重要的有機化合物。主要由碳、氫、氧所組成。葡萄糖、蔗糖、澱粉和纖維素等都屬於糖類化合物。是構成生命的必需元素。

　　其中文名稱為碳水化合物，外文名稱為 Carbohydrate，別名為糖類化合物，組成元素為碳、氫和氧，組成的特點為氫氧的比例為二比一，和水一樣；屬性為有機化合物；主要類別為葡萄糖、蔗糖、澱粉和纖維素等；化學方程式為 $C_6H_{12}O_6$；食物來源為穀類、蔬菜、水果與乳製品等。

飲食中碳水化合物的分類

分類（DP）	子組別	生理功能
食糖 （1～2）	單糖：葡萄糖、果糖	在小腸吸收。葡萄糖、蔗糖均引起快速的血糖反應
	雙糖：蔗糖、麥芽糖、海藻糖、乳糖	在小腸吸收。許多人不能吸收乳糖，僅在大腸發酵
寡糖 （3～10）	糖醇：山梨醇、麥芽糖醇、乳糖醇	吸收很少，部分透過發酵
	低聚麥芽糖（從澱粉降解而來）	消化性：在消化之後在小腸吸收，引起快速的血糖反應 抵制性：進入大腸被發酵
	其他寡糖（非消化寡聚糖NDO） 果寡糖、甘露寡糖	發酵：選擇性刺激結腸中的雙歧桿菌等的生長 消化性：產生血糖反應
多糖 （＞10）	澱粉 非澱粉多糖（NSP）	抵制性：不在小腸吸收而在大腸發酵 植物細胞壁：調節小腸中碳水化合物的消化。多數透過發酵並且導致輕度腹瀉 非細胞壁：對脂和碳水化合物的吸收產生多種影響。多數透過發酵

✚ 知識補充站

碳水化合物是熱量的主要來源，因為長者唾液中澱粉酵素含量隨著年齡的增長而減少，所以應多篩選較為容易消化之碳水化合物，例如：飯、粥、米粉、米線、通粉等，若想增加白飯的營養價值，可以考慮進食混合米（白米加紅米／糙米），這樣有助增加米飯中纖維和維生素B群。在糖分攝取方面，則應盡量減少攝取添加糖分，以水果和牛奶作為主要的糖分來源。

6-2 甜味及人體對甜食的需求

在西元 3000 年前,蔗糖最早是在印度分離而獲得。

蔗糖的名字起源於梵語中對沙子或沙礫的稱呼,並在語言學上逐漸傳遍阿拉伯(sukkar)、希臘(sakharon)、義大利(zucchero)、法國(sucre)和英國(sugar)。

甜味無論對人類還是對其他雜食或草食動物,均會引起愉悅的感受。此外,糖的甜味極易於接受,但是人們對此也有爭議,有人認為此種味覺反應是由於需要確保攝取高能量食物的進化壓力。

然而,甜味引起的愉悅感似乎是先天的,而不是透過後天經驗獲得的。糖等引起甜味的機制目前還不是很清楚,但與溶液中的物質和舌頭表面的味蕾互動反應有關。

食糖的甜度與溫度、甜味劑的濃度,以及食品中其他成分的存在有關。右表中列出了食糖、寡糖以及多羥基化合物的相對甜度(以蔗糖為例,蔗糖甜度為 100)。人們對甜食的偏愛,可以透過世界衛生組織所發布的世界食物供應圖呈現出來。

隨著收入的增加,食物中澱粉供給能量的比例下降,甜味劑(主要是蔗糖)的比例卻劇增。例如,1992~1994 年在非洲迦納這樣貧困的國家,每人澱粉消耗量為 450 公克/天,而蔗糖消耗量卻為 20 公克/天。

同時,在澳洲依據相關資料證實,澱粉和蔗糖的消耗量分別為 201 公克/天和 129 公克/天。2/3 的蔗糖是以加工產品的方式來消耗的,例如烘焙食品、糖果、軟性飲料以及罐頭食品等。

由於糖可以引起愉悅感,科學家們便對甜味劑的化學結構和生理特性做了大量研究,並開發多種蔗糖替代品。例如,雖然寡糖和多糖的味道比較淡,但如果其被化解為單糖或雙糖,形成簡單糖的甜溶液,就會獲得甜味。將廉價的澱粉源如小麥、土豆、玉米轉變成簡單糖的甜溶液,是工業製造生產價格低廉甜味劑的基礎。

起源於澱粉的甜味劑通常含有葡萄糖(DP1)、麥芽糖(DP2)和更高聚合度的葡萄糖寡物(DP3~10)。這些產品被廣泛應用於軟性飲料、糖果、烘焙食品、冰淇淋、沙士和果汁中。玉米的副產物如玉米外殼,也含有多糖的成分,可被化解為木糖。木糖進一步被化學水解,產生多羥基化合物木糖醇,則可被用作甜味劑。

先進國家對於過度飲食能量攝取的關注,促進了低能量碳水化合物甜味劑替代品的開發及使用。在同等重量的情況下,其替代品的甜味是食糖的許多倍,但其代謝產生的能量卻很少,甚至沒有。

這些甜味劑有環磺酸鹽、糖精、阿斯巴甜、半乳蔗糖、安賽蜜、阿力甜等。它們用作添加劑,而廣泛應用於低能量軟性飲料、調料、冰糖中等,但它們之中多數的化學結構與蔗糖卻毫無任何相關性。

食糖、寡糖及多羥基化合物的相對甜度

化合物	相對甜度 （蔗糖＝100）	化合物	相對甜度 （蔗糖＝100）
D-葡萄糖	64	棉子糖	22
D-果糖	120	水蘇糖	10
轉化食糖	＞100	木糖醇	100
D-半乳糖	50	山梨醇	54
D-甘露糖	32	甘露醇	69
D-麥芽糖	43	己六醇	41
D-乳糖	33		

＋ 知識補充站

零熱量的甜味劑

　　依據相關的文獻報導，進入身體內的赤蘚糖醇有80%從尿液中排出來，有20%左右進入大腸，進入大腸中的赤蘚糖醇僅有50%被細菌利用。

　　由此得知，人們所攝取的赤蘚糖醇最多只有5%～10%具有能量價值，每克赤蘚糖醇產生0.2～0.4千卡的熱量，僅為木糖醇的6%～10%，是所有多元糖甜味劑中，能量最低的一種。因此，赤蘚糖醇可視為「零」熱量的甜味劑。

6-3 非澱粉多糖

　　大量不能消化的植物性食物，來源於水果、蔬菜及穀物組織的細胞壁。

　　植物性食物原料的顯微分析顯示，組成這些植物組織的細胞，具有堅硬的細胞壁。這些細胞壁的主要化學成分是纖維素（由 β- 糖苷鍵連接的葡萄糖聚合物）和半纖維素（由大量木糖、阿拉伯糖、甘露糖、半乳糖組成的混合多聚物）。為了與澱粉有所區別，細胞壁的碳水化合物與儲存在一些植物種子的其他非澱粉碳水化合物，被稱為非澱粉多糖（Non-Strach Polyaccharides, NSP）（參見右頁圖示）。

　　植物細胞壁的形狀和架構各異，為植物組織提供結構強度的支持。其類似於動物骨骼的功能，它們形成植物性食物的基礎。

　　在食物中植物細胞壁物質的絕對量和相對比例，因為食物來源、成熟度及加工程度的不同而有所差異。例如，葉類和根類蔬菜的細胞壁較薄，NSP 含量較低，通常為 2～3 公克／100 公克。在這些食物中，水的含量較高、幾乎不含木質素，除非蔬菜太老或木質化。蔬菜在烹飪之後，大量的 NSP 都被溶解了。

　　在成熟之後的乾蔬菜中，例如青豆、豌豆細胞壁的多糖含量與穀物相當，但是在水中浸泡或烹飪之後則會降低。整粒穀物的 NSP 含量比其他食物高得多（9%～17%），且具有一些不同的特性：溶解性低得多，可以結合大量的水，並與大量的木質素相連。

　　對於豆類，處理過程中加水會降低其 NSP 的含量。例如，全麥麵粉中 NSP 的含量為 12%（10% 水），但是全麥麵包中 NSP 為 8%（40% 水）。

　　水果的含水量最高，因而細胞壁成分最低，大約在 0.6%（例如葡萄）～3.6%（例如黑醋栗）之間，通常為 1%。其細胞壁雖薄，但是一些水果含有豐富果膠質，當加入大量的糖之後，即會形成類似果醬的凝膠體。此種凝膠體並不會因為水果的攝取而在腸道中形成。某些水果（西番蓮的果實、石榴、黑莓）的種子高度木質化，而與 NSP 相比，木質素僅構成飲食的極小部分。

　　某些亞洲飲食文化中包含藻類（例如海帶）和真菌（例如蘑菇）。日本的海產品做成的菜餚，例如，海苔（紫菜櫻）、海草（裙帶賀蘭）和裙帶菜（海帶）等，均富含細胞壁多糖（可食部分中含 35%～50%）。與陸地植物並不相同，其細胞壁多糖中，2/3 以上為可溶性的，且含大量褐藻酸。褐藻酸是 D- 甘露醛酸的聚合物，甘露醛酸是甘露糖的酸性衍生物。此種多糖可被用作食品添加劑，在食物加工過程中發揮增稠的功能。

　　NSP 在植物性食物的外層含量最高，可對儲存澱粉和蛋白的中心組織（胚乳）發揮保護的功能。蔬菜去皮或穀物碾磨去麩，可以顯著地降低 NSP 的含量，從而改變其食物的架構。例如，全麥或者 100% 萃取的麵粉是由碾磨全麥粒而來的，而白麵僅為 75% 的原麥粒，25%（主要為富含 NSP 的麩皮層）在麵粉精製過程中被加以丟棄。

　　許多國家的人們偏愛 NSP 含量低的食物，例如白麵包、精煉米和小麥麵條。這些精製的食品，成為越來越富裕的人們的主要食物，加上脂肪攝取的增加，這些飲食的改變使得「富貴病」更加容易發生。

非澱粉多糖（NSP）與其他飲食纖維成分的化學架構

NSP	組成聚合物類（食物來源）的主要單糖	在腸道中纖維的特性
纖維素	不分支的葡萄糖聚合物（存在於所有的植物性食物中）。分子鏈的形成具有無定型區域的規則排列晶體	不溶於水，不被加長菌群發酵，對糞便增加與膽固醇排解毫無作用
半纖維素（具有幾種聚合形態）	主要是阿拉伯糖與木糖（存在於穀類細胞壁中，例如小麥） 主要是葡萄糖醛酸、葡萄糖、木糖（水果與蔬菜的細胞壁） Beta-葡聚糖（存在於穀類細胞壁中，例如燕麥、大麥）	大部分不溶於水、不發酵。與水結合可導致糞便量增加，例如通便。 可溶於水，可發酵，不具有通便功能。 可溶，形成黏液，干擾脂代謝，降低血清膽固醇。
果膠質類物質	主要是鼠李糖與葡萄糖醛酸（存在於水果與蔬菜的細胞壁中）	可溶於水，產生黏液，干擾脂代謝，降低血清膽固醇
其他纖維成分		
木質素	由非碳水化合物所組成的有機聚合物（主要從穀類中少量攝取）	可能與結腸癌發生風險有關
食物添加劑 NSP	廣泛應用於食品加工，例如瓜爾膠、半乳糖與甘露糖的聚合物，可以從瓜爾豆的種子中萃取	可形成黏液，但是劑量依賴性地降低小腸中葡萄糖的濃度與血清膽固醇。可發酵，不具有通便的功能。

＋ 知識補充站

非澱粉多糖可分為水溶性纖維和非水溶性纖維，其功能也有所差異。

非水溶性纖維包括木質素、纖維素和一些半纖維，以及來自食物中的小麥糠、玉米糠、芹菜、果皮和根莖蔬菜。非水溶性纖維會降低罹患腸癌的風險，同時會預防便秘和憩室炎，並且會減低消化道中細菌排出的毒素。

水溶性纖維包括樹脂、果膠和一些半纖維。常見食物中的大麥、豆類、胡蘿蔔、柑橘、亞麻、燕麥和燕麥糠等，都含有豐富的水溶性纖維，可以讓血液中的血糖和膽固醇，控制在最理想的標準之內，水溶性纖維還可以幫助糖尿病患者降低胰島素和三酸甘油脂。

6-4 脂肪

（一）脂肪酸的結構與命名

　　自然界的大部分脂肪酸為總長度為 2 至大於 80 碳原子的直鏈烴，最常見的是 16、18、20、22 個碳。但其在一端均有一個羧基，另一端均為一個甲基。

　　自然界有 40 餘種脂肪酸，一些其他脂肪是在加工人造黃油、起士油、沙拉醬和油煎炸過程中產生的。儘管脂肪酸均有簡單的化學結構，但是單一脂肪酸有多種不同的命名方式。

　　俗名通常是以最初的發現來源為基礎，例如，棕櫚酸、月桂酸和肉豆蔻酸分別是第一次從棕櫚科、樟科和肉荳蔻屬植物中分離而來的。其正式的化學名稱很長，而且不太實用，還有一種易於了解的縮寫方式，如右表所示。比例號前面的數字表示烴鏈的長度，比例號後面的數字表示不飽和鍵的數目。

　　從烴鏈的羧基端開始表示雙鍵的位置，用 Δ 表示。從甲基端開始表示雙鍵的位置，則用字母 n 來表示（過去用 ω 表示）。在此系統中，只給出第一個雙鍵的位置，例如脂肪酸 $C_{18:2n-6}$，第二個雙鍵從甲基端數在 n-9。此種命名法稱為速記名稱。生物化學家和營養學家並沒有表示第二個以及接下來的雙鍵的位置，因為從植物組織生化合成機制結果發現其位置可以推斷出來，一般間隔 3 個碳原子。不飽和脂肪酸的重要生物性質，更容易使用生化學命名方式來加以描述，因此目前採用速記名稱系統。

　　自然界的不飽和脂肪酸可分為三大組：n-3、n-6 和 n-9。所有哺乳動物細胞均可以飲食糖類、蛋白質或脂肪為原料，合成單一不飽和脂肪酸。但哺乳動物和人類均不能合成 n-3、n-6 不飽和脂肪酸。由於其在體內具有重要的生理功能，而且必須透過飲食的攝取，所以被稱為必需脂肪酸。

（二）飲食脂肪酸與人類進化

　　在先進國家飲食脂肪是心血管疾病高度併發的一個主要原因，因而備受人們注意。關於此方面的許多爭議，最後均集中在如何調控飲食的焦點上。

　　在生命進化的早期，生活在原始海洋裡的植物細胞體，主要成分是長鏈（20 或更多碳）的 n-3 多重不飽和脂肪酸。當植物占領土地時，其保留了今日綠葉蔬菜中的 n-3 型多重不飽和脂肪酸（α- 亞麻酸）的廣泛代謝用途。但是許多植物種子裡的脂質與葉子並不相同，其含有更高的 n-6 多重不飽和脂肪酸（亞油酸）。

　　以原始人類起源之非洲地區的植物分析為基礎，估計出狩獵社會的原始人類食用的植物性食物中，可能含有大量 n-3 和 n-6 多重不飽和脂肪酸，而幾乎沒有飽和脂肪酸。當海洋動物進化時，其脂肪酸代謝與海洋植物同樣主要是長鏈 n-3 多重不飽和脂肪酸（LC n-3 PUFA），因此，細微的浮游生物、海藻、軟體動物、魷魚，以及魚類的脂類中，皆飽含這些脂肪酸（例如 DHA 和 EPA）。但似乎陸地動物逐漸將其脂肪酸發展演化分成兩種主要組織類型。

常見的脂肪酸

俗名	化學縮寫 （Δ 編碼名稱）	生化縮寫 （速記名稱）
飽和脂肪酸		
月桂酸	12：0	12：0
肉荳蔻酸	14：0	14：0
棕櫚酸	16：0	16：0
硬脂酸	18：0	16：0
單一不飽和脂肪酸		
油酸	$18：1^{\Delta 9}$	18：1n-9
芥酸	$22：1^{\Delta 13}$	22：1n-9
多不飽和脂肪酸		
亞油酸	$18：2^{\Delta 9, 12}$	18：2n-6
α-亞油酸	$18：3^{\Delta 9, 12, 13}$	18：3n-3
花生四烯酸	$20：4^{\Delta 5, 8, 11, 14}$	20：4n-6
EPA	$20：5^{\Delta 5, 8, 11, 14, 17}$	20：5n-3
DHA	$22：6^{\Delta 4, 7, 10, 13, 16, 19}$	22：6n-3

成年人必需脂肪酸和非必需脂肪酸的適宜攝取量

脂肪酸	每日攝取總能量的百分比
總脂肪	20%～35%
多重不飽和脂肪酸	6%～11%
n-6 PUFA	2.5%～9%
n-3 PUFA	0.5%～2%
飽和脂肪酸	10%
單一不飽和脂肪酸	＝總－飽和－多重不飽和－反式
反式不飽和脂肪酸（上限）	＜1%

✚ 知識補充站

　　脂肪（Fat）是室溫下呈固態的油脂（室溫下呈液態的油脂稱作油），大多來自於人和動物體內的脂肪組織，是一種羧酸酯，由碳、氫、氧三種元素組成。與醣類不同，脂肪所含的碳、氫的比例較高，而氧的比例較低，所以發熱量比醣類高。脂肪最後產生物是膽固醇（會形成血栓）。

　　食用脂肪是指可以直接食用或烹調的油脂，主要成分是三酸甘油酯，也就是中性脂肪。脂肪是常見的食物營養素之一，亦是三種提供能量的營養之一。

6-5 食物中的脂類

　　人類食物中最主要的脂類是甘油三酯（脂肪或者油）。不同食物包含不同數量的脂肪，而且脂肪酸的成分也不相同。

　　馴養動物的脂肪組織（肥肉）、牛奶及乳製品（奶酪、黃油、酥油）中，含有大量的飽和脂肪酸，特別是棕櫚酸和油酸；也含有極少量的n-6 PUFA，但幾乎無n-3 PUFA。母乳脂肪和牛奶脂肪是不同的，後者含有更多短鏈的飽和脂肪酸，前者含有適量的多不飽和必需脂肪酸。

　　植物性飲食的脂類一般多為不飽和脂肪酸。例如玉米、葵花子和紅花油，飽含n-6多重不飽和脂肪酸。而大豆及一些種類的油菜籽也含10%的n-3 PUFA。棕櫚油中的脂肪酸近50%是飽和的，椰子油中90%以上為飽和的。由於棕櫚油低廉的價格，導致近幾年世界棕櫚油產量急劇成長，先進國家含棕櫚油的加工食品明顯增加。

　　隨著基因工程的出現，使得修飾編碼脂肪酸合成的植物基因成為可能。如目前有含高油酸和低芥酸的油菜籽、含高油酸的葵花子和棉花籽栽培變種。此種發展可能導致不久的將來，食物供應的脂肪酸類型發生重大變革，即如何能導致從加工食品中攝取的n-3 PUFA增加而不是從傳統的魚、海產品及綠葉蔬菜中獲得更多的n-3 PUFA。

　　隨著工業化的發展，人類社會將消費更多的加工食品，尤其是含有化學修飾的脂肪。為了使天然油脂更適合作為專門的食品配料，例如起酥油、奶油或沙拉醬，使其受到食品工業技術的處理而改變物化，以及生物學特性。從營養學觀點來看，其最重要的是氫化反應，也就是將油中的不飽和脂肪改變成飽和脂肪酸。氫化反應很少能將所有的不飽和脂肪酸轉化為飽和脂肪酸。

　　在一些特殊的情況下，氫化產生與原來不一樣的不飽和脂肪酸。在氫化過程中，不飽和脂肪酸的幾何形狀可發生改變，從順式變成反式，移動其在碳鏈上的位置。

　　反式不飽和脂肪酸與不飽和脂肪酸的結構異構體最普遍的飲食來源，乃是蔬菜或魚油氫化的奶油及起酥油，其由50%的不飽和脂肪酸組成。由於反芻動物腸道細菌的發酵功能，其肉類和乳類中含有小於總脂肪酸5%的反式不飽和脂肪酸。然而，在西方先進國家，反式不飽和脂肪酸主要來自於氫化的植物油。西方先進國家對這類脂肪酸的攝取正在逐年下降，這是由於食品加工技術的發展導致氫化油中反式脂肪酸的降低。

　　營養學家對於含有不飽和反式異構體食物的興趣起源於其對血液膽固醇的影響，與飽和脂肪相類似，不飽和反式異構體食物會引起Lp（a）的升高。世界各國對含有反式脂肪酸的食物標籤有不同的要求。例如，美國、澳洲、紐西蘭等國對於人工黃油、氫化植物油及油炸食品，除了需要標出總脂肪、飽和脂肪酸之外，還要標出反式脂肪酸的含量。

反式脂肪酸的化學方程式

脂類

常用脂類的營養價值	1. 在人們日常食用的食物中，膽類食物脂肪含量的多少與食物的性質有關。 2. 由於這些脂類的有機成分各不相同，營養價值也各有千秋。適量地食用油脂類食物是維持人體正常代謝，保證身體健康的前提。
食用植物脂類的益處	1. 常用的植物油有豆油、菜油、玉米油、芝麻油、葵花子油、花生油、精製棉子油和小麥胚芽油、米糖油等。 2. 在小麥胚芽油中含有較多的亞油酸和維生素E，它常作為全脂奶粉的抗氧劑，能夠促進心臟冠狀動脈擴張，增進人體內臟的血液循環，恢復體內老化了的內分泌腺，可以促進氧的利用，增強肌肉對疲勞的耐力，強化神經系統，去除膽固醇和保護皮膚等。

✚ 知識補充站

人體對脂肪的需求

先進國家來自於肉類、乳製品、加工脂類以及烹飪油中的甘油三酯的消費量遠遠地高於發展中國家。近年來，國內民眾由於增加了肉類、乳製品和烹飪油的消費，脂肪攝取從1991年占總能量的21.7%，攀升至2006年的30.4%。日本人均每天脂肪總攝取量則從1960年的29.1公克，增至1990年的83.8公克。

根據我國營養學會制定的國人每日營養素需求量標準，成人每公斤體重每日需要5克脂肪。攝取脂肪太少，會造成身體的能量攝取不足，脂肪太多，會導致代謝類疾病的增加。脂肪是人體內含量較多的營養物質，成年男子的脂肪含量約占體重的10%～20%，女子稍高，但體內脂肪含量受營養狀況和體力活動等因素的影響而有較大的變動，故有可變脂肪之稱。人體內的類脂大約占體重的5%，含量相當穩定，故有基本脂之稱。人體對脂肪的需要量應著重考量下列的因素：

脂肪的供給量成年人一般應占總熱量的20%～25%，每1克脂肪可以產生熱量為9.45千卡。脂肪的供給量應根據體力消耗的大小而定，體力消耗大則熱能消耗大，脂肪的供給也應增加，一般成年人每天需要60～80克。考慮到脂肪酸對健康的影響，在飲食中對飽和脂肪酸、單不飽和脂肪酸與多不飽和脂肪酸這三者的供給量的比例以1：1：1最為合理。也有認為以1.25：1.5：1為好。在植物油中，例如橄欖油、花生油、菜籽油，其單不飽和脂肪酸、多不飽和脂肪酸與飽和脂肪酸的含量接近，長期食用，血管並無明顯的動脈粥狀硬化的改變。衡量脂肪的營養價值的標準是：脂肪的消化吸收率、必需脂肪酸的含量，以及維生素的含量。植物油因為不飽和脂肪酸的含量高，熔點低，容易被消化吸收，特點是人體內不能合成的必需脂肪酸含量高，並含有維生素E、K等，所以營養價值高；動物性脂肪中的奶油、肝油、蛋黃油，含有各種脂肪酸和維生素A、B、D、E，其脂肪呈分散細小顆粒，易於消化吸收，所以營養價值也很高，但是動物脂肪中的牛、羊、豬油含飽和脂肪酸較多，熔點較高，不易於消化吸收，且必需脂肪酸含量少，不含維生素，所以這類脂肪的營養價值較低。

6-6 體內蛋白質的結構與功能

（一）結構

氨基酸透過鍵的連接形成帶狀的肽鏈，蛋白質就是由這些肽鏈所組成的。這些鏈透過自身的摺疊或螺旋，形成蛋白質的3D結構。蛋白質的最後形狀，取決於蛋白質內氨基酸精確的順序。

大部分的蛋白質是由20種普通氨基酸所構成的。一些氨基酸，例如甲基組氨酸是在聚肽鏈形成後，由一種普通氨基酸透過修飾形成的。氨基酸的共同點是都有氨基和羧基，不同的是側鏈的差異，有些氨基酸含有硫元素。

氨基酸透過肽鏈連接聚肽鏈，聚肽鏈如同一個鬆散的線團纏繞起來形成蛋白質的3D結構。此結構是氫鍵（鄰近的氮原子和羧基共用氫原子）和由鄰近的半胱氨酸單元形成的二硫鍵來穩定的。

氨基酸可分為兩組。第一組是必須透過食物提供的必需（基本的）氨基酸，也就是其不能在體內合成。第二組是可以在體內合成的非必需氨基酸。右頁表中列出了必需氨基酸和非必需氨基酸。

在必需氨基酸（Inbibitory Amino Acid, IAA）中，疏基氨基酸蛋氨酸（甲硫氨酸）和半胱氨酸一般被分為一組，因為半胱氨酸可以從蛋氨酸轉化而來。如果飲食中有足夠的蛋氨酸，半胱氨酸總的需求量則減少30%。同樣的，芳香烴氨基酸、苯丙氨酸和色氨酸也歸為一組，因為色氨酸可以從苯丙氨酸轉化而來，因此色氨酸的需求量可以節省50%。嬰兒和兒童確定需要組氨酸，但是成人是否需要還不確定。目前認為其是必需的氨基酸，儘管需求量可能很小。

（二）功能

蛋白質組成了生物體大部分的物質基礎，而且具有多種功能。蛋白質的特殊生物功能與其形狀密切相關。它的各種功能，例如身為酶、轉運蛋白以及抗體，其均依賴於特殊蛋白質表面的結合位點。由於要將那些近乎完美結合的受質分子運作於結合位點，這些蛋白質僅與一種或極少的分子結合或反應。蛋白質的形狀包括它的受質特殊結合位點，均是由一個特殊的氨基酸序列來決定的。這就充分解釋了為什麼在飲食中所有必需氨基酸的提供，對生存來說都是相當重要的。

小博士 解說

在生物體內，生物資訊的流動可以分為兩個部分：第一部分是儲存於DNA序列中的遺傳資訊，透過轉錄和翻譯傳入蛋白質的一級序列中，這是一維資訊之間的傳遞，三聯子密碼介導了此一傳遞流程；第二部分是肽鏈經過疏水塌縮、空間盤曲、側鏈聚集等摺疊流程形成蛋白質的天然構造，同時獲得生物活性，從而將生命資訊呈現出來。而蛋白質為生命資訊的表示載體，它摺疊所形成的特定空間結構，是其具有生物學功能的基礎，也就是說，這個一維（1D）資訊向三維（3D）資訊的轉化流程，乃是表現生命活力所必需的。

20種必需氨基酸和非必需氨基酸

必需氨基酸	非必需氨基酸
賴氨酸（Lys）	丙氨酸（Ala）
包氨酸（Try）	精氨酸（Arg）
苯丙氨酸（Phe）	天冬醯胺（Asn）
蛋氨酸（Met）	天冬氨酸（Asp）
蘇氨酸（Thr）	半胱氨酸（Cys）
亮氨酸（Leu）	穀氨醯胺（Gln）
纈氨酸（Val）	谷氨酸（Glu）
異亮氨酸（Ils）	甘氨酸（Gly）
組氨酸（His）	脯氨酸（Pro）
	絲氨酸（Ser）
	酪氨酸（Tyr）

體內蛋白質的主要功能

細胞膜的成分：可以做細胞內外的篩選性轉運酶：
促使化學反應的發生和指導代謝途徑

特殊血蛋白 { 血紅蛋白：將肺中的氧氣攜帶至其他組織中
血清蛋白：調節滲透壓，控制細胞水的平衡
鐵轉運蛋白：將鐵從腸道中攜帶至骨髓和其他組織

核蛋白質：穩定核酸（DNA和RNA）的結構
抗體：結合及協助清除外來蛋白、病毒和細菌
肌肉中的收縮蛋白：促使肌肉的收縮和運動

✚ 知識補充站

認識蛋白質摺疊

　　蛋白質的基本單位為氨基酸，而蛋白質的一級結構指的就是其氨基酸序列，蛋白質會由所含氨基酸殘基的親水性、疏水性、帶正電、帶負電等特性，透過互動而摺疊成一立體的三級結構。雖然蛋白質可以在短時間內從一級結構摺疊至立體結構，研究者卻無法在短時間中從氨基酸序列計算出蛋白質結構，甚至無法得到準確的三維結構。

　　因此，研究蛋白質摺疊的過程，可以說是破譯「第二遺傳密碼」：摺疊密碼（folding code）的流程。結構決定功能，僅僅知道基因組序列並不能使我們充分了解蛋白質的功能，更無法知道它是如何運作的。蛋白質會憑藉相互作用，在細胞環境（在特定的酸鹼度、溫度等）下自身組裝，此種自我組裝的流程被稱為蛋白質摺疊。

　　蛋白質摺疊問題被列為21世紀生物物理學的重要課題，它是分子生物學尚未解決的一個重大生物學問題。從一級序列預測蛋白質分子的三級結構，並進一步預測其功能，是極富挑戰性的工作。

6-7 蛋白質需求量的測定

　　精確測量蛋白質的需求量是很困難的，儘管一些研究已經完成，但是仍然存在著某些不確定性。所謂蛋白質需求量的定義是，需要消耗的恰好是維持氮平衡的高質量蛋白質的最小量。

　　在對於氮平衡的研究中，首先受試個體均處於負氮平衡狀態，也就是蛋白的日常攝取量不足以維持體蛋白，而且氮含量是淨消耗。起始食物僅提供少量的蛋白質，爾後飲食中的蛋白質逐漸增加，每次增加均需要測量氮平衡。隨著飲食蛋白的每次增加，氮平衡開始慢慢由負轉向正，直至一個平衡點達到飲食蛋白中氮的攝取量恰好足夠平衡日常的消耗。該點攝取的蛋白質就是此種蛋白的最小日常需求量。如果用一種低營養質量的蛋白來重複此一實驗，則需要的蛋白量將會增多。

　　在一個氮平衡試驗的實驗中，年輕的男性志願者們攝取的是不斷加量的蛋。平均最小攝取以維持氮平衡的蛋白質需求量約為 80 毫克 N／（公斤·天），相當於約 0.6 公克蛋所含的蛋白質。基於對男女各種氮平衡的研究結果顯示，對於健康的青年成人而言，蛋白質的需求量確立為 0.625 公克／（公斤·天）高營養質量的蛋白質。

　　實際上氮平衡與成長的蛋白質的攝取量的比，並不是呈現線性函數的。當蛋白質的攝取量低於需求量時，高質量蛋白質的生物利用率幾乎接近 100%，而當攝取量在需求水準量時，其生物利用率則通常低於 80%。

　　第二種是直接測量 IAA 需求量的方法，是攝取純化的氨基酸混合物來代替蛋白質，此方法的依據是，人體所需要的是 IAA 而不是蛋白質。

　　楊格（Young）和麻省理工學院（Massachusetts Institute of Technology, MIT）的合作者報導了成人與兒童之間 IAA 需求量的顯著區別為 IAA 需求量的不同。應該考量到人體 IAA 的成分，楊格和麻省理工學院的合作者對 FAO/WHO/UNU 1985 的 IAA 需求量的資料提出了質疑。楊格和麻省理工學院的合作者研發了一種測定 IAA 需求量的新方法，即體內 IAA 同位素標記氧化速率法（示蹤劑平衡法）。麻省理工學院也由此測出一些重要的 IAA 需求量值。

　　此種方法得到的 IAA 的需求量是先前所導的 2～3 倍，其近似於嬰兒和兒童的需求量值。然而，最後關於成年人 IAA 的需求量仍未達成一致性的觀點。但是人們基本上比較傾向於採用麻省理工學院的資料，因他們認為其資料比較有生物上的實務性，以及提供了攝取量潛在之更安全的水準。

預測的嬰兒、兒童及成人氨基酸的日需求量（毫克／公斤）

氨基酸	嬰兒 3～4個月	兒童 兩歲	兒童 10～12歲	成年人	
				FAO	MIT
His	28	?	?	8～12	－
Ile	70	31	28	10	－
Leu	161	73	42	14	40
Lys	103	64	44	12	30
Met+Cys	58	27	22	13	－
Phe+Tyr	125	69	22	14	
Thr	87	37	28	7	15
Trp	17	12.5	3.3	3.5	－
Val	93	38	25	10	20
總共的除了 His	714	352	214	84	

註：1. 資料源於FAO/WHO/UNU, 1985; Young等，1989。

2. 資料是以0.75g／（公斤·天）的攝取量 （安全適宜的攝取量） 為基礎。 His並未包括在內， 因為成年人對此氨基酸的需求量尚未確定。

✚ 知識補充站

因為直接測量IAA的需求量可以與實際的食物蛋白做比較，以一種模式蛋白的方式用於IAA的需求量則更為方便。

其計算方式為：先算出每0.75公克蛋白質（安全適當的攝取量）中，每種IAA的需求量〔毫克／（公斤·天）〕的質量（毫克），然後再算出每克模式蛋白質的IAA的質量（毫克）。

6-8 蛋白質質量的測量

蛋白質的營養質量與飲食需求量有關，可以利用氮平衡來測量質量和需求量。透過氮平衡研究，可以計算出多少小麥蛋白的營養質量是全蛋蛋白的一半。

（一）透過動物的生長計算蛋白質質量：蛋白質淨利用率（NPU）

蛋白質淨利用率（Net Protein Utilization, NPU）的概念很簡單。其定義為保留在體內的蛋白質質量與攝取的蛋白質的比例。

NPU＝（食用的蛋白質的氮－排泄物中的氮－尿液中的氮）／食用的蛋白質的氮

（二）化學方法評估蛋白質質量：氨基酸評分

氨基酸分析和與理論需求量的對比，被廣泛用於營養質量的研究中。一個稱為氨基酸評分的值可以被計算出來，以對比不同蛋白質的營養價值。

氨基酸評分的計算，首先限制於蛋白質中與人類需求量有關的第一限制性氨基酸。每公克食物蛋白質中所含的此種限制性氨基酸的質量（毫克），除以每克參考蛋白（全蛋）或相關可代表最大營養質量的氨基酸混合物中所含的同種氨基酸的質量（毫克）。

例如，與需求量相比小麥粉中含量最少的氨基酸是賴氨酸（26毫克／公克蛋白質），然而，全蛋中的賴氨酸含量是70毫克／公克。因此，相對於全蛋的氨基酸評分為：26／70×100＝37

雖然氨基酸評分的方法相當快速和簡單，但是受試蛋白的質量不是嚴格地正比於其所含的數量值。因為缺乏不同種IAA可能產生不同的效應。人類對可能由穀類蛋白質導致的賴氨酸缺乏的適應性，沒有上述的氨基酸評分低。

在此值得注意的是，動物研究可以揭示出在純化學測量中不能檢測的生物因素，例如低消化率或毒性因子，又如豆類中的胰島素抑制因子。

（一）食物中的蛋白質

大部分食物中都含有一些蛋白質。含量最多的是瘦肉、魚和全蛋，穀類只有中等數量的蛋白質，而水果和蔬菜則較少。右表中列出了一些典型食物的蛋白質含量。每克蛋白基酸可以釋放出17kJ能量。同時列出的食物中的蛋白質能量百分比也是很有用處的。

（二）在食物中多餘的蛋白質

人們一般不認為食物中高水準的蛋白質是有害的，有人每天消費超過200公克的蛋白質而不顯示出疾病的徵兆。然而有證據證實，高蛋白攝取可能對鈣產生負效應。高攝取的蛋白質提高了鈣的吸收，但尿液對鈣的排泄也增加了。高度攝取的鈣會被高速率的尿液流失所抵消，在整體上呈現了鈣的淨損失狀態，這是在骨質疏鬆症的情況中發現的，其是否具有臨床上的意義，目前尚不清楚。

小博士解說

蛋白質淨利用率之定義為，保留在體內的蛋白質質量與攝取的蛋白質的比例。大部分食物中都含有一些蛋白質。

一些食物的蛋白質淨利用率（NPU）

食物蛋白質來源	NPU 值
母乳	94
全蛋	87
牛奶	81
大豆	67

食物蛋白質來源	NPU 值
米	63
小麥	49
玉米	36

食物中的蛋白質

食物名稱	蛋白質 食物中的量／（公克／100公克）	蛋白質 食物中的能量比／%
高含量（蛋白質提供20%以上的能量）		
牛肉、羊肉（煮熟瘦肉）	28	50
雞肉	25	68
魚	18	38
蛋	12	34
牛奶	3.3	20
乳酪	26	27
豌豆（新鮮或者冷凍）	5	38
豆類（煮熟扁豆）	7	27
中等含量（蛋白質提供7%～18%的能量）		
土司	7.8	13
義大利麵店（煮熟）	4.2	14
玉米	4.1	13
玉米片	8.6	9
馬鈴薯（煮熟）	1.6	8
米（煮熟）	2.2	7
空心菜	1.3	55
花椰菜	1.6	68
低含量（蛋白質提供0%～5%的能量）		
番薯	0.7	1.8
蘋果	0.3	8.5
蜂蜜	0.5	0.7
黃油、人造黃油	小於0.4	小於0.2
葡萄酒	0.1	0.5
飲料	0	0

6-9 兒童蛋白質能量營養不良症

（一）兒童蛋白質能量營養不良症

兒童蛋白質能量營養不良（Protein Energy Malnutrition, PEM）從輕度到嚴重不良均有。輕至中度營養不良的特色主要是發育遲緩。從而呈現為體重和身高均低於平均的水準。

重度不僅發育遲緩，還可能出現肌肉及脂肪組織的失漏現象。電解質紊亂和酶的代謝異常也很常見，其原因是抗氧化保護功能低下所致。

重度 PEM 分為兩種：即消瘦型 PEM（Maramus）和浮腫型 PEM（Kwashiorkor）。兼具此兩種類型的，稱為消瘦狀浮腫型 PEM。

消瘦型 PEM 主要是由於能量的攝取不足，常見於 18 個月以內的嬰兒。浮腫型 PEM 主要是由於蛋白質的攝取不足，常見於 1～3 歲處於乳期的嬰兒。

在斷乳之後，其飲食中的蛋白質含量或質量不夠充足的情況下，例如，一些以番薯、花生、車前草和玉米為主食的地區，PEM 則更為常見。

PEM 在國與國之間有相當大的差異，主要取決於直接影響因子（飲食和疾病）的類型、治療的時間，以及兒童罹患的年齡。重度 PEM 在先進國家很少，PEM 與傳染病及疾病互為因果關係。

（二）兒童蛋白質能量營養不良的評估

由於 PEM 可以降低身體在兒童時期的生長速度，故用於評估生長遲緩程度的方法，其實也是評量 PEM 程度的有效方法。

對於嬰兒及兒童而言，最佳的方法即為測量身高標準體重及年齡身高，其均有相應的參考標準。

國際參考標準是相當適合的，因為對於青少年及兒童來說，在人體測量中，由於遺傳因素所導致的測量值不同，而與來自於不同社經背景之相同族群、相同年齡層測量值的不同相比，其差異相當小。

小博士解說

蛋白質或熱量的供給在不能滿足身體維持正常生理功能的需求時，就會發生蛋白質能量營養不良症（PEM），根據營養不良的原因，可以分為原發性和繼發性疾病，原發性疾病是由食物不足所引起，主要發生於經濟落後的國家和地區，且以嬰兒和兒童發病為主，也是發展中國家最重要的健康問題之一。

消瘦型 PEM 的主要特徵

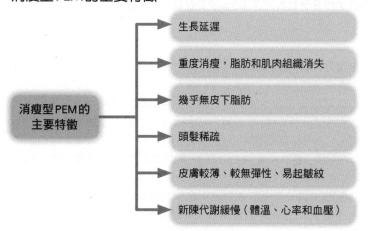

消瘦型 PEM 的主要特徵
- 生長延遲
- 重度消瘦，脂肪和肌肉組織消失
- 幾乎無皮下脂肪
- 頭髮稀疏
- 皮膚較薄、較無彈性、易起皺紋
- 新陳代謝緩慢（體溫、心率和血壓）

浮腫型 PEM 的主要特色

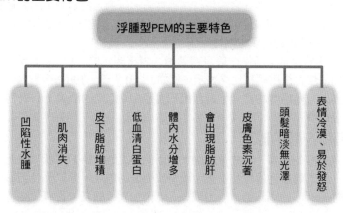

浮腫型PEM的主要特色
- 凹陷性水腫
- 肌肉消失
- 皮下脂肪堆積
- 低血清白蛋白
- 體內水分增多
- 會出現脂肪肝
- 皮膚色素沉著
- 頭髮暗淡無光澤
- 表情冷漠、易於發怒

✛ 知識補充站

營養不良症

　　營養不良症的繼發性疾病是由各種疾病所引起。兒童和成人均會發生，可以將重度營養不良分為三類：1.以能量不足為主者，呈現為皮下脂肪和骨骼肌顯著消耗和內臟器官萎縮，成為消瘦症；2.以蛋白質缺乏為主而能量供應尚能適應身體需求者，稱為蛋白質營養不良綜合症；以全身水腫為特徵；3.能量與蛋白質兩者均有不同程度缺乏者，為混合型。本病症常伴隨著維生素和其他營養素缺乏症。

　　營養不良症的臨床表現呈現多樣化的情況，並隨著蛋白質和能量缺乏的比例、程度、原因、時間與其他營養素缺乏的性質程度、病人的年齡層、併發症的存在等因素而異。

6-10 酒的飲用與飲酒對身體的影響

（一）酒的飲用

酒的營養價值主要呈現在乙醇（C_2H_5OH），其由澱粉和糖類經過發酵而成。不同的社會使用不同的植物來生產酒精飲料。

儘管對酒的種類和消耗量趨勢正在改變中，不同的社會對酒的種類和消耗量也有相當大的差異。根據流行病學分析的報導，國內成年男性飲酒率為 39.6%，女性為 4.5%。在 2006 年國內每人平均年葡萄酒消耗量大約為 0.35 公升，每人平均啤酒消耗為 25 公升。2008 年每人平均白酒消耗量為 2.3 公升。國內的葡萄酒消耗量，僅占國內酒類年消耗總量的 1% 左右。

酒是可以使人精神放鬆的物質，少量飲酒對健康是相當有益的，例如可以降低心血管疾病的風險。然而，不恰當飲酒或者酗酒則可能導致悲劇（在社會和醫療方面），此種悲劇是對個人，但也是對整體的。一些較大的宗教團體，包括伊斯蘭教和基督教則禁止飲酒，或強烈地反對飲酒。在其他一些宗教或者文化團體中，酒具有其特殊的意義（例如社交活動）。酒還可以被當作防腐劑來使用，因為其含有殺菌物質乙醇。在現代麻醉劑問世之前，酒通常被用於減輕疼痛。研究人員對酒中的微量有機化合物越來越感興趣，其中包括國內傳統的高粱酒和黃酒。已經確認紅酒中的酚類化合物（白藜蘆醇）具有較強的抗氧化活性。

1. 飲料中的酒精含量：酒精一般是用體積含量來表示的。1 公克酒精相當於 125 毫升。飲料中的酒精含量用體積比來表示，例如 1 毫升酒精／100 毫升飲料。

2. 標準飲料：一杯標準的酒精型飲料大約含 8～10 公克的酒精。右表列出一般酒精型飲料的包裝標準。

（二）飲酒對身體的影響

酒精對人體神經的影響，首先是前腦，從而使得人的判斷力降低，繼而是控制能力的減弱，故一些人會感到放鬆和快樂。隨著飲酒量的增大，腦開始受到影響，而呈現為肌肉協調性降低、反應和語言能力減弱。若再加大飲酒量，會導致神智不清或者昏迷不醒。

酗酒：常常飲酒的人對酒會產生依賴感，此種依賴感既是出自生理的原因，同時也是出自心理的原因。酗酒者常常感到需要用酒來活化自己，儘管酒會影響健康、工作及家庭關係。對酒精的此種依賴性還會導致大腦中的化學物質發生長期衰變。為了適應經常性的飲酒習慣，大腦會改變神經傳遞質的生成。

酒精中毒很難加以定義，遺傳、種族及環境等因素與酒精中毒密切相關。酒精的中毒率，中國人和日本人比白種人低，雙胞胎之間（其中包括分開撫養）具有相當高的一致性。當酗酒者停止飲酒或者大幅降低飲酒量時，大腦會嘗試重新調整其化學物質，並在 24～72 小時進入戒斷狀態。其戒斷症狀包括定向障礙、幻覺、震顫性譫妄（delirium tremens, DTs）、噁心、出汗及疾病突發等。

標準酒精含量

啤　酒	低度酒精（2%～3%）	1瓶（375毫升）
	標準（4%～5%）	2/3小瓶（248毫升）
水果酒（約10%）		1玻璃杯（120毫升）
高度葡萄酒（約20%）		1玻璃杯（60毫升）
白酒（35%～65%）		1小盅（30毫升）

過量飲酒所引起的健康問題

心血管系統	血壓升高 心肌受損 猝死 蛛網膜下腔出血
消化系統	胃炎 消化道出血 食管疾患 胰腺炎
肝臟	脂肪變性 肝炎 肝硬化 肝癌
內分泌系統	皮質醇過剩 血糖控制異常 性慾低落 生育能力降低
神經系統	記憶力減退 大腦損傷 蘇尼克腦疾病 智力減退 神經受損 老年痴呆症
事故	工作事故及交通事故的危險性增大
營養	營養不良 肥胖症

➕ 知識補充站

　　布蘭姆（Blum）和他的同事報導了一種孤立的基因，其在酗酒者體內更容易找到。在他們研究的酗酒者中，體內含有該種基因的比例為78%。而在沒有該基因的族群中，僅有28%的人是酗酒者。乙醛去氫酶-1（A公升DH-1）普遍缺乏的族群，酗酒率較低。

　　關於基因對酒精中毒的影響，目前尚在進一步的研究之中。多數的專家認為，當個人對酒精產生依賴性時，唯一的方法就是戒酒。目前許多非營利組織和自救組織可以幫助酗酒者及其家人共同來解決此問題。許多研究均報導了酒精型飲料與冠狀動脈心臟病（Coronary Heart Disease, CHD）死亡率存在著「V」形的線性關係（即中度飲酒者之CHD的死亡率低於非飲酒者和重度飲酒者CHD的死亡率）。

第7章
非產能營養素

　　寶寶需要的營養素非常多，有一樣缺乏就會對寶寶的身體健康帶來危機，寶寶需要的營養素有哪些呢？食物中能被人體消化吸收和利用的物質稱為營養素，它包括了蛋白質、脂肪、碳水化合物、無機鹽、維生素和水。前三種能產生熱能，也稱為產能營養素，後三種並不能產生熱能，稱為非產能營養素。

7-1　植物化合物、類維生素化合物及膽鹼

7-2　維生素的補充

7-3　礦物質

7-4　人體中的電解質與水的平衡

7-1 植物化合物、類維生素化合物及膽鹼

（一）植物化合物與類維生素化合物

現代營養學十分注重對非營養因素的研究，大多是植物化合物，具有重要的生理功能。目前人們尚未將其定義為營養素。這些化合物通常是植物生成的次級代謝物，用於植物的自身防禦和生存。一些動物性組織中，也可能含有此類化合物。

當用植物化合物來控制某些疾病時，通常將這些物質認為是藥物而非膳食營養素。這並不奇怪，因為人們所使用的多種藥物，我們將之歸根究柢，均是從植物中萃取出來的。其實在很早以前，我國就已將某些植物化合物用於疾病防治。層出不窮的植物化合物，使人們有更多的機會來選擇適宜的健康食品，以及功能性食品，以滿足特殊的生理或者病理需求。常見的植物化合物可以分為下列幾類：非維生素 A 前體（包括類黃酮和異類黃酮）、多酚、異硫氰酸酯、吲哚、蘿蔔硫素、單萜、葉黃素，以及不被消化的低聚糖等。

另外還有一些化合物，被認為是條件性必需的，其原因如下：

1.它們在某些條件下是必需的，但是並非在所有條件下都是必需的。

（1）僅在生命早期是必需的。

（2）僅在生長或者組織修復期是必需的。

（3）僅在補償其他營養素損失的情況下是必需的。

（4）僅在為某一個化合物提供額外功能的情形下是必需的。例如牛磺酸，為一種影響膽汁鹽結合、分泌和轉化的氨基酸，也可能是嬰兒視網膜功能正常所必需的。

2.它們可以在體內合成，但是如果不透過飲食攝取，其數量是遠遠不夠的。例如膽鹼、肉鹼和穀胱甘肽。

在此所討論的是，目前尚未被列為營養素、但具有生物活性的植物化合物，它們反映了營養灰色地帶，其不但可以預防疾病，還能促進健康和長壽，而這正是必需營養素的主要特色。

（二）膽鹼

持續 4 週食用不含膽鹼的飲食，會導致膽鹼缺乏症。膽鹼缺乏症的早期臨床表現是肝功能異常。關於膽鹼缺乏症的干預實驗證實，人體每日攝取 500 毫克（mg）的膽鹼，可以預防相應的缺乏症。膽鹼缺乏症會增加肝癌的發病機率，這可能是由於膽鹼的缺乏，加快了患者肝細胞轉化所引起的。膽鹼缺乏症伴隨的脂肪肝，證實了它是脂蛋白結構中卵磷脂的重要部分，同時也反映了膽鹼在與細胞內自由脂肪酸轉運有關的肉鹼分子轉化過程中，發揮了重要的功能。膽鹼是一種「季銨」，它包含了 4 個甲基，因此是許多重要代謝途徑中甲基的提供者。同時膽鹼還是神經傳遞質（從一個神經元至另一個神經元，或者到一個神經元末端的化學訊號）乙醯膽鹼的前體，可能與老年痴呆症有重要的關係（在大腦形成斑塊的老年痴呆症），因而引起研究人員的注意。膽鹼在體內由磷脂醯乙醇胺所合成，此外，它還廣泛地存在於各種食物中，它是卵磷脂的一部分。體內通常日消耗約 6 公克卵磷脂，大約消耗總膽鹼量（依游離卵磷脂來計算）600～1000 毫克（6～10mmol）。

一些具有生物活性的植物化合物及其對健康和健康相關的功能

植物化合物	重要的食物來源	對健康的相關的功能
類胡蘿蔔素	橙色和綠葉蔬菜，如胡蘿蔔、番茄、菠菜	抗氧化 抗誘變 抗癌 免疫調節
多酚	酸果蔓、覆盆子、黑莓、迷迭香、牛至、百里香	抗氧化 抗菌 預防泌尿系統感染
兒茶酚	綠茶	抗誘發 抗癌 防齲齒
類黃酮和皂角苷	綠葉蔬菜和水果，例如西芹、旱芹、洋蔥、蘋果、茶	抗氧化 抗癌
異類黃酮	大豆、豆製品	類雌激素 抗血管生成 免疫調節
木酚素	亞麻籽、鷹嘴豆	類雌激素
異硫氰酸酯和吲哚	十字花科蔬菜，例如椰菜、捲心菜	抗誘變
烯丙基亞碳酸酯	大蒜、洋蔥、韭菜	抗癌 抗菌 降低膽固醇
萜類化合物，例如檸檬精油	柑橘類、香芹籽	抗癌，例如乳腺癌
植物甾醇類，例如 β-穀甾醇	南瓜籽	緩解前列腺增大症狀
薑黃素	薑黃	抗發炎
水楊酸鹽	葡萄、棗、椰子、櫻桃、菠蘿、橙子、杏、小黃瓜、蘑菇、辣椒、西葫蘆	預防大血管病變 基因素表現調控
L-多巴	蠶豆	治療帕金森氏病
不被消化的低聚糖	朝鮮薊、菊苣根、山藥、雛菊、玉米、大蒜、燕麥、水果、豆類、蔬菜	刺激腸道微生物菌群的生長 降低膽固醇

> **✚ 知識補充站**
>
> 食品加工中添加的卵磷脂，主要是從大豆和蛋類中萃取的。靜脈注射卵磷脂會降低血液中膽固醇的含量，但是口服卵磷脂對血液膽固醇水準並無明顯的影響，這可能是由於卵磷脂口服不能被小腸吸收所導致。因此，不能透過直接攝取卵磷脂來調節體內卵磷脂的水準。

7-2 維生素的補充

　　廣告的誤導和人們的誤解，促使部分人們除了飲食之外，還額外地補充一些維生素，此種趨勢近幾年在國內有明顯成長。他們並不清楚自己的維生素狀況，也不知自己每日飲食中的維生素含量，乾脆透過額外的補充來確保足量維生素的攝取。許多人可能認為，如果一種必需營養素對健康有益，那麼肯定是越多越好，所以人們額外補充維生素的現象便流行起來。這證實人們認為補充維生素是一種「營養保險」，可以預防疾病而不是治療疾病。然而，長期大量地補充食物中存在著的營養素，可能引起不良後果。

　　運用補充維生素來預防與維生素缺乏無關的疾病，仍需做系統化與詳細的探討。目前人們還不能回答微量營養素的補充，是否真能改善健康或者減少生病危險。在應用補充劑期間，因未患某種疾病，便認為補充劑可以預防此種疾病的想法是不正確的。任何一種補充劑的功效，都必須經過系統化的研究和證實。目前在國內，由於豐富的食物供應，單純的維生素缺乏症已不多見。即使偶爾發生，也因其不良的飲食習慣或者某些疾病所致。由於不良的飲食習慣而導致的維生素缺乏症（一級缺乏症），一般可以運用改善飲食或在食物中添加缺乏的維生素而獲得治療。對由於某種疾病所引起的維生素缺乏症（二級缺乏症），則不能單單依靠補充維生素的方法，而應及時就醫。

　　如欲尋求營養保險，則應在食用維生素補充劑之前，仔細考量下列問題。

　　（一）是否有缺乏症的跡象？應諮詢營養師，做系統的營養評估。

　　（二）首先應試圖透過改善飲食來改正任何維生素缺乏症。

　　（三）使用補充劑的數量要達到推薦量標準。

　　（四）使用補充劑的持續時間應盡量縮短。

　　（五）使用一種綜合維他命補充劑（除了維生素 K 之外），最理想的補充劑同時含有主要和次要的元素更好。

　　消費者用於補充劑的巨額費用，充分反映了廣告效應，同時也反映了國內目前營養評估和營養診斷尚未普及的現狀。人們無法獲知自己體內的維生素狀況，也不清楚如何透過調節飲食結構來補充維生素。因為大量地補充某種維生素而對人體產生的毒性，與其維生素的缺乏症同樣危險或者更甚。當補充量遠遠超過其推薦量時，此種維生素可能會呈現出藥物或者毒藥的性質，因此必須特別加以重視。另外，過量攝取一種維生素，可能還會導致另一種微量營養素的缺乏，例如過量的維生素 C 會導致鐵蓄積、過量的吡哆醇（維生素 B_6）會導致四肢感覺及神經異常等。近年來，關於大劑量服用維生素具有潛在風險的報導很多。截至目前還未發現任何科學證據來證實健康的人可以長期補充大劑量的維生素。右表中分別列出了可以做大劑量維生素治療的某些疾病，以及這些維生素可能的用途。

可以做大劑量維生素治療的疾病

疾病	維生素
遺傳性代謝紊亂疾病	
次急性壞死性腦病、乳酸過多症	硫胺素
遺傳性煙酸缺乏症	煙醯胺
遺傳性維生素B6缺乏性	維生素B6
多發性羧化酶缺乏症	生物素
脫屑性紅皮病	生物素
藥物導致的維生素需求量增加	
氨甲葉酸和乙嘧啶	葉酸
異煙肼、環絲氨酸、青黴胺	維生素B6
胼酞嗪、L-多巴、抗凝血劑（殺鼠靈）服用過量	維生素K
高血脂	煙酸
威尼克腦病、乾性腳氣病、心血管疾病	硫胺素
重度痤瘡	維生素A類似物
吸收不良綜合症	維生素A、維生素D、維生素E、維生素K、葉酸、維生素B12
泌尿系統感染（僅在某種情況下）	維生素C
治療子宮頸病變	葉酸
降低某些癌症（肺、前列腺）的生病危險	維生素A類似物、類胡蘿蔔素
緩解感冒症狀	維生素C
緩解更年期、經前緊張、早孕反應及口服避孕藥的症狀	維生素B6

✚ 知識補充站

治療性地服用維生素的族群，需要補哪種維生素？

　　各種維生素缺乏症都有其典型的臨床表現，最常見的維生素缺乏有維生素A、維生素B2、維生素C、維生素D等幾種，應該確診之後在醫師的指導下服用維生素。例如，壞血病需要維生素C治療，夜盲症需用維生素A治療，口腔潰瘍需用維生素B2治療等。以下介紹幾種維生素缺乏的典型症狀。

1. 維生素A缺乏症的典型表現：對黑暗適應能力差，嚴重的患夜盲症；角膜乾燥，容易患上乾眼症；毛髮乾枯，嚴重的會發生角膜軟化和潰瘍。

2. 維生素B2缺乏典型表現：常會表現為口角炎，口角濕白及裂開；唇炎，嘴唇乾裂、腫脹、潰瘍及色素沉著；舌炎，舌疼痛、腫脹、紅斑及舌乳頭萎縮；脂溢性皮炎，大多見於鼻翼兩側、眉間、腹股溝、陰囊等皮脂分泌旺盛部位；眼球結膜充血，角膜血管增生、畏光等。還會出現胎兒骨骼畸形、生長發育遲緩、貧血等。

3. 維生素C缺乏典型表現：即壞血病，主要表現為毛細管脆性增加，牙齦腫脹出血、四肢關節或皮下出血，傷口癒合不良等。嚴重者會出現貧血、心臟衰竭、甚至內出血而導致突然死亡。

4. 維生素D缺乏典型表現：在嬰幼兒發生佝僂病，表現為骨骼變軟，易於彎曲，畸形；同時影響神經、造血、免疫等器官組織的功能。在成年人主要表現為骨軟化，特別是妊娠、哺乳婦女和老年人，嚴重時骨質脫鈣，骨質疏鬆，有自發性、多發性骨折。

7-3 礦物質

　　對於人體正常代謝而言，大約有 21 種礦物質是不可或缺的，一旦短缺，在不同程度上將會影響生理功能，這些礦物質稱為必需元素或者必需礦物質元素。雖然它們在體內的量很少，但卻扮演著十分重要的角色。在體內並不能合成，必須從食物中攝取。

　　由於在體內的含量與人體需求量的不同，礦物質可分為大量元素（macro minerals）與微量元素兩大類。需求量大的礦物質，包括鈣、磷、硫、鉀、鈉、氯、鎂七種元素。需求量較小的礦物質，包括鐵、鋅、銅、碘、鉬、鈷、鉻等元素，稱為微量元素。此種區分雖被廣泛採用，但其意義並不是很大，因為其尚無相應的生物學根據。

　　礦物質在食物中頗為廣泛，而且人體的需求量又很小，從表面上看來，很容易發生礦物質攝取過量現象，但事實上，礦物質的缺乏比過量更為常見。因為礦物質必須要被吸收，並且轉化成某一種型式，才能在組織中發揮功能，而調控此流程的因素相當多。飲食中的礦物質被人體吸收利用的部分，被用來衡量礦物質的生物利用率。不同礦物質的生物利用率差別很大。例如：鈉為 100%、鐵、銅、錳為 10%、氯為 5%。另外，不同的食物成分及飲食習慣，也會對礦物質的攝取產生一定影響。一項有關 11 個國家（包括日本、中國大陸、泰國、義大利和美國等）的飲食調查顯示，所有被調查的族群，對鉀、錳、鉬、鈉的攝取量，均超過了美國的每日推薦供給量（recommended daily allowances, RDA），但是對鈣和鋅的攝取量，卻均未達到 RDA 的要求。

　　在消化、吸收及代謝流程中，這些礦物質之間存在著互動。例如，嬰兒從母乳、牛奶、豆製品中攝取礦物質，然後在內腔中釋放並透過腸道黏膜吸附，在此流程中，鐵和鋅會相互作用，這就影響了它們的生物利用率。各種礦物質對飲食及健康的關係各不相同，其生物學功能也各不相同。

　　人體內共含有約 70 多種礦物質，和海水的成分相當接近。不同種類的礦物質，對於人體具有不同功能。有些礦物質為形成身體組織不可或缺之成分，和血液、荷爾蒙及維生素的形成密不可分；有些則對於免疫系統、神經傳導、肌肉功能及體力有直接影響；有些會促進消化、吸收與排泄的功能；有些則能穩定情緒與精神狀態；有些則可以保護身體不會受到有毒物質的侵害；有些是可形成輔助酵素之重要元素，可促進人體的新陳代謝，對於各種的營養素分解與合成，具有催化的功能。

　　礦物質雖只占人類體重的 4%～5%，但若有一種過量或者不足，則會擾亂身體的平衡，很多疾病都是由於礦物質不均衡所引起的。所有的礦物質為單一化學元素，其與維生素複雜的化學結構有著非常大的差異。

小博士解說

　　人體組織中幾乎含有自然界的各種元素，其架構與含量除與地球表面元素分布相關之外，也與飲食攝取量有關。目前人體內可以檢查出的元素高達有 70 種以上。這些元素除了碳、氫、氧、氮之外，其餘的元素均稱為礦物質（minerals）。

必需的礦物質元素

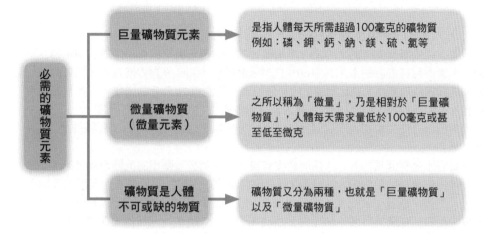

必需的礦物質元素

巨量礦物質元素 → 是指人體每天所需超過100毫克的礦物質 例如：磷、鉀、鈣、鈉、鎂、硫、氯等

微量礦物質 （微量元素） → 之所以稱為「微量」，乃是相對於「巨量礦 物質」，人體每天需求量低於100毫克或甚 至低至微克

礦物質是人體 不可或缺的物質 → 礦物質又分為兩種，也就是「巨量礦物質」 以及「微量礦物質」

✚ 知識補充站

　　大量元素在人體內的含量，一般大於體重的0.01%，其每日的需要量在
100毫克以上。微量元素在體內的含量小於0.01%。1995年，FAO/WHO
國際組織的專家委員會，重新界定了必需微量元素的定義，其認為維持人體正
常生命活動不可或缺的必要微量元素共有十種，其中包括鐵、鋅、銅、碘、
鉬、鈷、鉻等。人體可能必需的微量元素共有四種，其中包括矽、硼、釩及
鎳；具有潛在的毒性，但在低劑量時，可能有功能的微量元素有七種，其中包
括鉛、鎘、汞、錕、鋰及錫。

　　腎臟病患者需要留意，因為病情的緣故而攝取適量鹽分。鈉在人體內的生理
功能，包括維持體內的水分與酸鹼平衡，以及有助於傳送神經訊息。

　　健康的人體會自行控制與調節體內鈉含量的平衡，將人體中多餘的鈉經由腎
臟隨尿液排洩出體外。

　　若鈉在人體中因為腎臟功能開始減弱而積聚體內時，則有可能導致高血壓、
水腫、肺積水而引起呼吸困難等。

　　日常飲食中，天然食物中含有少量的鈉，但若是經過醃漬的食物，則會含有
大量的鈉，腎病患者應該盡量減少進食此類食物。

7-4 人體中的電解質與水的平衡

（一）人體在靜態及運動狀態下水的平衡

　　健康人在安靜狀態下的水平衡，是指損失的水的總量與從飲食中攝取的總量相互平衡。人體內每日攝取的水，其中60%來自液體飲料、30%來自固態食物，另外的10%是在組織細胞內產生（氧化反應）的。例如，一位體重70公斤的成年人，每日需從食物和飲料中獲取約2.3公升的水，體內自身還會產生150～250毫升的代謝水。

　　體內的水分流失會透過下列四種方式：1.皮膚蒸發；2.肺部蒸發；3.腎臟排泄；4.糞便排泄。

　　皮膚對水是有通透性的，水擴散到皮膚表面並且蒸發。呼出的氣體也會帶走一些水分。經由皮膚和肺流失的水，統稱為「不知不覺的水流失」。因為在涼爽和安靜狀態下，人們幾乎感覺不到此種方式的水流失。在安靜狀態下，大部分的（60%）水是經腎臟排泄的。腎臟排出50～60毫升／小時。少量（5%）的水是透過糞便排出的。

　　在運動時，因為散熱的需求量增加，水以汗液的方式流失也會增加。這時經過腎臟所排出的水會相應減少，以儲存體內的水分。人體在安靜的狀態下，需要攝取大約0.092公升／小時的水。而在運動中或運動後，則需攝取大約1.31公升／小時的水，以補償在這一小時運動所流失的水。

（二）電解質平衡與水平衡

　　在水分流失的同時，電解質也會隨之流失，這些損失會透過從飲食中的攝取而得到補充，以使得體內的電解質成分維持不變。

　　體內一般並不會發生電解質的缺乏或者過量。從右表中可以看出，腎臟控制了尿的排出及尿液的濃度，它是調節電解質的主要器官。汗液與尿液均是由血漿經過滲透過濾而產生的，汗液中電解質的濃度（80～185 mOsmol/L）是血漿濃度（300 mOsmol/L）的1/3，而尿液中電解質的濃度範圍較大，可以濃縮至5倍的血漿濃度（1400 mOsmol/L）。尿液為調節組織中電解質濃度的火車頭，尿液會排出一些代謝終端產物，例如尿素、尿酸和肌氨酸酐，該終端產物對血漿及尿液的滲透性均有相當程度的影響。

　　腎臟是由約100萬根腎小管組成的，這些腎小管可以使血漿和尿液做有效的溶質交換。溶質和水的交換是由一系列因素所控制的，例如，主動運輸、被動擴散、吸收及滲透機制。滲透梯度透過腎臟組織中的細胞膜調節，能夠有效地改變電解質的濃度。透過這些流程，腎臟可以調控血漿及尿液中電解質的濃度。

　　尿液量（主要是水）受到體內抗利尿激素的調控，抗利尿激素由腦垂體分泌。尿液量的最小值，取決於它被濃縮的程度，成人尿液的濃度，一般可以濃縮至血漿的五倍。如果鹽的排泄或尿素產量增加，尿液量將會增加。但是在一般的情況下，水的攝取量是不受到限制的，尿液量主要取決於水的攝取頻率與總數量。

一個體重70公斤的人，在安靜狀態和運動狀態下，每小時所流失的水

項目	安靜狀態下每小時水的流失		運動狀態下每小時水的流失	
	流失量（毫升／小時）	占總水量的比率（%）	流失量（毫升／小時）	占總水量的比率（%）
皮膚	15	16.30	15	1.13
肺	15	16.30	100	7.55
尿液	58	63.04	10	0.75
汗液	4	4.35	1200	90.57
總和	92	100	1325	100

✚ 知識補充站

1. 體液（body fluid）的主要成分是水、電解質，廣泛分布於細胞內外，具有相對穩定的酸鹼度，其穩定狀態為人體正常新陳代謝所必需。

2. 市面上的運動飲料非常普遍，能夠讓人體在激烈運動之後補充水分、熱量及電解質。

運動飲料中所添加的葡萄糖（或者其他糖類），用來補充人體熱量的消耗，而添加幾種礦物質，像是鈉、鉀、鈣、鎂等，就是要維持人體的滲透壓穩定，以確保體液的平衡。

需要留意在一般運動及日常生活中補充運動飲料，容易造成過多電解質及熱量的攝取，反倒加重身體負擔，尤其是腎臟排泄之負擔。在空腹時飲用，對於有消化性潰瘍病歷的人則是有害無益的。

第8章
食物的消化

　「消化」是將吃下的食物「分解」成許多的小分子；只有這些被分解後的小分子，才能透過腸道被「吸收」。人體器官組織中，負責「消化食物」、「吸收養分」的是「消化系統」，包括了「消化道」與「消化腺」。二者各自分泌不同的酵素，使食物在胃腸道中分解（即「消化」）。

8-1 消化道

（一）消化道

消化道是由口腔、咽、食道、胃、小腸（十二指腸、空腸、迴腸）、大腸（盲腸、結腸、直腸）和肛門所組成的，消化道為食物消化的場所。

消化道包含多層的組織結構，內層是緊附上皮細胞的黏膜層，分泌具有保護作用的黏液。第二層包含結締組織細胞、血管和神經。消化道外面有兩個平滑肌層，其中一層是環形的平滑肌層，另一層是垂直式的平滑肌層。

唾液是由口腔中的三對腺體所分泌的。其功能為口腔內部表面提供保護層，濕潤口腔及食物，以便於說話和吞嚥。人體每天分泌大約1000～1500毫升的唾液，在唾液中含有澱粉酶（澱粉酶讓人在吞嚥食物之前即可以開始消化澱粉），水解澱粉葡萄糖亞基之間的鍵，最後分解為麥芽糖。同時唾液還有幫助清潔口腔的功能，唾液中含有鈣與磷酸根離子，藉由磷酸鈣再沉澱來修復被腐蝕的琺瑯質。

胃具有四個主要的功能：儲存食物、分泌酶、分泌酸、混合作用。在進食之後，胃平滑肌鬆弛，為食物提供儲存的空間。成人飢餓時一餐可以攝取1500毫升的食物，包括唾液及胃分泌液的體積。

消化酶由腺體分泌，腺體主要位於胃中部1/3處黏膜表面的小凹。其由特殊的細胞（主細胞）排列而成，分泌胃蛋白酶，即一種在酸性pH值條件下水解蛋白質的酶。同時還有分泌黏液的環狀細胞以及分泌HCl（使得胃的內容物酸化）的黏膜壁細胞。

看到或聞到食品會刺激胃酸的分泌。在進食之後，胃的拉伸受到特殊的食物分子，例如蛋白質和氨基酸的刺激。

胃中食糜（食物和消化分泌物的混合物）的pH值通常大約為2.0。胃可以吸收極少量的水和營養素。食物在胃中的混合是由胃肌肉收縮的蠕動波來完成的，胃底部的1/3稱為幽門區，其有一層較厚的黏膜壁，可以在食物進入小腸之前協助其混合，蠕動波從胃底部的肌肉傳遞至幽門括約肌。

在食糜進入小腸之後，被消化酶消化，食物中釋放的營養素大部分在此被吸收。

胃的形狀很像軟式手提包，能夠膨脹；空的時候形狀像一個J字形，滿的時候像一隻拳擊手套。一般人的胃大約能容納1.3公升的食物，是人體的消化道中最為龐大的一部分。胃裡可儲存食物，並將其慢慢轉變為小分子，以利於小腸內的酵素發揮功能，胃液含有消化酵素及胃酸，胃酸可以促進酵素作用，並分解一些食物，而胃泌激素則會增加胃肌肉的活動性和刺激胃酸的分泌。

當胃部的內容物被轉變成為黏稠粥狀的食糜時，幽門括約肌便會打開，讓小部分的食糜進入十二指腸。當食物之黏稠度足夠時，可以讓幽門括約肌打開，反過來說，如果食物尚未消化碰到幽門，則會使幽門括約肌受到刺激而收縮關閉。此種反應可防止較大塊的食物進入小腸，而這些大塊食物就會再回到胃中，再次接受胃酸消化作用，使其分解為更小的食糜。在食糜進入小腸，被消化酶消化之後，食物中釋放的營養素大部分在此被加以吸收。

胃具有四個主要的功能

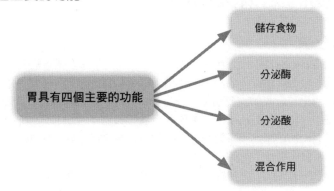

胃具有四個主要的功能 → 儲存食物

分泌酶

分泌酸

混合作用

上消化道及下消化道

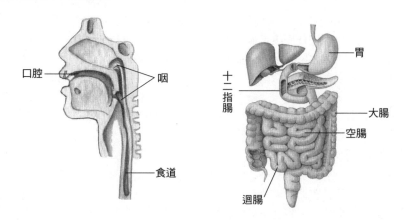

口腔　　咽

食道

十二指腸　　胃

大腸

空腸

迴腸

✚ 知識補充站

消化系統由消化道與消化道外的肝臟、胰腺等所組成。肝臟提供幫助脂肪消化與吸收的膽汁，胰腺提供小腸內食物消化的酶類，例如蛋白酶、澱粉酶與脂肪酶。

通常一餐的食物在胃中大約花費三至六個小時才能從固體變成半流質。胃部輸送食物之速度，主要受到十二指腸的控制。此括約肌會分泌幾種激素，用以控制胃部肌肉的動作，讓消化後的食物逐次進入十二指腸，有適宜消化和吸收的速度。胃對於食物通過的速度，也是有一點控制的功能，當吃得特別飽的時候，胃會發出信號，使得黏膜分泌促胃液素來加速消化。

還有一些因素，例如，未嚼爛的食物比較難消化，溫度低的食物（例如冰淇淋）需要一段時間加熱，都會延長食物通過胃部的時間。若是情緒緊張或是飯後進行激烈運動，則會讓血液從胃部轉移到心臟和肌肉，也是一樣會減慢或加快消化的速度。

嘔吐是吐出無法消化的物質，有時是因吃進腐敗的食物或暈眩引起的，不過，通常大部分的原因還是由於吃喝導致腸胃不適。嘔吐時，胃和食道的肌肉以及賁門括約肌都放鬆，橫膈膜和腹部肌肉會猛烈地痙攣、收縮，擠壓胃部，把胃裡面的東西噴出來。有時連幽門括約肌也張開，以便排出十二指腸裡的東西。

8-2 小腸的結構與功能

（一）小腸概論

　　小腸（small intestine）是消化道中最長的一段。成人小腸全長大約有5～6公尺，直徑為2～3公分，約為3個成人的身高。小腸上端始於胃的幽門，末端與右骼窩的大腸相接。小腸是消化和吸收的主要部位，分為十二指腸（duodenum）、空腸（jejunum）和迴腸（ileum），其各具特色。十二指腸固定於腹後壁，空腸和迴腸形成很多腸袢，蜷曲於腹腔下部，被小腸系膜系於腹後壁，故合稱為系膜小腸。脂肪通常被儲存於腸系膜組織中，而形成男性「啤酒肚」。

　　小腸的平滑肌有節奏地收縮會混合食物，並推動其在小腸內前行。小腸的特殊結構，有效增加了小腸表面與食物的接觸面積。小腸黏膜上，覆蓋著成千上萬個高度1～1.5毫米（mm）的手指狀或舌狀小褶皺，也稱為絨毛。每一個絨毛表面覆蓋著一層保護性黏膜，且分布著充足的微血管網。這些微血管網可以將小腸吸收的營養素帶走，經門靜脈至肝臟，因此肝臟是最先處理及儲藏被吸收之後的營養素的器官。而脂肪被分解成乳狀則進入淋巴。絨毛的上皮細胞有一特殊的外膜，該外膜的細胞膜呈現指狀發射狀。這些發射狀物或微絨毛，有時也被稱為細胞刷狀緣，其攜帶轉運蛋白，將營養素從腸腔轉運至細胞內。小腸的內表面結構，包括環狀摺疊、絨毛及微絨毛，均增加其與食物分子的有效接觸面積。該面積大約300平方公尺（m^2），相當於一個網球場，其有利於食糜中快速吸收營養素。

（二）消化性分泌物進入小腸

　　食物送至胃，被胃裡的分泌物酸化至pH值2.0或者略低。隨著食糜進入十二指腸，胃的酸性被肝臟內膽汁分泌的碳酸氫鹽、胰腺分泌物，以及十二指腸上皮細胞黏膜中的小腺體分泌之液體中和。膽汁是經由肝臟分泌，在兩餐之間，膽囊收集膽汁，將其濃縮，作為下一餐的準備。膽汁可被濃縮到十分之一。當用餐後膽囊收縮，在壓力作用之下，膽汁進入到十二指腸。而胰腺是另一小腸分泌消化液的主要器官，分泌的消化酶直接進入十二指腸（外分泌物），胰腺也同時分泌重要激素（內分泌物），直接進入門靜脈。

　　消化過程中的兩種重要激素，為胰腺分泌的胰島素和胰高血糖素。當開始消化食物分子時，經由進入十二指腸壁細胞的葡萄糖及氨基酸刺激胰腺來釋放胰島素，其進入肝臟活化後，可將葡萄糖儲存成為糖原的酶，同時刺激蛋白質及脂肪的合成。胰高血糖素之功能和胰島素相反。低血糖的情形下會產生胰高血糖素，刺激糖原的降解和糖異生，也就是氨基酸分解形成葡萄糖。胰島素可以透過儲存葡萄糖來達到降低血糖的功能，而胰高血糖素則有增高血糖的功能，因此，胰島素和胰高血糖素的比值對於控制血糖在正常範圍內是非常重要的。

胰腺分泌的酶

酶	受質	產物
糖酶	澱粉	麥芽糖
澱粉酶		
蛋白質酶	蛋白質	肽
胰蛋白酶		
糜蛋白酶	蛋白質	肽
彈性蛋白酶	彈性蛋白	肽
羧肽酶	肽	氨基酸
氨肽酶		
脂肪酶	甘油三酯	脂肪酸＋甘油單酯

小腸絨毛

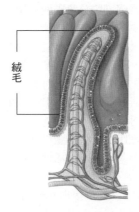

絨毛

8-3 糖類及蛋白質的消化和吸收

（一）糖類的消化

　　食物中大部分的糖為澱粉、蔗糖和乳糖。澱粉為葡萄糖聚合物（葡萄糖單元連接在一起的長鏈）。

　　胰腺的澱粉酶水解多糖的兩兩葡萄糖相連的鍵，釋放出麥芽糖（含有兩個葡萄糖單元的糖）。

　　在腸道中的雙糖透過黏膜層，擴散至小腸上皮細胞的微絨毛膜，其細胞膜表面攜帶雙糖酶，緊接著橫跨膜的轉運蛋白。

　　釋放的單糖透過主動轉運或擴散的方式，穿過細胞膜進入小腸上皮細胞。

　　主動轉運是可逆濃度梯度的吸收流程，糖可以低濃度區透過膜向高濃度區移動。相反地，分子透過簡單擴散的運動只能發生在順濃度梯度，從高濃度區向低濃度區擴散。

（二）蛋白質的消化

　　胃部主管細胞分泌胃蛋白酶，胃壁細胞分泌碳酸氫鹽，用以分解蛋白質。胃的蛋白水解活性最主要不是對蛋白質的消化作用，胰腺所分泌的蛋白水解酶，如胰蛋白酶、糜蛋白酶、彈性蛋白酶、氨肽酶及羧肽酶，能夠消化大部分食物中蛋白質。蛋白水解酶則有潛在的風險，如果被活化，甚至會消化胰腺本身。

　　為了避免此一問題，酶分泌的方式為非活性前體（酶原），例如，胰蛋白酶原、彈性蛋白酶原、糜蛋白酶原、氨肽酶原和羧肽酶原。酶原可藉由胰腺細胞合成以及分泌，酶原直到進入腸腔才具有活性。

　　酶原的活化是因小腸上皮轉化細胞所產生的蛋白水解酶用來促腸液分泌激素。促腸液激素是由胰蛋白酶分子移除其中某段肽鏈，活性位置才會顯露出來，活化其蛋白水解的活性。

　　胰蛋白酶則具有本身的催化性，自身之蛋白水解活性，則會活化其他胰蛋白酶原分子。

　　胰腺酶消化蛋白質之終端產物，包含部分游離氨基酸與大部分含有 2～6 個氨基酸殘基的短鏈肽。

　　氨基酸與短鏈肽藉由通過有絨毛的黏膜層擴散至微絨毛細胞膜，膜上包括將氨基酸吸收到皮細胞的轉運蛋白。微絨毛細胞的外膜也同時具有肽酶，其方式與雙糖酶相似。部分短肽鏈被水解為單一氨基酸，而氨基酸的轉運蛋白則緊附著肽酶。

雙糖的消化

雙糖酶	受質	產物
麥芽糖酶 （葡萄糖澱粉酶）	麥芽糖（1,4鍵）	葡萄糖＋葡萄糖
異麥芽糖酶 （α-糊精酶）	異麥芽糖（1,6鍵） 糊精和麥芽糖	葡萄糖＋葡萄糖 葡萄糖
蔗糖酶	蔗糖 麥芽糖（1,4鍵） 異麥芽糖（1,6鍵）	葡萄糖＋果糖 葡萄糖＋葡萄糖 葡萄糖＋葡萄糖
乳糖酶	乳糖	葡萄糖＋半乳糖

糖類的消化

位置	消化的方式
口腔	咀嚼食物。唾液內含 β-澱粉酶，用以消化澱粉
食管	將食物與唾液的混合物進入胃中
胃	食物的酸化及混合，多糖分解並不明顯
肝－膽分泌腺	胰腺分泌酶類 胰澱粉酶：澱粉→麥芽糖
小腸	膜結合雙糖酶 麥糖酶：麥芽糖→葡萄糖 蔗糖酶：蔗糖→葡萄糖＋果糖 乳糖酶：乳糖→葡萄糖＋半乳糖
大腸	植物纖維細胞壁成分；一些發酵成為短鏈脂肪酸；吸收鈉離子、短鏈脂肪酸和水

蛋白質的消化

位置	消化方式
胃	酸化：胃蛋白酶開始消化蛋白質
肝－膽分泌腺	胰腺分泌酶類
小腸	刺激胰腺分泌的胰蛋白酶原：胰蛋白酶、糜蛋白酶、彈性蛋白酶 氨肽酶和羧肽酶：蛋白質→肽＋氨基酸 膜結合肽酶：肽→氨基酸

8-4 脂肪的消化和吸收

　　脂肪消化為一個稍微漫長的過程，是食物中最後從小腸中被消化的成分。肝臟內的膽囊與膽汁都對脂肪的消化發揮重要功能。

　　膽汁內所含有的膽鹽之乳化作用，使得脂肪球形成直徑較小、約為 0.5～1 微米（μm）的脂肪粒，有利於酵素運作，亦增加脂肪和脂肪酶之接觸面積，且能和脂肪酸結合，形成水溶性合成物，用以促進脂肪與脂溶性維生素 A、D、E、K 的吸收。

　　膽汁也同時提供低水溶性化合物作為經由肝臟代謝之途徑。這些物質包含藥物、膽紅素及膽固醇。而金屬，例如銅的主要排泄途徑，也是經由膽汁所排泄。

　　而胰腺所分泌的水解甘油三酯的脂肪酶，則是水溶性的，只能作用於液體接觸面，此為脂肪消化中之特殊的優勢。

　　在胃內容物及十二指腸的刺激下，膽囊可產生大約 1～1.5 公升的膽汁。

　　膽汁鹽發揮清潔劑的功能，可將食物脂肪乳化為直徑 0.5～1 微米（μm），稱為初級微團的小液滴，增大與水相互作用的表面積。

　　此在脂肪消化中具有特殊的優勢，因為胰腺分泌的水解甘油三酯的脂肪酶為水溶性，僅能作用於水液接觸面。

　　膽汁鹽透過乳化脂肪，加速了脂肪的消化流程。如果缺乏膽汁鹽，脂肪幾乎不能被消化而直接進入大腸中，最終排出大量白色、脂肪狀、惡臭的大便。

小博士解說

脂肪吸收不良

　　脂肪吸收不良又稱為脂肪瀉，是由於脂肪的消化和吸收不良所導致的症候群，可以在多種疾病中見到，例如，胰、肝、膽及腸道疾病由於腸道病變引起的脂肪瀉，大多同時伴隨著其他多種營養素的吸收不良，稱之謂吸收不良症候群。小腸是吸收各種營養物質的主要場所。由於各種原因引起的營養物質、尤其是脂肪不能被小腸充分吸收，從而導致腹瀉、營養不良、體重減輕等，就叫做吸收不良綜合症。其中有一類疾病過去病因不明，稱之為特發性吸收不良症候群或乳糜瀉（celiac disease），由於對麥類食物中的麩質（gluten）發生過敏所導致。

脂肪的消化

位置	消化的方式
胃	胃脂肪酶：只有較小的脂肪被消化
肝－膽分泌腺	胰腺分泌的酶類
小腸	膽汁將脂肪乳化成脂肪小球 脂肪酶：甘油三酯→甘油單酯＋甘油＋脂肪酸 吸收脂肪酸重新合成脂肪，並轉運至淋巴系統中

膽汁是一種鹽溶液，其中包含六種成分

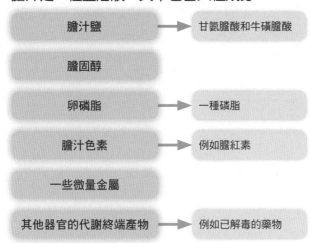

膽汁鹽 ➡ 甘氨膽酸和牛磺膽酸

膽固醇

卵磷脂 ➡ 一種磷脂

膽汁色素 ➡ 例如膽紅素

一些微量金屬

其他器官的代謝終端產物 ➡ 例如已解毒的藥物

➕ 知識補充站

　　脂肪的消化主要是在小腸，消化與吸收比較特殊。由於脂肪不溶於水，而體內的酶促反應是在水溶液中進行，所以脂肪必須先乳化才能夠加以消化。來自膽囊的膽鹽在脂肪消化中發揮重要的功能，它首先是淨化脂肪，並減少它的表面張力，然後使脂肪乳化成非常細小的乳化微粒。胰液含有脂肪酶，脂肪在脂肪酶的作用下加以分解。分解的產物是甘油二酸酯、甘油一酸酯、脂肪酸和甘油。低於12個碳原子的短鏈脂肪酸直接被小腸黏膜內壁吸收。長鏈脂肪酸再被酯化成甘油三酯，與膽固醇、脂蛋白、磷脂結合，形成乳糜微粒進入淋巴系統，最後進入血液，運送到身體各個組織。在所有食物的脂類中只有牛奶的脂類是飽含短鏈脂肪酸的，而長鏈脂肪酸都要透過淋巴系統來運輸。長鏈脂肪酸的吸收是在小腸中穿過腸黏膜進入到腸黏膜的末端淋巴管，重新與淋巴管中的甘油做酯化，發生甘油三酯的再合成作用，這些乳糜微粒通過淋巴胸導管和輔助通路，主要在左側頸靜脈和鎖骨下靜脈的交匯處進入血液。在體溫下呈現液態的脂類能很好地被消化吸收，而那些熔點超過體溫的很多脂類則很難消化吸收。因此，在37度時仍然是固體的一些動物脂肪，人體很難吸收。

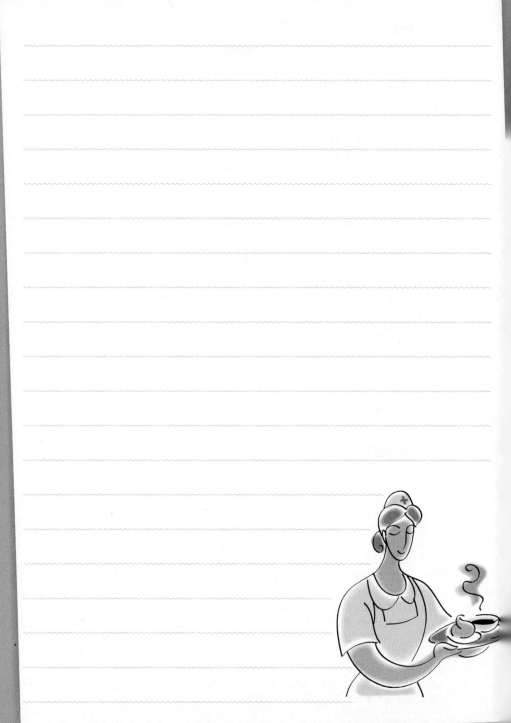

第9章
特定族群的營養

　　物質生活的豐富和人的生活追求的差異使得城市之中出現了大批生活規律迥異的族群。這些族群除了有著特定的生活規律之外，還有著特定的飲食規律。而這些飲食規律，特別是一些極端的飲食方式，都對這一族群的女性朋友們造成了很大的身體傷害。

9-1 妊娠營養與新陳代謝的研究

關於營養對人類妊娠與哺乳的影響，已有一系列的資訊來源。這包括同一族群和不同族群有關妊娠的長期資料紀錄，對戰爭與饑荒「自然實驗」的觀察，補充食物與營養素的研究，以及最近對妊娠和哺乳期間的代謝持續性研究等。

（一）妊娠營養

對出生和死亡的登記，以及對新生兒與嬰兒死亡原因的紀錄，為人們提供了判斷妊娠成功率的資料。

女性一生可以生育孩子的數量（生育率）呈現明顯的下降趨勢。例如在美國，生育率以1800年的8個孩子降至1900年的4個。目前，東南亞國家人口的出生率範圍從日本的1.5個到菲律賓的3.7個。

右表列出目前一些國家的生育率及嬰兒死亡率。嬰兒死亡率的下降和出生低體重嬰兒比例的下降，均得益於女性平均生育數量的下降和母親營養狀況的改善。從右表中可以看出，隨著營養狀況的改善，國內6歲以下兒童的低體重率和生長遲緩率，自1989～2000年均呈現顯著的下降趨勢。2000年之後則維持在穩定的水準。

如果嬰兒出生之前的訪問資料能夠系統性地記錄下來，將會提供有意義的資訊。例如，對蘇格蘭4,000名首次妊娠的女性所做的嬰兒出生前的訪談分析，清楚地證實，從母親的健康狀況和體格，可以預見其嬰兒的出生低體重及產期死亡率。美國的預產期合作計畫，也充分證實了母親的營養狀況、妊娠期間的體重增加、嬰兒出生時體重，以及預產期與新生兒死亡率之間的關係。

該計畫的資料清楚地證實，預產期死亡率的增加不僅與營養不足有關，且與營養過剩也有關。在這項研究中，早產是預產期死亡率升高的最重要的原因。

另外，高齡及妊娠期糖尿病的增多，也將成為人們不可忽視的因素。

（二）新陳代謝的研究

雖然目前可以使用小量的雙氧水（H_2O_2）來測定總能量的消耗，但是卻不能用於測量孕婦的能量平衡。唯一的檢測方法就是在一個特殊的小空間裡，測量人體的產熱（人體熱量計）。此意味著在此方法中，人體處於非正常狀態，而且只能測量很短時間的產熱。近來，利用雙氧水測量總能量消耗的方法，提出了觀察妊娠和哺乳期間的行為與代謝調整的新角度。其中一個最重要的發現是，即使在同一族群中，個別之間的差異還是相當大的。

一項在英國劍橋所做的研究中發現，同一個族群個別之間的差異，與不同族群之間的個別差異，基本上是一致的。妊娠之前的能量儲備，則是妊娠和哺乳期間代謝調節的主要決定因素。在哺乳期間，營養良好的女性為了適應哺乳的額外能量消耗，她們必須攝取更多的能量或者降低體力活動。但在能量攝取受到限制或者體能活動無法降低的情況下，產婦能量消耗的調整和脂肪的運作將會扮演著更為重要的角色。

一些國家的嬰兒死亡率和出生率

國家	死亡率 （死亡孩子數／1000出生嬰兒）	出生率 （出生孩子數／1000人口）
新加坡	2.31	8.82
日本	2.79	7.64
澳洲	4.75	12.47
希臘	5.16	9.45
義大利	5.51	8.18
美國	6.26	13.82
英國	14.65	14.62
馬來西亞	15.89	22.24
泰國	17.63	13.40
大陸	20.25	14.00
菲律賓	20.56	26.01
越南	22.88	16.31

懷孕期的前36週的能量消耗與能量攝取增加的平均值及範圍

成分	平均值±標準偏差／MJ	範圍／MJ
體脂	132±127	−99～280
基礎代謝率	112±104	−53～273
體力活動	131±240	−209～596
估算的用於胎兒的能量	43	
總能量消耗	418±348	34～1192
能量攝取	208±272	−136～835

✚ 知識補充站

　　從妊娠開始到產後哺乳，母體要經過一系列的生理調整過程。這些因生理負荷所產生的功能性調節，乃是為了提供胎兒一個最佳的生長環境，並且維持母體的健康。

　　經過研究證實，營養素攝取會影響血液中營養狀況，而不同孕期、害喜及營養補充品，都會造成孕婦不同之飲食營養素攝取量及血液營養狀況。

　　孕婦懷孕到了後期，有可能會出現便秘的症狀，諮詢醫生後服用益生菌，可以幫助減緩便秘的不適，而且懷孕期間，以及寶寶出生後餵食母乳期間，母體攝取益生菌，亦可以降低寶寶的過敏發生率。

9-2 懷孕期和哺乳期的能量及營養素之需求

（一）懷孕期的能量與營養素之需求

懷孕期額外的能量需求，是以母親與胎兒的組織發育所需能量與代謝的消耗為基礎。按照此種計算方法，平均的能量需求總量大約為 330 MJ，或者孕期平均1200 kJ／天。現行一些國家的推薦值，為妊娠後期2～3個月850～1100 kJ／天的額外飲食能量攝取，就是以上述原因為基礎。

從研發人員在英國劍橋所做的代謝研究可以看出，準確預測每一位孕婦的能量需求是不太可能的，建立單一的孕期能量需求值也是不太實際的。

（二）哺乳期的能量與營養素的需求

1. 營養素的需求

一般可以用乳汁的數量和成分來估算哺乳期額外的營養需求。首先，一系列的因素影響著乳汁的成分和數量，除了個別之間的差異之外，其營養素成分主要來源於母親的飲食成分。

另外，母乳中最顯著的變化為每次哺乳的最後階段，其乳脂肪含量會升高。因為乳脂肪的含量基本不會受到飲食的影響，其乳脂類型也不會隨乳母飲食的變化而改變。所以，若乳母攝取足夠的能量（體重維持相當固定），其乳汁中脂肪酸的組成就反映了其飲食脂肪酸的架構。如果乳母的體重下降，則反映其體脂會減少。右表列出影響母乳成分的主要因素。

（1）常數營養素：除了重度的營養不良之外，母乳中的常數營養素是相對固定的，基本上會受到飲食的影響。

（2）微量營養素：母乳中水溶性維生素的含量，反映了其長期的飲食結構，但礦物質的含量基本不受飲食影響。

2. 乳量

母乳餵養再啟動之後，一般泌乳量在0.5～1公升／天，其主要取決於嬰兒的需求、餵養方式以及母親的營養狀況。

經常性的有氧運動以消耗增加的增量，並不會對泌乳量與乳汁的成分造成影響。

國內以乳母日平均泌乳850毫升為基礎，來制定哺乳期營養素的日推薦量。目前的能量攝取推薦值，則是乳母每日額外再攝取2.0MJ。

對營養狀況良好、從乳汁中損失能量較固定的乳母，這些推薦一般並無任何變化。英國劍橋的研究報告，額外能量的推薦值為1.2～1.8MJ／天。

孕期和哺乳期的每日飲食攝取推薦值

項目	非妊娠	妊娠期的額外需求	哺乳期的額外需求
能量（MJ）	7.9～9.0	0.84	2.0
蛋白蛋（g）	65	20	20
鈉（mg）	2200	0	0
鈣（mg）	800	200	400
鐵（mg）	20	15	5
維生素C（mg）	100	30	30
核黃素（mg）	1.2	0.5	0.5
硫胺素（mg）	1.3	0.2	0.5
維生素A（μg RE）	700	200	500
總葉酸（μg）	400	500	100

懷孕期的身體表現與建議

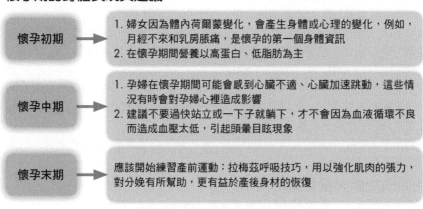

懷孕初期
1. 婦女因為體內荷爾蒙變化，會產生身體或心理的變化，例如，月經不來和乳房脹痛，是懷孕的第一個身體資訊
2. 在懷孕期間營養以高蛋白、低脂肪為主

懷孕中期
1. 孕婦在懷孕期間可能會感到心臟不適、心臟加速跳動，這些情況有時會對孕婦心裡造成影響
2. 建議不要過快站立或一下子就躺下，才不會因為血液循環不良而造成血壓太低，引起頭暈目眩現象

懷孕末期
應該開始練習產前運動：拉梅茲呼吸技巧，用以強化肌肉的張力，對分娩有所幫助，更有益於產後身材的恢復

＋ 知識補充站

哺乳期的媽媽吃什麼奶粉比較好

　　當然要吃孕婦奶粉了，那是給媽媽量身定製的配方奶粉，是一種均衡的營養飲品，可以作為孕婦和哺乳期母親的日常飲食之外的營養補充品，可以滿足懷孕期和哺乳期對能量、蛋白質、鐵質及其他營養素的額外需求。在懷孕期和哺乳期，身體對許多營養素的每日需求量都有所增加，其中包括蛋白質、葉酸、鐵質和鈣質。

9-3 嬰兒時期的能量與兒童時期的營養

（一）嬰兒時期的能量

　　嬰兒對能量的需求，與其他年齡一樣，取決於基礎代謝率、生長速率，以及活動強度。在第一年裡，嬰兒的生長速率逐漸下降，每千克體重需要的能量也降低，之後隨著活動強度的增加而增加。然而，嬰兒每千克體重所需的能量較成人高３～４倍。

　　嬰兒大約50%的能量需求用於基礎代謝及維持體溫，其餘則用於生長與活動。嬰兒出生之後的前４個月中，生長很快，每天平均增重20～25公克（g）。

　　之後至一歲，其生長速率逐漸下降，每天平均增重大約為15公克。儘管個別之間的生長速率存在著顯著差異，但此階段每千克體重的能量需求，較之後的其他階段的需求要高。

　　在通常情況下，估算嬰兒的能量需求是以對健康嬰兒攝取量的觀察為基礎，當然亦可依據對基礎代謝、活動以及生長所需能量的計算。隨著嬰兒的生長，用於活動的能量需求也相對地增大。睡眠平靜的嬰兒，較睡前哭鬧的嬰兒消耗能量少。

　　使用雙標水來計算總能耗，可使嬰兒的活動耗能數量更為精確。此項技術為 Wells 和 Davies 所提出，活動耗能的比例從６個星期的5%增至12個月的34%。

　　國內推薦的嬰兒能量攝取量，乃是以 FAO/WHO 專家委員會對大量健康配方乳粉與母乳餵養的嬰兒能量攝取的對比觀察為基礎。

　　近期對嬰兒及兒童的能量需求估算。也是以對生長所需能量的估算及對總能耗的測定為基礎。其結果為：健康嬰兒０～５個月的平均能量需求約為400Kj／（kg‧天）；６～12個月的男嬰為4.6MJ／天、女嬰為4.4MJ／天。

　　嬰兒在出生之後的４～６個月內，主要是透過脂肪、糖（乳糖）來滿足其對能量的需求，包括母乳和母乳替代品（通常是牛奶）。之後將逐漸由多樣化食物，例如，以各種常數營養素來替代脂肪和乳糖。

　　右表中列出了３個月、９個月女嬰所需能量的食物量。清楚顯示，９個月女嬰的能量需求量已達成人女性的50%。

（二）生長的能量與營養素的需求

　　生長需要足夠的食物，食物不足的兒童其身高均落後於食物充足者。

　　兒童的能量和營養素的需求有兩種估算方法：一種是觀察健康嬰兒及兒童的食物攝取；另一種是基於生長過程中體內積蓄的營養素總量。

　　在大多數情況下，推薦的飲食營養素參考攝取量（Dietary Reference Intake, DRI）是以上述兩方面資訊為主。基礎代謝與活動所需的一個重要層面，不同個人之間有很大差異。年齡與體型均相仿的兒童，可能其中一個的能量攝取是他人的兩倍，此種現象有很大的差異。年齡與體型均相仿的兒童，可能其中一個的能量攝取是他人的兩倍，此種現象並不奇怪，是因為用於體能活動的能量消耗不同所導致。

正常體重的3個月女嬰與9個月女嬰的能量需求的食物數量

年齡	能量	食物
3個月	2500千焦耳	850毫升母乳或者配方奶
9個月	4400千焦耳	600毫升母乳或者配方奶 30g米飯、麵條等 一個雞蛋（70公克） 20公克肉製品 5公克植物油 50毫升柳橙汁 2調羹蘋果泥（40公克） 2調羹番茄醬（40公克） 2調羹南瓜醬（40公克）

＋ 知識補充站

1.能量需求使用每千克體重來表示的話，第一年大約為400千焦耳／公斤，之後的青少年時期降至200千焦耳／公斤。營養素的需求也會逐漸地上升，但是通常與能量攝取無關。

2.兒童的營養（nutrition of infants and children）：兒童處於生長發育過程中，需從食物中獲取營養素來修補舊組織，增生新組織，產生能量，維持生理活動。年齡越小，生長發育越快，代謝越旺盛，而消化功能越差。按體重計算則兒童所需營養素的量比成人多，年齡越小越是如此。如何選擇適合不同年齡兒童營養需要的食物及餵養方式，是兒童保健的重要問題。

9-4 社會人口統計與老年人之食物及營養攝取

（一）社會人口統計

　　人類為地球上的一個物種，人類壽命有逐年增加之趨勢。經過這些年，以每 3 年增加 1 歲之速度成長。目前一些國家平均年齡已高達 80 歲以上。而目前年長一輩相較於 20 世紀初之前輩，壽命延長了大約 20 歲。儘管百歲老人的比率在增加（在先進國家內大約為 1/1000），但超過 120 歲還是相當罕見。隨著生物科技、生活方式和醫療條件之發展，此種現象與趨勢仍會改變，壽命仍會繼續延長下去。

　　和其他國家一樣，我國也已進入了老齡化社會，60 歲以上人口之比例，已占總人口數之 11%；先進工業化國家亦已超過 20%，右表是部分國家 60 歲以上人口比例之比較。

　　人們會長壽之原因，直接受益於充足之營養、適當的生活方式（例如選擇健康食品、維持正常體重等）、醫療水準之提高（例如嬰兒和孕婦死亡率之降低、疾病之早期診斷、癌症與心血管疾病之有效防治）、教育、經濟與居住狀況之改善以及社會保障措施之推行等。

　　隨著人們壽命之延長，其營養需求也隨之改變。在發展中國家，由於人口總數較多，其老年人口總數將超過先進國家，老年化問題已成為一個國際化問題。

（二）老年人之食物及營養攝取

　　很多老年人的飲食習慣比他們的年輕後代更為合宜與富有規律。能量攝取隨著年齡的成長而下降（例如，60 歲男性為 2800～2000 千卡（kcal），60 歲女性為 1900～1500 千卡）。在國內 65 歲以上的成人中，蛋白、總脂肪、亞油酸、維生素 A、維生素 B_1、核黃素、葉酸、維生素 C、鐵和磷的平均攝取量是相當充足的，飽和脂肪酸和精製碳水化合物（例如高糖）的攝取量通常是超過標準的，而單一不飽和脂肪酸、n-3 多重不飽和脂肪酸（植物、魚）、粗製的碳水化合物、纖維、葉酸、維生素 B_6、鈣、鎂和鋅的攝取量卻低於標準。雖然這些營養素缺乏並沒有明顯的表現型症狀，但會導致次臨床營養缺乏症。中度維生素和礦物質的缺乏在老年人中很常見。這種缺乏與認識障礙、傷口癒合緩慢、貧血、紅腫、易於感染、神經障礙、中風，以及一些與癌症相關（例如維生素 A 缺乏與肺癌）。

（三）營養不良對老年人的危害

　　在先進國家中，因為不良飲食而危害健康的老年人達到 30%～50%。有些老人飲食攝取不足，其原因包括：藥物、精神狀態、痴呆、慢性病、殘疾、孤獨，以及味覺、嗅覺喪失等。味覺改變的原因很多，與長期吸菸、不良衛生習慣和疾病有關。此現象也部分解釋了為什麼老年人喜歡食鹽和飲用咖啡飲料（咖啡可以增加食慾）。最近有相關的研究證實，老年人過早地出現飽足感是由於一氧化氮缺乏所導致，降低了胃底部對食物的適應性收縮。

　　此外，對與健康相關的飲食看法，也會影響老年人的飲食態度，這在全球已有報導。

60歲以上老年人口的比例

國家	60歲以上老年人口的比例	國家	60歲以上老年人口的比例
歐洲		其他先進國家	
法國	22	澳洲	19
芬蘭	23	日本	28
德國	25	發展中國家	
希臘	24	中國大陸	11
義大利	26	巴西	9
瑞典	24	印度	8
英國	22	俄羅斯	17
北美		巴基斯坦	6
加拿大	19		
美國	17		

營養不良的老年族群與不合理的生活方式有關

獨居老人	慢性疾病，如關節炎、糖尿病、心腦血管疾病、癌症
低社經地位	藥物的不良反應
與社會隔離	感官障礙，如味覺、嗅覺
近期被遺棄	饑渴感降低
憂鬱症／感知障礙	咀嚼障礙（牙齒損傷及缺乏）
運動和社會活動不足	食物儲備不足、購物困難、不良的烹飪技巧
運動障礙	偏食

✚ 知識補充站

　　老年人的營養是決定老年人健康的重要因素之一。正常的老年人按照其身體的生理狀態，同樣需要平衡與合理的飲食來達到營養的目的。

　　營養素的攝取不足會引發很多的問題，例如：骨健康（鈣、鎂）、傷口癒合慢（鋅、蛋白、能量）、免疫系統受損（鋅、維生素 B_6、蛋白質、能量），以及同型半胱氨酸濃度升高所引起的心血管疾病（葉酸、維生素 B_6、維生素 B_{12}）。

9-5 兒童時期營養相關的問題

（一）拒食症

學齡前兒童的生長速率比嬰兒時期下降。初學走路的嬰兒有許多東西要學習，他們有很多比吃更感興趣的事物。父母總是擔心他們兩歲的孩子不肯吃飯。這種現象並不奇怪，很多此年齡層的孩子有時一天只攝取很少量的飲食。

在營養學上這並不是什麼問題，而且通常是可以自我調節的。同齡的其他孩子也許不停地尋找食物，與上述行為相類似，這也許不是出於飢餓所致，而是一種習慣或想要引起他人注意。

（二）貧血症

缺鐵性貧血是兒童早期最常見的營養缺乏問題。在國內，下列情況缺鐵性貧血最為常見。

引起貧血的主要原因有：

1.並未及時添加飽含鐵質的食物；

2.長期患有胃腸炎；

3.長期素食餵養，以及鐵質的吸收率較低。

足月嬰兒體內的鐵儲備量，通常可以滿足前6個月的需求，在6個月之後，應該補充強化鐵的配方奶或是足量的含鐵食物。

例如，嬰兒穀物、強化鐵的早餐穀物、肉、綠葉蔬菜等。若不及時補充鐵，嬰兒體內的儲備鐵將被耗盡，出現血紅蛋白降低而引起貧血。

兒童的早期貧血尤其值得關注。貧血將導致不可逆轉的身體及智力生長停滯，特別是發生在嬰兒對感染的抵抗力降低，從而使發病率升高。

根據國內食物營養監測系統15年的監測結果，對5歲以下兒童的貧血狀況所做的分析，同時根據世界衛生組織和聯合國兒童基金會提出的6個月至6歲以下嬰幼兒血紅蛋白低於110公克／L的兒童貧血診斷標準，採用氰化高鐵法和HemoCue法（血紅蛋白測定儀），來測定血紅蛋白的含量，對於海拔1000～3000公尺（m）的貧血標準加入調整，並計算貧血率。

小博士 解 說

同時測定兒童與母親血紅蛋白值的方法，研究兒童貧血與母親貧血的關係。

相關結果證實，1992～2005年間，5歲以下兒童的貧血率在16%～20%左右，並無明顯的改善。

兒童貧血率隨年齡的變化，6～12個月為患病高峰期。對於兒童貧血，其母親貧血的相對危險度為2.31，兒童貧血會引起腹瀉增加。

4～23個月的嬰兒貧血與其母親貧血、母乳餵養、輔助食品的添加有關。24～29個月幼兒的貧血，與其母親貧血及兒童生長遲緩有關。而出生之後6個月開始添加飽含鐵或強化鐵的食物，對預防兒童貧血是有效的。

1992年與2002年國內女嬰幼兒貧血率的統計（%）

月齡	城市		郊區	
	1992	2002	1992	2002
0～1	28.8	24.5	30.0	32.8
2～4	12.8	5.8	16.9	13.3
5～11	15.7	9.0	17.0	13.3
12～17	22.7	13.0	16.3	19.0
18～44	26.5	23.7	24.7	27.2
45～59	29.1	21.1	27.2	28.0
≧60	31.5	20.9	32.9	31.3
總計	25.8	20.1	23.3	24.9

1992年與2002年國內男嬰幼兒貧血率的統計（%）

月齡	城市		郊區	
	1992	2002	1992	2002
0～1	23.0	29.9	29.5	33.9
2～4	13.3	7.2	18.1	15.6
5～11	14.8	8.4	14.7	14.0
12～17	12.9	11.2	16.5	16.2
18～44	11.9	10.9	14.4	14.6
45～59	16.3	13.1	20.6	21.5
≧60	26.2	18.3	34.1	31.9
總計	15.2	12.0	17.8	18.0

✚ 知識補充站

　　學齡前兒童正處於生長發育高峰期，一定要有好的飲食營養。飲食重點包括：1.飲食要均衡，食物要新鮮、食物的樣式要多樣化；2.注意攝取蛋白質的品質；3.早餐不宜馬虎；4.要補足水分；5.要補充礦物質與微量元素；6.適當地吃些零食；7.注意食物的色香味俱全，進食的環境要整潔。

　　總之，飲食要均衡，要葷素、粗細搭配，並注意優質蛋白質的攝取，養成良好的飲食習慣，不挑食、不偏食，盡量少攝取飲料與垃圾食物，這樣才能避免肥胖症或營養不良症的發生。

第10章
運動及生存營養

　　適量運動和健康飲食的益處：除了引致肥胖之外，缺乏運動、飲食不均衡或營養不良均會增加患上心臟病、糖尿病、高血壓和某些癌症的風險。適量的運動，可以改善心肺功能，減低患上多種慢性疾病的風險，亦有助保持理想體重和紓緩壓力。均衡飲食亦為健康帶來不少益處，例如多進食新鮮的蔬果有助於預防患上某些種類的癌症。

10-1 運動及保持健康與建議的運動量

（一）運動及保持健康

運動與健康標準的提升，以及隨著年齡的增長或者在感染之後，與一些疾病，例如，肥胖、高血壓、心腦血管疾病及糖尿病密切相關。長期運動會降低骨質疏鬆，以及在生命後期骨折的危險。某種看來似乎為健康的現象，並非等於長期的健康，例如舉重運動員肌肉看起來相當健壯，但是尚無證據證實，強壯的肌肉會對長期的健康有利。

相反地，耐力訓練，如長跑等會使心肺功能更為強健、肺活量增加、保持相對低的血壓，以及適宜的體脂，使得心血管系統更為強而有力，同時也提升了人體對胰島素的敏感性，從而降低了罹患糖尿病的風險，此對長期的健康極為有利。保持健康（例如代謝健康）需有規律的運動量其實並不大。一般相對適宜的運動，例如散步，可以達到減少體脂，尤其是腹部脂肪、降低血壓、降低糖尿病的風險、增高 HDL-膽固醇、降低發炎症以及應激（Stress）的目的。

一項對 72,000 名婦女的研究證實，不同運動程度的婦女，其冠心病的罹患率均會降低。每週散步 3～4 小時的女性，可以降低大約 30% 的生病率，而此一數據與那些從事劇烈運動的女性基本上相當。另一項對 25,000 名男性的研究證實，無論研究的個人是肥胖、吸菸、高血壓，還是有心臟病家族史，其疾病發生之後的死亡率較健康族群為低。根據相關統計證實，在不健康的個人中，上述疾病的死亡率，比超重而保持運動的個人的死亡率高了近乎兩倍。另有研究提出了保持正面的生活態度比體重對健康的影響更大。適當強度的有氧運動（例如慢跑）會改善心肺的功能。建議每週運動 3～4 次，每次運動強度達到最大肺活量的 70%（最大 VO_2）。最大 VO_2 是指在持續的 10 分鐘或者更長的時間內，可以保持的最大能量的消耗率，其與氧的攝取量達到極點時的能量消耗率大致相當。

（二）建議的運動量

對於非運動員來說，保持健康所需的運動量並不需要很大，實際上也不應該很大。大運動量對於未經一般訓練的人來說，存在著相當程度的危險性，尤其是對那些年齡越大、重度超重的族群其危險性更大。中年以上在進行運動項目之前，最好先進行體檢，以排除運動傷害或者疾病。通常運動應從輕量開始，每次散步 20～30 分鐘，然後逐漸增加至每日 30～60 分鐘的快速行走（40%～50% 最大 VO_2）。依據相關研究證實，該運動量較強度更大的運動量更有益處。

小博士 解說

在運動前後，可以藉由合理飲食或適當的營養補充來維持和提升體能。在運動之前，以低脂的碳水化合物為主，容易消化，又能夠提供糖類，作為運動時的能量來源。一般健康人運動前只補充水就可以。如果是專業運動員，或者運動時間持續較長，例如超過 2 小時，運動前應該補充運動飲料。在運動之後，吃點鹼性食品。有些人喜歡在晚上運動，餓了喝啤酒、吃炒米粉、燒烤。但是，在晚上八、九點之後吃油膩、高熱量食品，容易轉化成脂肪儲存，不僅會加重夜間腸胃負擔，還會導致體重增加。在運動之後可以喝點鹼性食品，例如牛奶、優酪乳、豆漿，也可以飲用茶水、果汁（不加糖）、天然礦泉水或白開水等。

運動的益處

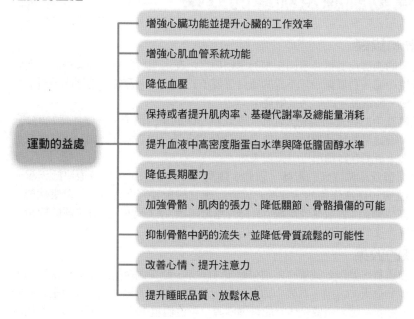

運動的益處
- 增強心臟功能並提升心臟的工作效率
- 增強心肌血管系統功能
- 降低血壓
- 保持或者提升肌肉率、基礎代謝率及總能量消耗
- 提升血液中高密度脂蛋白水準與降低膽固醇水準
- 降低長期壓力
- 加強骨骼、肌肉的張力、降低關節、骨骼損傷的可能
- 抑制骨骼中鈣的流失，並降低骨質疏鬆的可能性
- 改善心情、提升注意力
- 提升睡眠品質、放鬆休息

運動量與改善健康

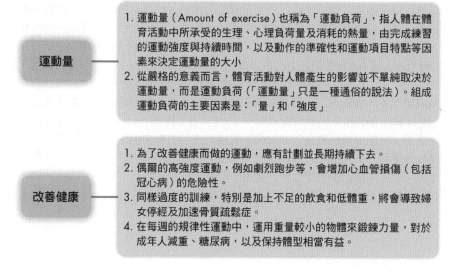

運動量
1. 運動量（Amount of exercise）也稱為「運動負荷」，指人體在體育活動中所承受的生理、心理負荷量及消耗的熱量，由完成練習的運動強度與持續時間，以及動作的準確性和運動項目特點等因素來決定運動量的大小
2. 從嚴格的意義而言，體育活動對人體產生的影響並不單純取決於運動量，而是運動負荷（「運動量」只是一種通俗的說法）。組成運動負荷的主要因素是：「量」和「強度」

改善健康
1. 為了改善健康而做的運動，應有計劃並長期持續下去。
2. 偶爾的高強度運動，例如劇烈跑步等，會增加心血管損傷（包括冠心病）的危險性。
3. 同樣過度的訓練，特別是加上不足的飲食和低體重，將會導致婦女停經及加速骨質疏鬆症。
4. 在每週的規律性運動中，運用重量較小的物體來鍛鍊力量，對於成年人減重、糖尿病，以及保持體型相當有益。

10-2 運動訓練及訓練的效果

（一）運動和訓練

　　各個年齡層的族群均有很多不同種類的運動項目。在這些項目中，要獲得成功則需要不同的身體功能。右頁顯示了不同的項目需要不同的體質。例如，跳高高手則不太擅長於馬拉松、長跑高手則不適宜舉重。

　　大多數運動高手的特質均為先天性的。在此舉一個簡單的例子，一位身高220公分或更高的人，很容易在籃球項目中比矮他20公分的人獲得成功；又例如，快速收縮肌比例較高的人，更易在跳躍項目中獲致成功。

　　肌肉纖維類型受遺傳因素的影響，因此，運動方面的成功至少部分取決於天賦。營養則是對遺傳和訓練條件的一種補充因素。適宜的營養將會促進：1.健康狀態、身材勻稱、減少體脂；2.適應性訓練；3.提升運動成績：（1）強化比賽之前的飲食。（2）促進比賽之後的身體恢復。

（二）訓練的效果

　　訓練可改變體質，並因此改變一些遺傳體質。例如，跑步訓練的主要效果是增加了肺活量，並增加最大 VO_2 值，右表中顯示了這種改變。訓練的另一重要作用是有助於降低體脂肪。體脂在體內主要是作為能量儲備源。一位體重70公斤的運動員，例如體脂為14%，他的能量儲備可達到390,000千焦耳。而這些能量如果按照10千焦耳／分鐘消耗來計算，將可以持續使用600小時。運動時脂肪酸可被動員起來，但體脂動員的比值有限。對於運動員來說，多餘的脂肪並沒有任何用處。

　　經過訓練可降低體脂，並提升肌肉力量對體重的比率。女健美運動員通常在青春期比值達到最大值，但青春期體脂的增加會降低此一比值。年輕女性大多透過節食來控制體脂，這將帶來一系列的不利後果，例如，貧血（缺鐵）、缺鈣（降低骨密度）、缺鋅（影響生長）等。當體脂降至10%以下時，可能會出現停經、飲食紊亂（貪食症、厭食症）等，此在從事與控制體重有關的運動項目女性中較為常見。

　　在不同的項目中，運動員按其體重分為不同級別的比賽（例如拳擊、舉重、摔跤、划船）。因為單位脂肪品質提供的能值較高（大約30千焦耳／公克），所以控制體重顯得十分重要。目前尚無迅速去脂的方法，飢餓對去脂的效果也不佳。對於那些必須減重的運動員來說，此通常用脫水的方法來減重，例如避免飲水（少飲水）、多穿衣服、利尿等。但在同樣乾燥的條件下，應注意可能存在的危險。

　　訓練中控制體重最佳的方法就是嚴格控制脂肪的攝取，即攝取充足但不過量的碳水化合物。

有益於運動訓練的關鍵因素

跑跳項目	——	快速收縮肌肉群的比例，快速有力的肌肉收縮
馬拉松長跑	——	大的肺活量，血液、氧氣最大程度地轉運至肌肉中
舉重	——	肌肉力量、大的肌纖維體積，與肌纖維橫截面的面積相關
健美	——	肌肉力量對體重的比率要大，肌肉纖維較短、較輕，體脂較少

對訓練的適應性

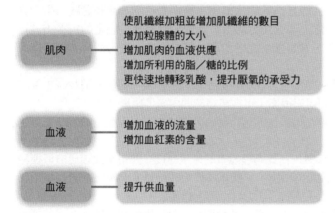

肌肉	——	使肌纖維加粗並增加肌纖維的數目 增加粒腺體的大小 增加肌肉的血液供應 增加所利用的脂／糖的比例 更快速地轉移乳酸，提升厭氧的承受力
血液	——	增加血液的流量 增加血紅素的含量
血液	——	提升供血量

＋知識補充站

男女之生長狀況有兩個交叉點：第一階段在小學五、六年級。女生發育得較男生要快；但在進入國中之後，到了第二階段，男生開始發育得較快。

尤其女孩子在初經之後，身體開始囤積脂肪，如不多運動來強化訓練，身體的耐力、肌力、協調性等，會與男生差異更大。

體能主導類的運動項目，訓練的目的是使身體產生對疲勞的適應性變化，也就是對更大強度負荷的適應，故而生理承受力的適應性變化取決於訓練中身體疲勞程度及恢復時間。

對於極限狀態的心理承受能力，適應性變化是取決於訓練中，中樞神經系統的興奮程度及持續時間。

10-3 能量的來源、營養和水分

（一）燃料的來源

不同類型的運動能量消耗差異很大。在完全靜止的狀態下，身體代謝率為 3.5～5 千焦耳（耳）／分鐘；輕度運動通常為 6 倍的 BMR（20～30 千焦耳／分鐘）；持續性的劇烈運動，例如馬拉松運動員則會達 12 倍的 BMR（大約 60 千焦耳／分鐘）。

最大的能量輸出，受到氧氣轉運至肌肉量之限制，在耐力項目的後期，則受到燃料轉運至肌肉量之限制。在瞬間活動時（例如跳躍），最大能量輸出量可能遠大於最大需氧量的量，並超過 200 千焦耳／分鐘。

提供肌肉收縮瞬間的能量物質是腺苷三磷酸（adenosine triphosphate, ATP），其可被分解為腺苷二磷酸（adenosine diphosphate, ADP）和無機磷。ATP 會透過能量儲備物質磷酸肌酸而在體內重新合成，ATP 和磷酸肌酸僅可提供肌肉收縮幾秒鐘的能量。當這些物質用完後，體內的主要燃料，例如葡萄糖和脂肪，其氧化過程會被啟動。

體內能源物質的使用取決於能量消耗的水準。在靜止狀態下，身體從碳水化合物（葡萄糖）中獲得 50% 的能量，另外 50% 從脂肪獲取。肌肉獲取能量的主要方式，是透過氧化脂肪酸來實現的。當能量消耗增加時，肌肉能量的使用則轉向葡萄糖的使用。

肌糖原是葡萄糖的聚合物，是高強度運動中的主要能源物質。高能量消耗時主要的供給能量物質葡萄糖，因其利用率很高，可在最短時間內滿足能量之需。

對此的解釋之一是，葡萄糖可以被快速地化解為乳酸，此一過程產生的 ATP 並不依賴於氧氣的存在。

相反地，脂肪氧化需氧的參與，在此過程能量的產生速度，並不會比透過血液運輸氧來得快。過度無氧狀態下能量的輸出，只能維持很短的時間，大約 15～60 秒，因為所產生的乳酸會使肌細胞酸化，使酶的活力降低而引起疲勞。

劇烈運動產生的乳酸從運動肌肉中散發，並轉運至心臟、腎臟和肝臟，在這些器官中，其被部分氧化而產生能量，部分轉化為葡萄糖，以在肌肉及其他組織中重新利用。因此在此一循環中，心臟、腎臟和肝臟對肌肉產生的能量發揮輔助功能。

肌肉組織利用能源物質的一個指標是呼吸商（Respiratory Quotient, RQ），其為二氧化碳輸出量與氧氣攝取量的比值。當葡萄糖作為主要的能源物質時，RQ 值為 1.0。當脂肪作為主要能源物質時，RQ 值降至 0.71～0.72。馬拉松運動剛開始時，RQ 值為 1.0，當接近終點運動員體力消耗最大時，RQ 值降至 0.72。

延長運動期間的燃料消耗

因素	脂質利用
增加運動時間	增加
增加運動強度	減少
運動之前或運動過程中	減少
攝取高碳水化合物飲食訓練	增加

高強度運動

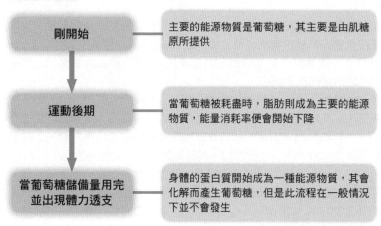

| 剛開始 | 主要的能源物質是葡萄糖，其主要是由肌糖原所提供 |

| 運動後期 | 當葡萄糖被耗盡時，脂肪則成為主要的能源物質，能量消耗率便會開始下降 |

| 當葡萄糖儲備量用完並出現體力透支 | 身體的蛋白質開始成為一種能源物質，其會化解而產生葡萄糖，但是此流程在一般情況下並不會發生 |

✚ **知識補充站**

蔬菜和水果是人類平衡飲食的重要部分

　　蔬菜和水果是人類平衡飲食的重要部分，五菜為充、五果為助。蔬菜水果是維生素、礦物質、膳食纖維和植物性化學物質的重要來源：水分較多、能量較低。

　　蔬菜含水量較多、能量較低、飽含植物化學物質，是微量營養素、飲食纖維和天然抗氧化物的重要來源。一般新鮮蔬菜含水65%～95%、多數蔬菜含水90%以上，蔬菜含纖維素、半纖維素、果膠、澱粉、碳水化合物等，大部分能量較低。蔬菜是一類低能量食物，是胡蘿蔔素、維生素B_2、維生素C、葉酸、鈣、磷、鉀、鐵的良好來源。多數新鮮水果含水分85%～90%，是飲食中維生素（維生素C、胡蘿蔔素以及B族維生素）、礦物質（鉀、鎂、鈣）和飲食纖維（纖維素、半纖維素和果膠）的重要來源。

10-4 礦物質

　　氧氣被輸送至肌肉中，與紅血球中的血紅蛋白結合。每一個血紅蛋白的中心是一個鐵離子，其可以結合氧分子。如果缺乏鐵，血紅蛋白的合成將受到限制而導致缺鐵性貧血。我們可以預見，貧血將會減少氧的運輸量和工作效率，並因此影響運動成績。

　　右表中顯示了貧血血紅蛋白水準與適合運動成績提升的血紅蛋白水準。然而，很少有實驗結果證實血紅蛋白的最適宜水準。

　　運動員，尤其是女運動員，容易受到貧血與缺鐵的影響。運動貧血早已被認識到，但其原因最近才被加以解釋。一些可能的原因會造成貧血，其實際情況如下：

　　1.血管容積將隨運動而擴張，因此會引起血紅蛋白的顯著降低。儘管血紅蛋白可以隨著運動而增加，但此種增加會隨著血管容積的增加而降低。

　　2.缺鐵：有幾種可能的原因。

　　（1）飲食的缺陷。運動員有其不同的飲食方式，其中包括減肥飲食或對某種食物的限制。影響血紅蛋白含量的營養素有鐵、蛋白質、維生素 C、維生素 B_{12}、葉酸。

　　（2）運動員偏於素食。這類飲食通常缺鐵和維生素 B_{12}，有時蛋白含量偏低。如果身體缺鐵，可利用的鐵的量則供不應求。

　　（3）最近的一項研究證實，高出汗量也會透過皮膚而引起鐵的流失。

　　3.失血：對於營養狀況良好的個人，失血是引起貧血的主要原因。女性月經失血是貧血的另一大原因。由於機械損傷引起的紅血球破壞而導致的貧血已被重視，尤其是長跑運動員，通常可見其尿液中出現血紅蛋白。其他原因的貧血則並不常見。

　　避免貧血最有效的方法是，透過測定血液中鐵蛋白的含量來檢測鐵的儲存量。鐵蛋白是鐵的一種儲存方式，在血漿中含量較低，血液中鐵蛋白含量與身體鐵儲存量成正比。女性鐵蛋白的含量應在 10～20 微克（μg）。對所有運動員而言，應盡量增加飲食中鐵的攝取量。飲食中含鐵最高的是肉，尤其是紅肉。紅肉含有被稱為肌紅蛋白的一種氧結合蛋白，其結合至肌紅蛋白或血紅蛋白中的鐵更易於被吸收，甚至超過 20% 也可以被吸收。但是非血紅素鐵的吸收率則低於 10%，目前尚不確定低鐵對運動成績的影響程度。

　　穀物中非血紅素鐵的吸收率比較低，因為其可以與植酸結合，穀物皮層含較高的植酸。綠色蔬菜中之非血紅素鐵，因為易與草酸結合而吸收率也較低。維生素 C 會透過在胃的酸性環境中還原高價鐵離子，來增加非血紅素鐵的利用率。檸檬酸透過螯合二價鐵離子，使它成為可溶物而增加其吸收。飲食中的蛋白及用鐵鍋加工食品均會增加鐵的攝取，對於素食者不失為一種補鐵的最佳方法。食物中的酸越多，鐵鍋表面進入食物中的鐵就越多。

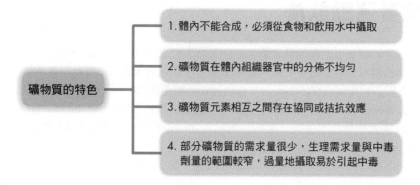

礦物質的特色

1. 體內不能合成，必須從食物和飲用水中攝取

2. 礦物質在體內組織器官中的分佈不均勻

3. 礦物質元素相互之間存在協同或拮抗效應

4. 部分礦物質的需求量很少，生理需求量與中毒劑量的範圍較窄，過量地攝取易於引起中毒

貧血血紅蛋白的指示水準與適合運動的血紅蛋白的標準水準

性別	貧血	運動的需求
女性	＜ 120	140 ～ 150
男性	＜ 140	150 ～ 160

✚ 知識補充站

1. 仰賴日常飲食予以補充：生物之所以能生存，除了仰賴碳、氫、氧、氮等元素外，也需要各種礦物質。生物無法自行製造礦物質，必須從環境或食物鏈中予以獲得。礦物質為無機物，主要來源是動、植物經高溫燃燒後所遺留的灰燼（Ash）。礦物質雖是生物體中的必需要素，生物對礦物質的需求量卻不盡相同，以人類為例：人體對鈉、鉀等元素的攝取量高達90%以上，對鈣，約為30%，至於鐵，則僅為2%～40%。礦物質可以協助肌肉和神經運作、製造血紅素、骨骼和牙齒、幫助消化與協助排泄。礦物質也可輔助酵素合成或分解營養素、促進人體新陳代謝。礦物質亦具有抑制癌細胞、增強免疫力與控制體內環境固定等功能。礦物質占人體體重的4%～5%，在骨骼中含量最多。每一種礦物質都具有特殊生理功能，攝取量不足或過量，都會擾亂身體平衡，甚至對生命造成威脅，人體雖然可以自行合成少數維生素，但是卻無法製造礦物質，因此必須仰賴日常飲食予以補充。

2. 在國內由於豆類製品日常攝取較多，所以一般不會缺鈣。近年來，牛奶與其他乳製品的消費逐年增加，國內民眾鈣的攝取量平均為400毫克／天，但僅為RDI的50%。引起鈣攝取不足的原因很多，例如素食者排斥豆製品，一概不食用豆製品又對乳糖不適應或者牛奶過敏等。

在女性青少年中，補充足量鈣對於確保發育後期最大的骨密度及避免日後的骨質疏鬆症相當重要。如果由於飲食問題而嚴重影響月經，出現停經現象，這將是骨質疏鬆的一個危險訊號。女性雌激素的降低，也會引起骨骼中鈣離子的損失。運動員中經常出現的疲勞性骨折，很可能與其骨骼密度的降低有關。

10-5 競賽運動飲食

對競賽體育而言，飲食會影響運動成績。對於高水準的運動員而言，競賽運動之前和在運動中食物的攝取問題是很重要的。就訓練而言，肌肉需要儲存 2 倍於正常水準的糖原量，方能保證運動員有更好的耐力、保證運動時間超過 90 分鐘的項目或者一段時間之內連續比賽的需求。碳水化合物的儲備可以在比賽前幾天進行。

第一階段：訓練強度減小，保持正常的碳水化合物的攝取量（占總能量的 50%～60%）。

第二階段：在比賽前 3～4 天，訓練強度會繼續減小，碳水化合物進一步增加（占總能量的 60%～70%）。

食物攝取量取決於運動員的食慾，但不可過量。隨著比賽日期的逼近，飲食中應包含精製的碳水化合物、含高血糖指數的食物，以及減少纖維的攝取。這將有助於減少攝食量，並保證碳水化合物的攝取增加。

攝取高碳水化合物的食物並不容易做到，要攝取總能量的 60%～70% 的碳水化合物，且低脂肪。而低脂飲食也需提供足夠的能量，則食物總量將很大。脂肪產熱為 37 千焦耳／公克，超過碳水化合物的 2 倍。如果飲食中脂肪提供能量僅為 20%，則脂肪占食物總重不會超過 10%。但是，很多人們認為高碳水化合物的食物同時也含有較高的脂肪，然而這常常被人們所忽略。

右表列出了幾種高碳水化合物的食物，因其含有高碳水化合物而成為高能量食品，含脂量較低。也呈現出高碳水化合物體積大的特色，運動員要攝取如此大量的食物，的確有相當的難度。飲食中的基礎食物，應有飽含的水量和低能量密度。

從每 1000 千焦耳米、土豆的品質，可以想像一位優秀運動員為了維持較大的運動量訓練所需攝取的食物量。

小博士 解說

攝取的肉類應以精肉為主。帶有一些白色脂肪的肉比蛋白提供更多的能量。在生肉中，這種脂肪約 85% 為甘油三酯（大約為 31 千焦耳／公克）；而並無明顯脂肪的鮮肉，大約 22% 為蛋白、4% 為脂肪，不含碳水化合物。能量大約為 5 千焦耳／公克，僅為帶脂肪肉的 1/6。

右表（三）中列出了高碳水化合物飲食的範例。顯示在此種飲食模式中脂肪的主要來源。其中，5 種食物提供了 75% 的脂肪來源。

而飲食中乳製品的缺乏也將限制鈣的攝取，鈣對於年輕運動員而言是相當重要的，因為骨骼的長期健康狀況取決於青春後期骨密度是否達到理想的狀態。

如果此種飲食用於 15 歲的女游泳運動員，鐵和鈣為關鍵性的兩個因素。

（一）普通快餐中的脂肪含量

食品名稱	脂肪含量（％）	肪脂能量所占比例（％）
堅果	49	77
炸薯條	36	60
麵粉糕餅	35	65
奶酪	33	72
巧克力	31	52
乾麵包	23	44
水果蛋糕	15	34
冰淇淋	10	48

（二）高碳水化合物

食品	所占能量比例（％）	碳水化合物（％）	水（％）	產生1000千焦耳能量的食物品質（公克）
玉米薄片	85	85	3.4	63
果醬	97	65	31	93
麵包（饅頭）	66	66	39	106
麵條	79	25	67	201
白米飯	85	25	69	191
馬鈴薯	76	13	80	368

（三）在高碳水化合物飲食模式中脂肪的主要來源情況

食物	用量（公克或mL）	碳水化合物（公克）	脂肪（公克）	能量（千焦耳）	蛋白質（公克）
魚1片	150	0	12	1242	47
奶酪2片	40	0	11.6	580	9
牛奶2.5杯	650	38	7.5	1250	27
水果麵包1片	75	35	6	931	7.4
餅乾4片	40	28	5.2	684	2

✚ 知識補充站

運動員與非運動員的飲食攝取應該是相同的，個人的營養素必須具有熱量、碳水化合物、脂肪、蛋白質、維他命、礦物質、荷爾蒙和水，缺乏這些物質都會有損成績和引起疾病，營養素是用來維持活力，更重要的是能提升運動能力創造佳績。

10-6 營養與生存及輕便應急食品的補充

（一）以生存為前提

　　首先，對於生存而言，要明確說明哪一種物質是必需的。在緊急情況下，人們對飲料、能量及微量營養素的需求方式與運動員大致相同，特殊需求則取決於緊急環境的實際情況。

　　因此，在山地跋涉、在海洋之中航行或在沙漠裡行走時，需要攜帶的飲食取決於其環境溫度、濕度、攜物的重量，同時還應考量到食物的攜帶、儲存條件以及儲存時間等因素。然而，首先要考量的是，身體最必需的是什麼？以及在緊急情況發生時，最需要提供的是什麼？

　　人體的基礎需求是相類似的，但實際是何種營養素的需求，以及需求量多少，則取決於各種因素，例如年齡、性別、體重、體脂儲備等，更重要的是，其從事運動的強度。在緊急情況下，首先要了解個人的營養狀況。如果在禁食之初適度地補充營養，那麼體內就會以體脂的方式儲備能量及其他各種營養素。右表中顯示營養補充之後的成年男性，在完全禁食之後可以生存的時間。

　　除了能量之外，男女對其他各種營養的儲備需求基本是相當一致的（除了鐵之外，女性具有更高的需求能量、維生素C和部分B群維生素）。

　　一些礦物質和維生素在體內的儲備相對消耗量而言，通常可供一年以上的需求。如果個人在緊急情況開始時能很好地補充營養，其體內的營養素儲備將更高，且可以生存更長的時間。

（二）輕便應急食品的補充

　　輕便應急食品要盡可能地包裝精緻、營養量豐富。脂肪的營養密度最大（37千焦耳／公克），但若將其作為輕便的應急食品則應用價值不大。這是因為每一位營養條件充足的個人，其脂肪能量儲備也相對充足。

　　例如，一位體脂為18%，體重70公斤的個人，其脂肪大約12.6公斤，其在體內會產生大約39千焦耳／公克的能量，即總能量大約為500000千焦耳。若以每天需要能量10000千焦耳來計算，在理論上可以存活50天。但是實際情況卻更為複雜。當食物能量不足時，短期內肌體靠碳水化合物供給能量。當食物缺乏之後，體內又可用體蛋白來提供必要的葡萄糖。

　　如果從事劇烈的運動，運動量越大，其對碳水化合物的需求越多。從事重體力活動時，至少有60%的能量來自於碳水化合物，30%來自於脂肪，10%～15%來自於蛋白質。

　　運用食物表可以計算出每種毫量營養素的需求量。例如，中等活動量的男性每天需要能量為12毫焦耳。

　　因此，對於純毫量營養素而言，每天450公克碳水化合物、81公克脂肪和160公克蛋白質（總共637公克／天），將提供每天12毫焦耳的能量，其各個營養素所提供的能量比例也相當適宜。

營養補充足之後的成年男性，完全禁食之後續以生存的時間

營養物	體內的一般含量	大約日需量	存留時間（總數）
水	40公升	1～3公升或者依賴於溫度、濕度	數天
鈉	60公克	1.5公克或者依靠於汗液的流失	數天至1～2周
能量	300～400毫焦耳	10～15毫焦耳	1～2月
維生素B₁（硫胺素）	50毫克	1毫克	1～2月
維生素C	3～5公克	10毫克	2～3月
鐵	3～4公克	10毫克	數月
維生素B₁₂	2～4毫克	1～2μ公克	數年
鈣	1～1.2公斤	0.4公克	數年

中等活動量的男性平均每天所需要的能量

營養物質	能量（千焦耳／公克）	占總能量比例（%）	品質（公克）
碳水化合物	16	60	450
脂肪	37	25	81
蛋白質	17	15	106

✚ 知識補充站

　　沒有食物，一個人可以生存1～2個月；但是沒有水，生命支持不到10天。一個成人在正常情況下日消耗2～3升水，限量供應下一天至少需要500毫升水。

　　食物主要能提供身體每天所需的熱量和體力，並且能夠供應生長、修補及再生新組織時所需。最好的遠足食物應該選擇：體積小、重量輕、不易變壞、包裝簡單、營養豐富及熱量較高。例如，五穀類食品、香蕉等。

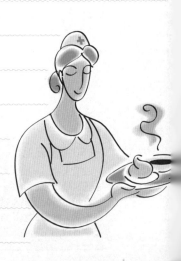

第11章
飲食營養與體重

平衡飲食營養 少吃紅色食物可以控制體重。

11-1 體脂的測定（一）

　　目前有許多方法可用來檢測或者估算身體的架構，通常分為實驗室法和身體場方法（Field method）。實驗室法需要專業及昂貴的設備，而身體場方法相對地簡單，但其精確度並不及實驗室法。

　　早期的營養生理學，是研究人員透過人體解剖來測定身體的架構，但該方法所測得的資訊量是相當有限的，此種方法從分析角度而言，是唯一精確的方法。其他均為間接的方法，也就必然存在著某種不確定性。

　　目前有五種廣泛使用的實驗室方法。其中三種更加直接，其精確度基本上相當相似。

（一）水下重量

　　秤量人體在空中及完全淹沒在水中的質量，可以測得身體特定的重力。然而，必須對存在於肺部的少量空氣加以修正。肌肉（1.100）和脂肪（0.900）的特定重力是已知的，故可計算出脂肪和肌肉的量。

（二）測定身體水分

　　攝取已知含有同位素氧（D_2O）量標記的水，隨後的 2～3 小時，水將分布於整個身體。此時可以收集唾液、尿液及血液樣本。其標記水的稀釋度可以測出來，如此可以計算出身體的「水空間」及肌肉與脂肪的質量。此方法以一個假設為基礎，即身體內的所有水分均存在於非脂肪組織，而脂肪組織是以無水的形式存在的。

（三）測定體內鉀離子的含量

　　小部分的鉀離子是以放射的形式存在的，即鉀-41，用放射計數器，例如，全身液閃計數器可以測定自然的放射量。鉀離子存在於肌肉組織內，而脂肪組織不含鉀離子。因此，脂肪和肌肉組織的數量便可以計算出來。

　　上述三種方法比較精確，但僅適用於研究，一般並不適用於日常檢測。

（四）雙能 X 光吸收法（Dual Energy X-ray Absorptiometry, DEXA）

　　用雙能 X 光掃描人體，間隔一定的距離測定 X 光的吸收值。根據已知波長的 X 光在不同組織中的吸收差異，便可以將脂肪組織、肌肉組織和骨骼區分開來。

（五）電阻測定法（Bioelectrical Impedance Analysis, BIA）

　　將電極分別綁在一隻手和一隻腳上。一股微弱的交流電透過身體，其電阻（對交流電的抵抗）即可測出。此方法是以肌肉組織的導電性遠遠超過脂肪組織為基礎，運用預先建立、包括體重在內的方程式，來確定脂肪組織的含量。BIA 方法簡便易行，因此目前越來越廣泛地被加以使用。然而，在精確度方面對個別來說可能會出現偏差。

小博士 解說

　　上述雙能 X 光吸光測定法（DEXA）和電阻測定法（BIA）均為間接的方法，是依據 X 光比較或者電阻分析所獲得的資料而建立的複雜方程。因此，DEXA 和 BIA 與前三種方法相比，其不確定性較大。

體脂肪率

| 體脂肪率是指人體脂肪與體重之百分比 | 以前在判斷個人胖瘦時,最簡單的方法,就是使用身高及體重之比率(即BMI,身高除以體重的平方值)來判定,不過此種方法容易忽略了人體脂肪之多寡 |

| 如何判斷一個人真正的肥胖程度 | 判斷一個人真正的肥胖程度,除了使用BMI做參考指標之外,另外還必須要檢測體脂肪率,這樣所得出來的結果才會比較客觀 |

如何正確地測量體脂肪

| 肉眼測量最簡單的方式為量腰圍 | 男性腰圍大於90公分、女性腰圍大於80公分。腰臀比,男性大於0.9、女性大於0.85,則罹患心血管疾病的機率會增加 |

| 想了解體脂肪多少必須透過儀器 | 市面販售的體脂器,輸入年齡、身高、體重等,會出現百分比的數字,就是體脂肪的百分比,男性要小於25%、女性要小於30% |

| 想更了解脂肪分布的狀況 | 可以至醫院或健檢中心,做超音波檢查、電腦斷層掃瞄檢查、雙能量X吸收光譜 |

| 測定體脂肪時的注意事項 | 在家裡自行檢測體脂肪時,應注意:
1.測量的時間要相同
2.在同一台儀器測量
3.穿著同樣的衣服
4.一週測量1～2次即可 |

11-2 體脂的測定（二）

（一）皮膚的褶厚度

一種簡單的現場測量體脂的方法是測定皮膚褶的厚度，將測得的數值用與全身體脂相關的方程來計算體脂。此種方法只需要一套皮膚褶測量器和相關經驗。皮膚褶厚度測量有時會使用一個或者幾個皮膚褶。皮膚褶的厚度與其測定的部位有關。在測定部位令人滿意的區域分大塊肌肉和脂肪，或區分肌肉塊與脂肪比例的改變（例如訓練）。在這些部位，單獨依據身高和體重的身體質量指數不能正確地評估體脂，因其重量部分可以是脂肪，也可以是肌肉。其使用最多的部位如下：1.三頭肌皮膚褶：上臂背面中點。2.二頭肌皮膚褶：與三頭肌同樣標記，皮膚褶旋轉到手臂前面。3.骼前上棘位皮膚褶：身體側面略低於髖關節。4.肩胛下皮膚褶：背部肩胛骨下端。將需要測定的皮膚褶（三頭肌、二頭肌、骼前上棘位、肩胛下）用拇指和食指輕輕拎起來，將其從皮下的肌肉上拉開，卡鉗夾在皮膚邊緣 1 公分處，夾好 3 秒使組織的壓縮效果標準化後方可讀數。讀數三次取平均數。常用的上述四種皮膚褶的總和，以及整個別脂相關的方程，來源於 Durnin 和 Womersley。

（二）身體質量指數

與上述的方法相比，更為簡單的是測定身體質量指數（Body Mass Index, BMI）。BMI 是指體重（公斤）除以身高（公尺）的平方。例如，身高 1.6 公尺、體重 64 公斤，64 除以 1.6×1.6 等於 25，這就是 BMI。BMI 值與體脂的數量密切相關，但尚無生物學方面的解釋。BMI 與其身高的相關性較小而與肥胖則有極大的相關性。BMI 因其測定計算簡單而非常實用，但精確度不是很高，對多數人而言，該方法相當簡便而易行。

（三）身高與體重表

統計學已運用了定義，其與最長壽命相關的體重作為正常體重。此種定義的資料來源於人身保險紀錄。最大的一組資料是由紐約大都會人壽保險公司所提供的。該公司已經記錄了投保人的體重及身高達一百餘年之久。當投保人死亡而該公司不得不賠償時，他們的壽命和死亡原因就會記錄在案。另外，當投保人在領取保險金時，其身高和體重也會記錄存檔。以這些資料的來源和累積為基礎，這些年來又不斷得到修正與改進，最後經過嚴格的修訂，於 1983 年出版了身高與體重表。右表是以 420 萬美國人的資料為基礎而制定的。透過分析這些紀錄，可得知與最長壽命相關、與相應身高對應的體重，此一定義被稱為正常體重。超重是指超過正常體重的 110%～120%。將肥胖定義為超過正常體重的 120%。人壽保險還提供了其他極有價值的資料，這些資料統計了正常、超重、肥胖投保人所遭受的疾病。這樣就使得其與疾病所形成的相關性有據可依。相關的資料顯示，超重及肥胖明顯地增加了多種疾病的發生危險。

小博士 解說

對於 BMI 大於 35 的患者，腹部的脂肪含量直接影響到人體的健康。腹部或內臟脂肪和心血管的疾病具有正相關性，而在男女之間並無顯著差別。BMI 大於 35 的患者，測量其腰圍與 BMI 之間並沒有顯著差別，因為這部分的人腰圍已經處於不正常的範圍。

運用死亡率來表示美國男性隨肥胖程度的增加其罹患致命性疾病的風險（正常體重的男性患致命性疾病的危險被訂為100）

疾病	超重20%～40%	超重40%或者更多
癌症	105	124
中風	116	191
冠心病	128	175
消化系統疾病	168	340
糖尿病	210	300
所有疾病的誘因	121	162

身體質量指數

　　超重及肥胖是運用BMI來加以定義的，對於身材較為矮小的族群（例如亞洲人），糖尿病研究所推薦的BMI定義點是：

超重	BMI 23～25
肥胖	BMI 25以上
BMI 20～24.9	與正常的年輕人及中年人體重相符合
BMI 23～28	與正常的老年人體重相符合，大約與體重表中正常體重的90%～110%相當
超重被定義的BMI值	25～29.9
肥胖的BMI	為30以上
肥胖症的BMI	為40以上
極少數肥胖症患者的BMI	會達到50.0以上

✚ 知識補充站

1. 身體質量指數（BMI）簡便易行，是目前用來定義超重與肥胖使用最廣泛的方法。
　　成人的BMI值並不適用於兒童。然而，為了定義兒童時期的BMI，將巴西、英國、香港、荷蘭、新加坡，以及美國這六大類型的代表性成長研究的2～18歲的BMI資料的平均數加以歸納分析而做出了此一結論。這些BMI分離點是與已被廣泛接受的成年人超重（BMI＞25）及肥胖（BMI＞30）分離點相關的，而不是以超重或肥胖與疾病相關的危險資料為基礎。以這些BMI分離點定義的超重與肥胖，其長期的健康狀況尚不明確。

2. 健康飲食熱量計算法範例：
　　小天身高160公分、體重60公斤，
　　所以小天的BMI值為／60公斤÷1.6公尺÷1.6公尺＝23，以BMI 22（理想值）為目標。
　　而小天的工作為辦公室人員，性質屬於輕度，所以一公斤體重需要30大卡：
　　60公斤×30（大卡／公斤）＝1800大卡
　　1800大卡－500大卡＝1300大卡
　　那麼就可以選擇一日1200～1300大卡的飲食份量，另外一定要記得每天至少有30分鐘的運動，才能瘦得健康又美麗！

11-3 腰圍／臀圍和腹圍／腰圍及遺傳和激素

（一）腰圍／臀圍和腹圍／腰圍

幾項前瞻性和代謝研究結果證實，與糖尿病、高血壓、高血脂以及心血管疾病的發病率增高無關，而是與體脂的分布有關。腹部肥胖傾向於引起糖尿病、高血壓、高血脂，以及心血管疾病發病率的增高。

反映體型最簡單的檢測方法是腰臀比（Waist-Hip Ratio, WHR）。WHR是透過腰圍（介於最下的肋骨端與骼骨頂端的中間位置）除以臀圍（最大的臀肌隆凸）計算出來的。

WHR男性大於0.9，女性大於0.8則為中心性或者身體的脂肪分布。通常高的WHR伴隨高的身體質量指數（＞25），其發病率和致死率的危險被疊加了。1995年，53%的成年男性和35%的成年女性可能被認為由於高WHR而增加了其心血管疾病的發病危險，WHR也隨著年齡的增長而增加。

近年來的研究證實，僅有腰圍是強而有力的測量腹部肥胖的指標。腰臀比更適於預測白種人健康危險性的指標。體型瘦小的同種同族，例如在許多亞洲國家，程度較低的腹部肥胖也許仍處於慢性疾病的危險中，尤其是BMI大於23。

另外腹圍／腰圍：男性＞94公分，女性＞80公分，危險性增加；而男性＞102公分，女性＞88公分，則是危險性顯著增加。

（二）遺傳和激素

眾所周知，肥胖與遺傳密切相關。父母肥胖的子女，較父母偏瘦的子女其肥胖的機率大得多。有人認為可能由於其子女被撫養的環境所致。然而，根據對被分開撫養的雙胞胎所做的研究發現，他們的體重比不是雙胞胎的孩子更接近。此證實遺傳比環境因素更為明顯。

基因遺傳無疑是相當重要的，不同人其是否易於感染也盡不相同。研究者已預計25%～70%的個別差異可以歸因於遺傳因素所導致。

小博士 解說

肥胖者往往會有飲食攝取過量的情況，其食量較大、喜食甜食或每餐中間加餐，引起熱量過剩。且在同樣的熱量下，其在睡前進食及晚餐有吃得比較多的習慣。或因身體活動量很少、或因生病而臥床休息，熱量消耗少而引起肥胖。

尤其到中年之後，體力工作量逐漸減少，脂肪常囤積在腹部與臀部。大部分人在停止規律運動之後就形成肥胖。另外，肥胖者的能量消耗和正常人有明顯差別，休息及輕微活動時，消耗的能量比正常人要少；同樣飲食情況下，合成代謝卻較正常人要來得亢進；基礎代謝率相對較低，造成能量消耗少，因而引起肥胖。

家庭教育與兒童肥胖也有關。研究發現，獨生子女或家中最小子女容易肥胖。主要原因是錯誤認知嬰兒應該養得白白胖胖，小孩從哺乳期就營養過剩；過分溺愛，因而養成不良的習慣，零食尤其是糖果甜食吃得太多、缺乏鍛鍊。現今已公認兒童營養過剩是造成兒童及成年後肥胖的主要原因。

體脂分布與健康的關係

危險性很小	勻稱
中度危險	輕度超重，梨形
中－高度危險	中度超重，蘋果形（啤酒肚）
高度危險	重度超重，蘋果形（啤酒肚）

肥胖形成的可能因素

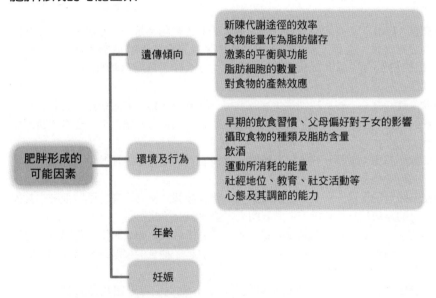

肥胖形成的
可能因素

遺傳傾向
　新陳代謝途徑的效率
　食物能量作為脂肪儲存
　激素的平衡與功能
　脂肪細胞的數量
　對食物的產熱效應

環境及行為
　早期的飲食習慣、父母偏好對子女的影響
　攝取食物的種類及脂肪含量
　飲酒
　運動所消耗的能量
　社經地位、教育、社交活動等
　心態及其調節的能力

年齡

妊娠

> **✚ 知識補充站**
>
> 　計算方法：腹部性肥胖的量度方法，就是臀腰比值，即用腰圍尺碼除以臀圍。
> 　對照結果：男性在0.9或女性在0.8以上者，證實腹內脂肪積聚過多，對於那些站著看不到自己腳趾者就要更加小心了。以國人的體型推算，如果男性腰圍在90公分、女性腰圍在80公分以上者，宜小心飲食及多做運動，以免出現腹部性肥胖症。
> 　造成大肚腩的原因有很多種，但男女發生比率相同。導致大肚腩的成因，包括遺傳、常吃致肥的食物、運動不足和內分泌欠佳等。例如啤酒、巧克力、煎炸食物或澱粉質重的食物，會使問題更加嚴重；運動量不足，也會令大肚腩有增無減，特別是從事文書工作的人，由於工作時間較長，大多缺乏運動，致使脂肪積聚在下半身，使肚腩形成；至於內分泌欠佳的問題，則是指身體新陳代謝變慢，或容易興奮，易於肚子餓，導致越吃越多，從而形成肥胖症。

11-4 飲食失調症

（一）神經性厭食症

神經性厭食症是一種生理性失調症狀，一般發生在青春期少女身上。第一個記錄的病歷是在1684年，其發生在已是重度體重不足而仍持續減重的患者身上。生病或者焦慮時臨時性的厭食是正常的，但無論家庭或醫囑，其個人仍持續試圖降低體重，而又未發現任何已知的疾病。美國精神病學協會於1994年制定了神經性厭食症的定義。神經性厭食症較為普遍，其發病率在易感族群（大多為青春期少女）為1/50～1/100。其中男性患者大約為1/10，而男性中又以同性戀、酗酒酒徒較為常見。

神經性厭食症的顯著特徵如下：

1. **低體重**：BMI的正常範圍是20～25。其低於17.5被認為是非正常體重。對正在成長的兒童來說，生長圖表也許比BMI圖表更為適宜。一個15歲的女孩，預計其身高為163公分，體重為54公斤，若其為43.5公斤，低於預期的20%，可能就會有問題了。

2. **避食、趕時髦**：一些人特別避免其認為可以增重的食物，其中包括含有脂肪和糖的任何食物。傾向於食用沙拉和綠葉蔬菜，拒食馬鈴薯。總之他們經常找藉口而拒食。

3. **過於擔心超重**：儘管一些人已低體重，但他們不接受應該增加體重的建議，且希望再減輕一些。

4. **對扭曲體型的了解**：一些人所感覺到的肥胖，顯著大於其真實的肥胖程度。其描述自己的形象為一位正常或者肥胖的人，但實際上並非如此。

5. **催瀉**：一些人使用催瀉劑試圖減重更多。催瀉指自發嘔吐或服用過量瀉藥，儘管其通常不願承認。嘔吐將胃酸帶入口中，會引起牙釉質的損壞以及其他重要的口腔問題。

6. **過量運動**：有人認為減輕體重可以透過提高能量支出和限制食物攝取來加以實現，故其普遍沉溺於長時間的運動。

（二）神經性貪食症

神經性貪食症是與神經性厭食症相反的一種飲食失調症。患者一般超重達一定程度，也想嘗試以節食來降低體重，但常是自然的飢餓擊敗節食的決心，然後開始「暴飲暴食」。

暴食是指在1～2小時之內攝取相當大量的食物。暴食後常又為不能持續節食而感到沮喪。為了防止暴食後不可避免地體重增加，他們可能又不顧一切地採取自發性嘔吐或者濫用瀉藥。在此之後，他們也許又決定真正持續節食，接下來1～2天僅攝取少量的食物，當飢餓達到頂點時，另一頓暴食又不可避免，然後循環往復。通常暴食者的生活變得很不正常，並無固定的進食模式。由於對進食的壓力與憂鬱的心理困擾，使得其與外界的交流缺乏信心。神經性貪食症的正式定義是由美國精神病協會所制定的。

鑑別飲食失調症的神經性厭食症（美國精神病學協會，1994）

神經性厭食症

拒絕保持在其對應年齡與身高的最低正常體重（如果體重減輕將導致保持體重比預期低85%，或者在生長期不能使體重預期增加而導致比預期低85%）

強烈恐懼體重增加，即使其體重不足

其體重、體型受感知困擾，受到對體重、或體型自我評估不適當的影響、或否定目前體重輕的嚴重性

月經初潮之後無月經，即至少連續3次月經週期不出現月經，如果月經週期僅在服用激素後出現，則仍被認為是無月經

限制類型：神經性厭食過程中，患者並無有規律地暴食或有催瀉行為

暴食類型／催瀉類型：神經性厭食過程中，患者有規律地暴食或有催瀉行為

鑑別飲食失調症的神經性暴食症

神經性暴食症

1. 環境發生的暴食行為。暴食行為有下列的特徵：在一段不連續的時間之內（兩小時之內），攝食量絕對大於正常量或多倍於正常量；暴食過程中對進食缺乏控制感

2. 為防止增加體重而循環發生的不恰當補償行為。例如自發性嘔吐、濫用瀉藥、利尿劑、灌腸劑或者其他藥物。禁食或者超量運動

3. 暴食及不恰當的補償行為均發生。平均3個月內至少一個星期兩次

4. 受到體型和體重的影響而自我評估不當

5. 神經性厭食症與神經性貪食症會同時發生

催瀉型：神經性貪食症發生時，患者有規律地發生自發性嘔吐或不恰當使用瀉藥、利尿劑、灌腸劑等行為

非催瀉型：神經性貪食症發生時，患者使用其他較為適當的補償行為，例如禁食或者過量運動

✚ 知識補充站

　　神經性厭食與貪食能夠被父母、老師、醫生、營養學家及其周邊的人所識別是十分重要的，這是一個相當具有挑戰性的問題。然而，最有效的方法是，教育兒童及青少年，尤其是在其青春期，如何重視身體飲食與運動的關係，以協助他們對自己的體重有一個較為理性的認知。如此，他們就可以採取正確的生活方式，而不致誤入為了減輕體重而掙扎的陷阱。

　　英國學者已經證實一個簡單的五步問題檢測法（參見上表），其對鑑別飲食失調症的危險族群具有高度的信度。

第12章
飲食營養與非傳染性流行病

　　適當地篩選食品，促進飲食營養的平衡，可以有效地降低慢性非傳染性疾病的
風險。

12-1 冠心病的風險因素與飲食的功能

（一）冠心病的風險因素

　　目前許多可以引起冠心病（Coronary Heart Disease, CHD）的因素已被確定，它們通常在冠心病症狀出現之前就已經存在。這些因素一直存在，且其存在也並不意味著一定會罹患 CHD，但無疑地，它們會提高罹患 CHD 的危險性。

　　由於許多因素均處於不斷變化中（例如高血壓或膽固醇含量），人們並不清楚這些危險因素將在何時或何種狀況下，開始對 CHD 產生影響。對於身體來說，這些因素即使只是微乎其微地增加，那麼多種危險因素綜合起來，就會對身體產生相當程度的隱憂。各種危險的因素均為相互連動與互動的，共同增加 CHD 的發病危險性。此外，CHD 的危險因素也與飲食密切相關。還有一些新的 CHD 危險因素正在被確定、評估及量化。

（二）飲食的功能

　　飽和脂肪酸（Satarated Fatty Acid, SFA）主要存在於動物性產品中。雖然棕櫚油及可可脂中也存在著大量的 SFA，但其最主要的成分為棕櫚酸。儘管硬脂酸對 LDL-膽固醇的含量並無顯著的影響，但是大多數的 SFA 均會提高 LDL-膽固醇的含量。而順式-PUFA，例如植物油中的 n-6 PUFA，例如亞麻酸會降低 LDL-膽固醇的含量

　　n-3 PUFA，例如亞麻酸以及存在於魚類中的長鏈脂肪酸，均會降低甘油三酯的含量。反式不飽和酸（不飽和酸鏈雙鍵上的碳原子呈現反式結構）可以提高 LDL 含量，降低 HDL 含量，同時也可以提高 Lp（a）的含量。

　　攝取過多含有大量反式不飽和酸的人造黃油，容易罹患 CHD。固定人造黃油是反式酸的主要來源，因此食品業一直在努力減少人造黃油之中反式酸的含量。

　　在國內成年人的能量來源中，平均攝取量從 1989 年的 23.6%，上升至 2006 年的 30.4%，其中 SFA 2006 年為 9%。而在一些大城市之中，攝取量超過了總能量的 35%。

　　FAO/WHO 推薦的攝取量為：SFA 的攝取量占總量攝取量的百分比要小於 10%；PUFA 的攝取量占總能量攝取量的 6%～9%；單一不飽和酸的攝取量占總能量攝取量的 10%～15%。

　　對膽固醇的攝取量要求低於 300 毫克，但是飲食中的膽固醇對血液膽固醇含量的影響小於 SFA。不過，膽固醇含量高的食物通常含有大量的 SFA，這也就是為什麼高膽固醇食物會對人體產生影響的主要原因。

　　碳水化合物通常可以作為飲食中的替代品，其含量豐富的食物有麵包、穀物、米飯、豆類以及一些蔬菜。使用這些食物來代替 SFA 含量豐富的食物，可以降低血液膽固醇的含量。注意：要攝取穀物食物，高精度米、白麵和精糖的攝取則會升高血糖的含量。

小博士 解說

　　某些存在於食品中的可溶性纖維，也有助於降低膽固醇的含量。而酒精會提高人體 HDL-膽固醇的含量。在右頁之表中，則列出一些可以降低人體對膽固醇攝取量的飲食方案。

CHD的主要危險因素

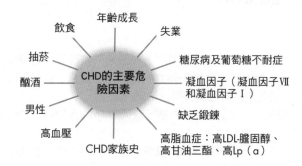

一些減少飲食中SFA含量的方法

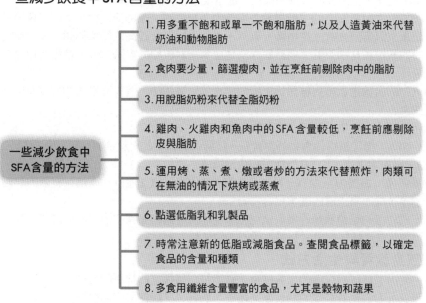

一些減少飲食中 SFA含量的方法

1. 用多重不飽和或單一不飽和脂肪，以及人造黃油來代替奶油和動物脂肪

2. 食肉要少量，篩選瘦肉，並在烹飪前剔除肉中的脂肪

3. 用脫脂奶粉來代替全脂奶粉

4. 雞肉、火雞肉和魚肉中的SFA含量較低，烹飪前應剔除皮與脂肪

5. 運用烤、蒸、煮、燉或者炒的方法來代替煎炸，肉類可在無油的情況下烘烤或蒸煮

6. 點選低脂乳和乳製品

7. 時常注意新的低脂或減脂食品。查閱食品標籤，以確定食品的含量和種類

8. 多食用纖維含量豐富的食品，尤其是穀物和蔬果

＋知識補充站

冠心病以預防為主，罹患冠心病在治療同時管住嘴巴是最重要的。專家認為，冠心病或者本身就存在冠心病風險因素的族群，在飲食上應該是要非常嚴格的，飲食控制需要長久保持在正確合理的範圍之內。

重點有7項：控制熱量、限制脂肪、適量蛋白質、清淡飲食、食用保護性食物、食用充足的維生素、忌菸酒及高脂肪、高膽固醇的食物。

冠心病患者的飲食，推薦蔬菜為大豆、洋蔥、茄子、菇類與藻類。

12-2 飲食營養與糖尿病

（一）血糖指數

血糖指數是指食物在進入人體之後，血液中葡糖濃度上升的速率和程度。血糖指數為食物分類的指標，其對食物的分類是建立在澱粉類食物（例如白麵包）或者攝取葡萄糖之後，對身體血糖濃度產生變化的反應強弱基礎之上的。

血糖指數的範圍形成了一個連續區。一般來說，血糖指數低於 50 的食物稱為低血糖指數食物，而高於 70 則稱為高血糖指數食物。

血糖指數低的食物包括澱粉類食物，例如豆類和雜糧等，會降低膳食後之血糖反應與胰島素反應，有助於降低血糖和血脂濃度。

然而，在糖尿病的治療過程中，人們又對使用血糖指數而感到擔憂，因為個別的血糖反應均不相同，且由於混合餐多樣化，根本就沒有一個統一標準。

在不同族群之中所測定的血糖指數差異甚大。蛋白質、纖維素及糖是透過影響胰島素的分泌量來影響飲食總血糖指數。雖然水果、牛奶等含較高的簡單糖類，但血糖指數較一般的澱粉類食物偏低。要徹底弄清楚血糖指數確切的實際意義，還需要做更多的研究。

當用食物的血糖指數來對糖尿病患者的飲食加以篩選時，首先要推薦的飲食原則為混合型飲食：

1. 食用多樣化的食物，以保證充足的營養。
2. 減少 SFA，增加植物性食物的消費量，以降低糖尿病的併發症。
3.「糖尿病防治指南」及「B 型糖尿病防治指南」。
4. 少量多餐，每餐中至少有一種為低血糖指數的飲食（低脂），以確保有限的胰島素儲量，從而阻止體內碳水化合物過多。

此種方式的目的是使糖類的攝取個別化，從而使身體的血糖和濃度處於最佳狀態。此一原則應落實至糖尿病患者整體生活方式的規劃中。

（二）飲食教育與生活方式

右表中列出了糖尿病患者的推薦飲食。雖然每一個國家的推薦飲食均有一些微小變化，而該表所列的是最基本的飲食原則綱要。最近，美國糖尿病協會提出了有關美國的糖尿病飲食指南。要使患者完全按照其飲食指南去做，這對於患者及專業代理人員而言，都是一個長期挑戰。簡化飲食預示了可以提高患者對飲食的慣性。在解讀飲食基本理論以及制定個人飲食計畫時，應該考量患者個別的用餐習慣、生活方式、文化背景等，這些均為任何飲食教育不可或缺的一部分。

小博士解說

飲食及生活方式的教育相當重要。隨著對糖尿病飲食中的各種成分，以及對糖尿病發病機制的不斷認知，人們越來越清楚地認知到，糖尿病患者的低脂肪或者反式脂肪、適度的碳水化合物、高飲食纖維及適度的高蛋白質飲食推薦，與防止其疾病（心血管疾病、高血壓及癌症）的飲食推薦是相當相似的。

對糖尿病患者的飲食建議

能量	保持身體質量指數（BMI）≈ 22公斤／平方公尺
碳水化合物（%）	50～55
蔗糖或果糖（添加的）	＜25公克／天
飲食纖維	＞30公克／（18公克 NSP）
總脂肪（%）	30～35
飽和	7%～10%
單一不飽和	10%～18%
多重不飽和	＜10%
蛋白質（%）	10～15
食鹽	＜6公克／天
高血壓患者	＜3公克／天
糖尿病患者	避免

✚ 知識補充站

糖尿病患者在飲食中需要注意下列幾點：飲食合宜，使飲食營養平衡；食物多樣化，避免甜食；減少高脂肪及高膽固醇食物；多選用高纖維食物；烹調要得法，以蒸、煮、灼、燜為主；定時定量，少量多餐；保持進食量和體力活動的平衡。兒童糖尿病發病的現狀，並不是一、兩天就可以改變的，但是做好兒童糖尿病飲食可以從現在做起，且在兒童糖尿病治療中也功不可沒。包括少喝粥，因為粥容易被腸胃吸收，血糖的上升會比較快。無糖食品不可多吃，人們都誤以為無糖食品不含糖，因此可以多吃一點。其實不然，無糖食品雖名稱上像是「無糖」食品，但是其成分中多少會含有一些糖，因此也要適量地吃。在購買食物時，一定要看產品成分表，以判斷其是否含糖、含糖量的多少。特別要注意的是豆腐，豆腐不屬於蔬菜類食物，而屬於蛋白質類食物。豆腐屬於植物蛋白，肉類屬於動物蛋白。兒童糖尿病應強調早發現、早治療，所以學生在檢查身體時應檢查尿糖，發現尿糖呈現陽性反應者，或學生的父母有患糖尿病者，應作為重點觀察的對象。

第13章
免疫功能與食物的敏感性

咖啡因若過量會擾亂睡眠，會抑制免疫的功能，更容易罹患感冒、上呼吸道感染等疾病。

13-1 營養對免疫反應的影響

　　右表中列出會降低身體免疫功能的各種營養缺陷。除此之外，營養失衡也會損害身體的免疫系統，例如，亮氨酸過剩、鐵過剩，以及 n-3 PUFA 比例失調等。而許多非營養物質及食物成分，例如，類黃酮及其他多酚類化合物等均具有免疫調節的功能。

　　蛋白質能量營養不良（Protein Energy Malnutrition, PEM）是導致免疫缺陷的最主要的原因。Kwashiorkor（蛋白質缺乏，惡性營養不良）和 Marasmus（一般性營養不良或饑餓）是 PEM 的兩種類型。

　　PEM 的免疫症狀包括淋巴組織萎縮、淋巴細胞減少、細胞免疫反應和體液免疫反應異常低下等。

　　PEM 的特色是補體系統的損傷（此連動系統的損害會放大發炎症的反應）、細胞免疫、巨噬細胞產生的細胞因子（特別是白血球介素 -1，一種免疫調節劑）以及單核細胞（網狀內皮組織系統）的吞噬功能損傷等。

　　因此，PEM 常合併其他的營養缺乏症，會提高傳染病的發病率和死亡率。

小博士 解說

1. 營養不良：營養不良是食道癌患者的常見併發症之一，食管癌患者營養不良的發生率會高達 70%～80%，約 22% 的患者直接死於營養不良。因此，營養支援顯得尤為重要，儘快解決食道癌患者的營養問題，已成為醫護人員共同關注和研究的課題。近年研究證實，在一般腸內營養製劑中加入相應的免疫營養成分，可以改善身體免疫功能，降低感染併發症的發生。對食道癌患者給予飽含穀氨醯胺、精氨酸，以及 ω-3 脂肪酸等之免疫型腸內營養，透過免疫相關指標的比較，來評估免疫型腸內營養對改善食道癌患者營養狀況的優越性。

2. 營養三寶
   (1) 人參茶：加拿大一項研究發現，每天攝取 400 毫克人參會使感冒機率的降低 25%。人參有助於增加體內關鍵性的免疫細胞，從而殺死入侵的病毒，不該喝咖啡因飲料。咖啡因若過量則會擾亂睡眠，抑制免疫的功能，更容易罹患感冒、上呼吸道感染等疾病。
   (2) 巴西堅果：想要個孩子的時候應該吃巴西堅果，因其富含礦物質硒。硒能增強精子品質，使精子游動速度變快，但是不該吃薯條。與不攝取反式脂肪的女性相比，2% 的攝取熱量來自於反式脂肪酸的女性，其發生不孕的機率增加 70%。
   (3) 葵花籽：在想保持年輕時應該吃葵花籽。葵花子堪稱為食物中的「維生素 E 之王」，最能抗擊自由基，抗皺防衰。不該吃奶油蛋糕。奶油蛋糕之中含有的反式脂肪酸是健康的大敵，會加速身體的衰老。

營養素和非營養素活性化合物缺乏性免疫功能低落

營養素	先天性免疫	適應性免疫	
		體液免疫	細胞免疫
必需的脂肪酸	V	V	V
必需的氨基酸	V	V	V
精氨酸		V	
穀氨酸	V	V	V
鋅	V	V	V
銅	V		V
鐵			V
硒	V	V	
鎂	V	V	V
維生素B$_2$	V	V	V
維生素B$_6$		V	V
葉酸	V	V	V
維生素B$_{12}$		V	V
生物素		V	V
維生素C	V		
維生素A	V	V	V
維生素D	V		
維生素E	V	V	V
類黃酮	V		V
縮氨酸（穀胱甘肽）	V		V

✚ 知識補充站

　　研究人員選擇進展期胃癌根治性全胃切除患者52例，隨機分為兩組：免疫增強型腸內營養組（實驗組）和常規腸內營養組（EN組）。兩組胃癌患者均從術後第1日起從營養管給予等熱量、等氮量的腸內營養製劑。最後所得出的結論是，胃癌根治性全胃切除患者，在手術之後早期免疫增強型腸內營養支援，會有效地改善患者的免疫功能，並減輕身體的發炎症。

13-2 食物過敏

（一）食物敏感性的原理與成因

　　食物的敏感性是指身體對任何食物的不良反應，包括過敏反應和非過敏反應。食物過敏是指身體對食物中的某種成分產生的免疫反應。

　　食物不耐受是指由非過敏性機制或一些不確定的機制所引起的身體對食物中某種成分產生的各種異常反應。

　　食物的不良反應可能是由於過敏、身體代謝系統和消化系統存在了某種先天性缺陷或後天獲得性缺陷，也可能由於一些毒性或類似藥物的功能及食物，使得人們產生了心理上的不耐受等。

　　食物敏感性的症狀主要呈現在胃腸道、呼吸道及皮膚部位。

（二）食物過敏

　　食物過敏又稱食物變態反應，它是指身體對食物中某些物質產生的超級敏感反應。

　　一般來說，食物過敏可能為Ⅰ型超敏性，或者為Ⅳ型超敏性。Ⅰ型超敏性是指人體合成特異性抗體：免疫球蛋白Ｅ型（IgE），並對食物中的抗原（過敏原）做出反應。

　　當抗原接觸到綁定在柱狀細胞和嗜鹼性粒細胞的IgE時，柱狀細胞可脫粒並釋放出介素，包括磷酸組胺及白三稀。此種類型的反應可於人體攝取過敏原後幾分鐘內發生，其是由於腸胃道柱狀細胞中的IgE與過敏原接觸並釋放介素，細胞介素的釋放引起了平滑肌的收縮，增加了血管的通透性，從而導致血容量的減少及出現過敏性休克。

　　過敏性休克可能危及生命，其臨床表現包括由於胃腸道平滑肌收縮而產生的腹部絞痛，以及由於自三希的釋放而產生的呼吸困難（引起支氣管平滑肌收縮和嚴重的低血壓）。會引起過敏性休克的食物有花生、堅果、貝類及一些漿果類等。

　　Ⅳ型超敏性反應（細胞介導反應）屬於延遲反應，一般在人體接觸抗原24～48小時之後發生。

　　T細胞識別抗原與抗原產生反應的細胞毒性物質。Ⅳ型超敏性反應的症狀不一，其嚴重的程度通常與劑量有關。Ⅰ型超敏性反應與Ⅳ型超敏性反應的特色及其相關的食物見右頁中間的表。

　　有時過敏性反應的發生還需要一些其他因素的參與，例如，在攝食之後立即運動，會使身體對小麥、芹菜、貝類、魷魚及桃子等產生過敏性反應。

食物敏感性的臨床症狀

受到影響的器官	症狀
消化系統	厭食、嘔吐、腹痛、腹瀉、出血性腹瀉、生長減退
呼吸系統	過敏性鼻炎（花粉症和鼻竇炎）、哮喘、哮喘性支氣管炎
皮膚	皮疹、濕疹、麻疹、虛胖或腫脹（水腫）
中樞神經系統	疲乏、頭痛、易怒、痙攣性癲癇症、沮喪、行為異常
其他	頭暈耳鳴、肌肉和關節疼痛、膀胱炎

過敏性超敏反應的特徵

超過敏性反應類型	發作時間	症狀	相關食物
I型	接觸過敏原60分鐘之內	起病急，皮膚過敏反應，呼吸困難，喉頭水腫，低血壓，嚴重者可出現過敏性休克	魚類、貝類、堅果類、豆類（花生）、蛋類、牛奶、漿果等
IV型	接觸過敏原數小時或者數天之內	皮疹、胃腸道反應等，症狀的嚴重程度與劑量相關，長時間避免接觸過敏原可減輕其症狀	牛奶、穀物、巧克力、可樂、玉米、柑橘類、蛋類、牛肉、白馬鈴薯、豬肉、豆類、雞肉、麥片、黑麥、橙類、棉籽、芥末、番茄、黃瓜、大蒜

過敏症狀

受到影響的器官	症狀
呼吸系統	氣喘（呼吸急促、慢性咳嗽、夜間咳嗽） 過敏性鼻炎（打噴涕、流鼻水、鼻癢、鼻塞）
眼睛	過敏性結膜炎（眨眼、紅眼，眼睛癢腫、黑眼圈）
腸骨系統	腸骨道過敏（腹瀉、腹痛、腸痛、噁心、嘔吐）
皮膚	異位性皮膚炎（皮膚劇癢乾脫屑溼疹、紅斑、丘疹） 蕁麻疹（皮膚突發性之紅腫塊、癢疹）

13-3 食物不耐受症及食品標籤

（一）食物不耐受症

　　食物不耐受包括所有非過敏性食物的不良反應。

　　藥用食物不耐受反應與其劑量有關。典型的藥用食物不耐受反應發生比較遲緩，其症狀一般在攝取藥用食物數小時或數天之後才會呈現出來。藥用食物不耐受反應時常發生於家庭，通常只有當攝取量高於正常水準時才會發生。某些食物成分，例如，水楊酸或胺在多種食品中均存在，所以不同食物往往會導致同一種不良反應的發生。

　　同時攝取某些食物，往往會出現一些不良的反應。而分開攝取則可避免不良反應的發生。藥用食物不耐受的幾個例子如下：咖啡和茶（含有咖啡因）會引起的神經質、震顫、出汗、心悸、呼吸加快及頭痛；飽含味精或可以游離氨基酸的食物所導致的面部及皮膚灼熱、胸部發悶和頭痛；含有磷酸組胺及其他胺類的食物所導致的類似過敏反應；含有苯甲酸鹽類、水楊酸鹽類、味精和其他硫酸鹽衍生物的食物而引發的哮喘，以及代謝和消化過程中的先天性或後天性獲得性缺陷。

（二）食品標籤和營養教育在預防食物敏感性中的功能

　　當引起患者不良反應的食物或食物成分被確定之後，患者應該避免再次攝取該種食物或其食物成分。究竟多少過敏原的數量才會引起人體的不良反應，則是因人而異。有報導說，1 微克（μg）的牛奶蛋白質－酪蛋白即會引起不良的反應。食品標籤及營養教育對於防止易感族群所發生食物的不良反應十分重要。食品標準法要求食品標籤中要列出包括食品添加劑在內的各種食物的組成成分及其含量，以使消費者能夠判斷食用該產品對自己是否產生危害。例如，對牛奶蛋白質過敏的人在篩選食品時必須仔細閱讀食品標籤，以免選購了含有牛奶和乳製品的食品。不幸的是，有些食品在準備的過程中有可能會受到一些過敏原的污染（例如在油炸過程中，魚的過敏原會污染炸薯條，從而引起致命的過敏性反應）。

　　在消費者並不清楚食物中存在著過敏原的情況下，攝取了某些食物（例如含有0.06%的牛奶蛋白酪蛋白的香腸）而導致不幸事件的發生已經多有報導。

小博士解說

　　在國內新推行的食品法已有所修訂，強制性地要求在食品標籤中要標示出食品中存在的一切可能引起不良反應的食物成分。在西方先進國家，含有下列食物成分的食品，必須在食品標籤中標示出來，分別是花生、堅果、牛奶、蛋、含麩質穀物（小麥、黑麥、燕麥、斯佩爾特小麥）、小麥（除了存在於啤酒和白酒中的大麥成分之外）、甲殼類動物、大豆、芝麻、魚、蜂王漿、蜂膠、蜂花粉以及任何含有這些食物的產品。此外，如果食品中含有二氧化硫防腐劑或其衍生物（防腐劑220～228號），且其含量在10毫克（mg）以上時，食品中必須標示出存在的亞硫酸鹽物質。

食物不耐受症範例

機制	典型症狀	相關食物
藥理反應 〔例如，咖啡因血管活性胺、組胺、含於血液中的合成胺、酪胺、苯（基）乙胺〕	神經過敏、脈搏加快、呼吸急促、興奮、偏頭痛、震顫、出汗、心悸	咖啡、茶、瓜拉那飲料、巧克力、奶酪、香蕉、肉、酵母精和魚類等
酶缺乏 （例如，乳糖酶、苯丙氨酸羥化酶及葡萄糖-6-磷酸脫氫酶）	腹瀉、心理障礙、溶血性貧血	牛奶和乳製品、含蛋白食物、蠶豆等
組胺釋放（非過敏性）	癢、皮疹、噴嚏、流淚、氣喘、頭痛、呼吸困難、低血壓	貝類、魚類、草莓、飽含氨基酸食物等
未知	哮喘、皮疹、皮膚炎	味精、亞硫酸鹽、水楊酸鹽、蘋果、柑橘類水果、草莓、酒、果汁、水果乾和熟肉等

食物成分與食品標籤術語實例

食物成分	食物成分與食品標籤術語實例
乳蛋白	牛奶、奶酪、酸乳酪、非脂乳固體、酪蛋白酸、乳清
乳糖	牛奶、乳糖
蛋	蛋、蛋清、蛋黃、蛋黃卵磷脂
麩質	小麥、燕麥、大麥、黑麥、黑小麥、玉米麵粉、麩質、燕麥麩、麥芽
大豆類	大豆、水解植物蛋白、大豆分離蛋白、大豆卵磷脂
木楊酸鹽類	草莓、番茄
氨基酸	成熟乾酪、魚、巧克力、醬油、紅酒
苯甲酸	防腐劑（210號食品添加劑）、醬果
味精	增味劑（620～625號食品添加劑）、蘑菇、酵母、蔬菜
亞硫酸鹽類（包括二氧化硫）	防腐劑（220～228號食品添加劑）

✚ 知識補充站

　　標示有「無麩質」標籤的食品，必須為不含任何檢測出麩質的食品。「低麩質」食品的麩質含量必須低於0.02%，而且不能含有燕麥和麥芽。乳糜瀉患者應該嚴格地遵循消化道專家及營養學家的建議，以確定如何實施無麩質飲食。乳糜瀉學會通常亦能提供一些關於目前無麩質食品的相關資訊。

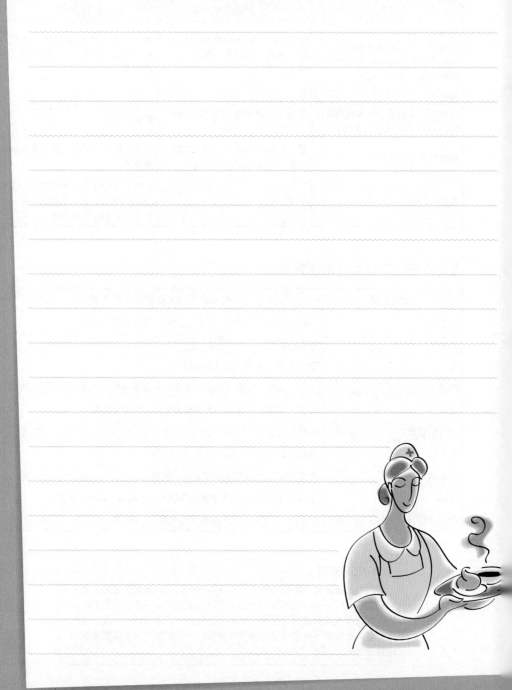

第14章
基因個別特異性和
營養基因組學

營養基因組學在人類營養學研究中，占有越來越重要的地位。

14-1 營養基因組學

　　隨著基因組學研究的逐步深入，人們對基因的了解也愈加深入，基因診斷技術已逐漸廣泛地應用於疾病診斷和疾病風險評估等領域，並得到了非常滿意的使用效果。營養基因組學是在基因組學概念的基礎上所提出的一種新的營養學理論，其涉及到營養學、分子生物學、基因組學、生物化學、生物資訊學等多門學科的科際整合，它是繼藥物之後，人類基因組計畫個別化治療導向的第二波高潮。

　　隨著基因組學研究的發展以及人類基因組計畫的執行和完成，科學界普遍認為，之前很多讓人困惑的現象，很可能都是由個別之間的基因差異所造成的。例如，一種飲食行為可能會使一個人保持健康和較高的生活品質，但是，同樣的飲食行為也可能會引起另一些人的肥胖症，甚至會引發相關的疾病。因此，營養基因組學被用來辨識和確定那些影響營養相關疾病風險的基因，以及引起此種遺傳學的機制，並由此來調節個人的飲食，制定最合適的客製化食譜，並有效地防止、減緩或減弱人體內與疾病相關基因的表現。

　　與人類健康相關的食物功能性成分與安全性，食物健康效應的分子機制，基因表現型對營養與人體健康的影響，以及用於食品功效與危險性評估的生物學標示物等，皆為未來營養基因組研究的幾個重點。對營養基因組學的深入研究，將會加深我們對飲食、健康、基因之間互動的認知，並且能夠為個人、族群乃至於社會提供更多的相關益處。

　　基因多態性不僅會影響體內相關營養素的水準，還會引起營養缺乏性疾病的發生。單核苷酸多態性（Single Nucleotide Polymorphism, SNP）是指一種寡核苷酸在基因組的某一位點具有兩種或更多種狀態。這些多態性大多由於個別之間的基因差異所致。人類所有族群中，存在大約1,500萬個SNP位點（稀有SNP位元點的頻率至少為1%），平均大約每300～600個鹼基對存在一個鹼基突變。透過大量研究已得知，基因多態性（也稱為遺傳易感性）會影響營養素的吸收、代謝和作用位點（分子標靶），所以，攜帶有特異營養素敏感基因的個人，可能會對某些營養素有特殊需求，對飲食營養素過度敏感或者過度不敏感，也可能更易於罹患或抵抗某些疾病的發生。

小博士解說

　　營養遺傳學與營養基因組學是研究人體基因構成如何影響身體對營養素的反應，以及營養素如何影響基因的轉錄、翻譯表現。營養遺傳學與營養基因組學集中在探討基因和脂肪酸（尤其是多不飽和脂肪酸）之間的互動。利用脂類組、遺傳學和蛋白組學的技術與方法，描繪脂質譜與各種疾病動物模型或患者組織中基因表現之間的關係，其目的在於鑑定正常生理、病理狀態，以及藥物干預後所反應的脂類生物標記物。

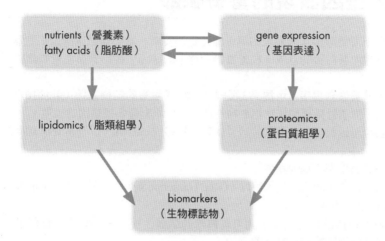

營養遺傳學與營養基因組學是研究人體基因構成如何影響身體對營養素的反應，以及營養素如何影響基因的轉錄、翻譯表現。

➕ 知識補充站

1.維生素D：在目前，針對單核苷酸多態性對人體相關營養素狀況的影響，例如對維生素D、維生素E、維生素B_{12}和葉酸水準的影響，已經有所研究，並觀察到一些關聯性較強的結果。維生素D_3又稱為膽鈣化醇，是維生素D家族中的重要成員之一。人體內可以由膽固醇轉變成7脫氫膽固醇，並儲存於皮下部位，在日光或紫外線照射下，會轉變為維生素D_3。維生素D結合蛋白在維生素D的轉運、儲存等新陳代謝中發揮重要功能，據相關研究發現，決定維生素D結合蛋白的基因與維生素D缺乏存在關聯性，已鑑定出該基因中多個位點的特定序列決定著維生素D的缺乏與否。攜帶這些特定序列的族群與不攜帶的普通族群相比，其維生素D缺乏的相對危險性顯著地升高，攜帶這些特定序列的族群，其中20%的人處於維生素D缺乏的狀態。

2.營養基因組學：營養基因組學不僅可以讓我們了解到營養素對基因表達的影響，還可以透過對個人基因的單核苷酸多態性研究，分析和預測罹患營養不良的風險，從而有效減緩營養不良的發生與發展。營養基因組學將會加深我們對飲食、健康、基因之間互動的認知。在1986年，湯瑪斯·羅德里克（Thomas Roderick）提出了基因組學（Genomics）概念，其核心內容包括以全基因組定序為目標的結構基因組學（Structural genomics），和以基因功能鑑定為目標的功能基因組學（Functional genomics）。目前，眾多基因資料庫都在以前所未有的速度迅速成長，有關基因組學的各個層面的研究也在深入地展開，這標示了生命科學已經進入了「後基因組時代」。

14-2 基因表現的營養調節

目前還不清楚影響基因表現的第一種特定營養素。當必需氨基酸達不到需求量時，會限制了體內蛋白質的合成。在營養素調控下的基因，會影響參與營養素代謝的酶基因表現。

乳糖（營養素誘導者）可提高3種編碼乳糖代謝酶的結構基因（乳糖操縱子）的表現。因此，推測營養素和植物化合物的攝取，可能影響多種基因的表現。

基因表現可以被定義為基因片段（DNA）轉錄成mRNA，以及mRNA翻譯成蛋白質的流程：

1. 表露的表現型（基因表現）。
2. 影響蛋白質所產生的基因轉錄（Gene Transcription）和基因信使（Gene Messenger）（mRNA）轉譯。

基因表現包括活化這些基因為可以轉錄的結構，接下來是轉錄、轉錄子加工和剪切、轉移到細胞質體和mRNA轉譯等。

對一些蛋白質而言，在轉譯後修飾可以被一些基因表現改變所影響。人類基因組合含有30,000種，其中10%在任何時間均是具有轉錄活性的。特定基因的轉錄率會被各種機制所改變，其代表了調節的重要部位。

影響RNA聚合酶束縛DNA，特別是基因的啟動子區域和其他緊鄰著序列的因素控制著轉錄。

營養因素會影響DNA到mRNA和mRNA到多核糖體轉移核糖核酸（tRNA）到酶，或其他蛋白質合成的轉譯，進而決定基因表現活性的水準。

從營養影響基因表現的角度而言，此流程可以預想為飲食條件使特定的酶和調節子的基因轉錄之改變，稱為表現型表現。

特定的營養素和飲食條件可以與轉錄因子直接互動，或者也可以更為普遍地透過激素或者信號系統間接地互動。

另外，營養素可以透過控制mRNA轉譯而影響基因的表現，mRNA也可由直接或間接的途徑被調節。

影響mRNA轉譯的因素（可能為營養因素）也是相當重要的。可以被營養調控的基因範例參見右頁表格。這些受飲食影響的基因，存在相當大的個別差異。

這些影響可以透過測定與飲食改變相關的mRNA而體現出來。最常用的是透過mRNA的互補DNA（cDNA），允許cDNA結合mRNA，然後檢測（透過電泳系統中的放射自顯影，例如Northern的雜交）。

小博士解說

特別有意義的範例為：
1. 碳水化合物飼餵刺激肝中脂肪合成酶mRNA的產生，可能部分是由胰島素調節。
2. 透過飼餵亞油酸（n-6多不飽和脂肪酸）刺激LDL受體mRNA的形成，結果使細胞具有清除血液循環中LDL-膽固醇的能力，和抑制膽固醇自我形成的能力。
3. 陽離子缺乏時，改變細胞中陽離子儲存蛋白（鐵蛋白）mRNA量的能力。

飲食調節基因
表現的範例

1. 重新飼餵給飢餓的動物給予飽含碳水化合物的飼料

2. 提高蘋果酸酶、L-丙酮酸激酶、脂肪酸合成酶、6-磷酸葡萄糖脫氫酶、6-磷酸葡萄糖酸脫氫酶、乙醯輔酶A羧化酶、腺甘苷三磷酸-檸檬酸裂解酶和肝臟S14和S11蛋白質的mRNA水準

3. 降低磷酸烯醇丙酮酸羧化淚酶活性

4. 蛋白質耗盡飼料

5. 提高白蛋白、前白蛋白、鐵傳遞蛋白、纖維蛋白原beta鏈、apo脂蛋白E mRNA的水準

6. 酪蛋白飼料會提高鳥氨酸脫羧酶mRNA的水準

7. 膽固醇或相關代謝物會降低羥甲基戊二醯輔酶A還原酶mRNA的水準

8. 微量元素的功能

9. 鋅、鎘、銅和汞會提高金屬硫蛋白mRNA的水準

10.鐵缺乏會提高鐵傳遞蛋白mRNA的水準

11.維生素D會提高鈣調蛋白mRNA的水準

12.維生素D缺乏會降低多聚腺甘甘酶的mRNA水準

✚ 知識補充站

科學家在人體細胞中，找到了導致人類衰老的部分基因，而將這些青春基因群組調節到年輕狀態，就能使人體的細胞自我更新為年輕的細胞，從根源上將衰老逆轉，從而鎖住青春。

第15章
營養評估與監測

　　美國杜蘭大學的 Dr. Carl Kendall 討論了不同的營養方案監測和評估，學生都找到了自己的研究，和對自己未來非常有用的方法。

　　營養評估是最佳的方法去確定民眾的營養需求是否有效地達標。營養評估提供及時，優質和以證據為基礎的資訊去設定目標，規劃，監測和評估計畫；其目的在消除饑餓和減少營養不良的負擔。以全球性和免費的國家級飲食和營養資訊為基礎來制定決策，以實現人人享有更好的營養。

15-1 營養評估與監測及人體測量

（一）營養評估與監測

營養評估是根據個人或者族群飲食攝取、人體測量、實驗室檢驗以及臨床等相關資訊，對營養狀況做出的綜合性評估。

在評估個人或族群健康狀況時，營養狀況的評估是第一步。該評估以一個營養問題在發展過程中，各個階段的各種不同資訊為基礎，是以社會人口、飲食、實驗室、人體測量以及臨床的評估為基礎，最後將這些資訊整合起來得出結論。

臨床評估中，最重要的部分是獲得有關個人和社會團體的醫療及飲食資訊，這些資訊可以提供有關營養問題可能發生的種類及產生原因的線索。與營養狀況相關的症狀和身體特徵均有助於檢測營養問題。

但由於症狀和身體特徵一般出現在營養問題發展流程中的晚期，所以營養缺乏的診斷往往不能僅依靠臨床表現，而且許多與營養相關的症狀和身體特徵是非特異性的，並非由營養問題所造成。

通常一系列相關的臨床症狀與身體特徵，比單一的症狀及身體特徵更能明確地指出營養問題。右表中列出與各種不同營養失衡相關的身體特徵。臨床評估一般也包括人體測量和體重、身高及血壓等。

（二）人體測量

人體測量用於描述身體的特徵；營養問題層面的人體測量主要用於營養評估。人體測量由於省時、所用設備較少，而被廣泛地用於營養評估。評估個人的營養狀況時，使用標準設備及標準方法測量十分重要，其所得的數據可與由標準設備和標準方法所獲得的參考值做比較。

人體測量可以運用不同的途徑來評估營養狀況。例如，可以用來確定身體尺寸的各個層面，描述身體尺寸和體型隨著時間的變化，從而間接地估計出體脂和無脂肪組織部分的絕對及相對尺寸。

在大約 50 個人體測量參數中，僅大約有 12 個參數被經常用於營養評估之用。由測量所提供的資訊及由其衍生所獲得的一些參數，截至目前為止，體重、身高、上臂圍、腰（腹）圍、臀圍，以及三頭肌褶厚度，即為應用最廣泛的指標。

小博士 解說

兒童營養狀況通常用生長發育和營養不良狀況等指標來綜合歸納，其中反映生長發育水準最主要的指標包括身高和體重。營養不良包括蛋白質—能量營養不良和微量營養素缺乏。

蛋白質—能量營養不良症通常以低體重、消瘦和生長遲緩來呈現。低體重和消瘦反映出兒童急性營養缺乏，生長遲緩反映出兒童長期慢性營養缺乏。常見的微量營養素缺乏則包括鐵：維生素A、維生素D與碘等之缺乏。

營養問題的形成階段

階段	變化的特徵	評估的型式
1	飲食	飲食歷史／記錄
2	組織儲存	人體測量／生化
3	體液	生化
4	新陳代謝	生化
5	系統功能	行為／生理
6	臨床症狀	臨床
7	解剖學綜合證	臨床／人體測量

與特定類型營養問題相關的臨床綜合症狀

營養問題	臨床綜合症狀
蛋白質能量營養不良	頭髮和皮膚乾燥、脂肪喪失、肌肉喪失、肝臟增大、情緒失常（冷漠／易怒）
缺乏硫胺素	意識錯亂、肌肉酸痛／全身無力、感覺減退、反射低落、心臟增大
缺乏維生素A	乾眼症、角膜遲鈍柔軟、皮膚粗糙
缺乏抗壞血酸	牙齦出血、皮下出血、骨末端增大
鐵缺乏	球結膜蒼白、勺型甲
營養過剩	超重、皮下脂肪過多
氟過量	牙釉質斑

人體測量所提供的主要資訊

測量指標	主要資訊
體重指數（kg/m²）	經過身高校正之後的身體能量儲備指標。國民的理想值為18.5～23.9
年齡身高	骨骼長度：兒童生長的指標。正常範圍：95%～105%
年齡體重	身體重量：身體尺寸的整體性指標。正常範圍為80%～120%
身高體重	相對於身高的體重指標，常以百分數表示。正常範圍為90%～110%
上臂圍	反映肌肉與脂肪（包括骨骼）的指標。當體重無法獲得而為身體能量儲存的一種估計時，有時會採用該指標
上臂肌圍	反映肌肉（包括骨骼）的指標。來源於上臂圍，但考量了皮褶的厚度
三頭肌皮褶厚度	反映上肢體脂脂肪儲備的指標。其與上臂圍整合估計肌肉質量
腰或腹圍	反映中心或者腹部脂肪的指標
臀圍	反映下肢或者外圍脂肪的指標
腰臀圍比	成人體脂分布的一個指標。正常比值：女性<0.8，男<0.9

✚ 知識補充站

　　要切實加強適度飲食的諮詢，提倡合理的膳食結構和飲食習慣。為孕、產婦提供聚焦性的營養諮詢，合宜地補充營養素，預防和治療孕、產婦貧血等疾病，預防和治療營養不良、貧血、肥胖等兒童營養性疾病。要逐步改善兒童的營養監測系統，將兒童營養狀況作為評估區域經濟社會發展的重要指標，納入政府的統計公報之中，而定期向社會公布。

15-2 **實驗室檢驗的解讀**

（一）實驗室評估

實驗室評估的用途主要有三個層面：

1. 可以提供營養缺乏或者過剩的最早指示。

2. 以臨床表現為基礎，可以確立營養學診斷。

3. 可以用於評估營養治療的效果。

大多數實驗室檢驗僅可提供營養素的濃度或者排泄率，但也有些實驗室可以檢測必要的生理、生化及免疫功能。

常用的營養實驗室評估方法是藉助於生化、生理實驗方法，來檢測人體營養儲備水準，以便能夠較早地掌握營養失調的狀況，隨時採取必要的預防措施。

其主要檢測方法如下：

1. 測定血液中的營養成分或標記物的水準。

2. 測定營養成分經過尿排除的速率。

3. 測定與營養成分攝取量有關的血液成分或酶活性的改變情況。

4. 測定血液、尿液中因營養素攝取不足或過剩而出現的異常代謝產物。

5. 同位素實驗。

6. 測定毛髮和指甲中營養素的含量。

右表中列舉了一些最常用的鑑定營養問題的實驗室檢驗方法。

（二）實驗室檢驗的解讀

對營養狀況之生化測定值的解讀不是直接的，而是需要充分了解檢驗的生理基礎及影響解讀的因素。

右表中列舉了有關在解讀營養狀況的實驗室評估時，需要考量的重要因素。

小 博 士 解 說

實驗室認證須依照國際實驗室規範 ISO/IEC 17025 執行檢驗，並根據食品公告方法來進行認證，過程嚴謹，包括檢驗的精確度、品質管理系統、儀器是否有確實校正、檢驗的方法是否確實有效等，才能確保檢驗結果有保障。檢驗的項目，包括食品中是否有重金屬、塑化劑等，如中藥摻有西藥，含藥物化妝品、濫用藥物如 K 他命的尿液檢驗等，這類案件的需求愈來愈高，未來衛生福利部邊境檢驗進口食品案件，也會委託認證實驗室代驗。

常用評估營養問題的實驗室檢驗方法

實驗室檢驗	營養問題	檢測內容
血清膽固醇	心血管病的危險因子	總的循環膽固醇（低密度和高密度）
血清高密度脂蛋白膽固醇	心血管病的危險因子	確定低密度脂蛋白／高密度脂蛋白
血清甘油三酯	心血管及糖尿病的危險因子	禁食狀態下的血脂（甘油三酯）
紅血球指數	貧血	紅血球數量與體積
紅血球比容	貧血	血液中細胞與血漿的比例
血清鐵	鐵轉運減少	血液中與轉運蛋白整合的鐵的含量
血清鐵蛋白	鐵的儲存不足	身體總鐵質儲存量
紅血球葉酸	葉酸缺乏導致的貧血	紅血球中葉酸的量（一個時期內葉酸負平衡的一項指標）
24h或者更長尿鈉排泄量	高血壓的危險因子	近期鈉的攝取量

影響營養狀況生化評估結果的因素

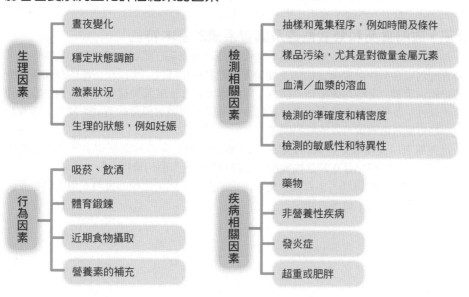

生理因素
- 晝夜變化
- 穩定狀態調節
- 激素狀況
- 生理的狀態，例如妊娠

檢測相關因素
- 抽樣和蒐集程序，例如時間及條件
- 樣品污染，尤其是對微量金屬元素
- 血清／血漿的溶血
- 檢測的準確度和精密度
- 檢測的敏感性和特異性

行為因素
- 吸菸、飲酒
- 體育鍛鍊
- 近期食物攝取
- 營養素的補充

疾病相關因素
- 藥物
- 非營養性疾病
- 發炎症
- 超重或肥胖

15-3 食品的供給資料及死亡率、發病率資料

（一）食品的供給資料

從右頁圖可知，大量資訊和食物的供給與食物的攝取有關。這些資訊雖尚未給出營養狀況的資料，但顯示了營養環境以及可能存在的營養問題。

供給能量的食物種類，在國家之間存在著相當程度的差異。

各國發展的經驗，證實隨著國家收入（國民生產總值）的提升，來源於糖和脂肪的能量，占總能量的百分比也會有所增加，而來源於澱粉的能量，占總能量的百分比會下降。在先進國家流行的一些疾病，與脂肪和糖的高攝取量相關，也與澱粉形式的碳水化合物攝取量減少相關。

（二）死亡率和發病率資料

發病率和死亡率資料可以提供導致生病以及死亡的基本資訊。

在某些情況下，運用有疾病紀錄的族群獲得之資料，可以提供諸如癌症、糖尿病等慢性疾病的資訊。

從這些樣本中獲得的資料，可以反映出主要的社會和健康問題。它既可作為族群中發病及死亡的最可能原因線索，又能作為族群中特定營養水準流行程度的度量。

右表中列出國內疾病的五個主要死亡原因。其中心血管疾病（心臟病＋腦血管疾病）為第一殺手，占總疾病死亡率的60%以上。

（三）政府食品和營養監控及調查系統的基本特色

為了有利於制定政策，國家食品、營養監控及調查系統需要具備下列的基本特色：調查的內容必須與社會所面臨的主要營養問題具有相關性；可以在合理的時間架構中提供給決策者；定期地做監控及調查；運用標準的方法來蒐集資料，可以提供長期的可比較性；以易於被決策者所了解，以及能夠吸引決策者興趣的方式來陳述；能夠發現一些可能運用政策可以改變的問題。

這些需求以及獲取原始資料的高投入，促使政府的營養政策制定者，在相當程度上，需要依靠使用已存在的監控族群，其在營養狀況方面的資料。

用於監控的這些資料，主要優勢是可以定期提供一些可比較的資料，但它們也有缺陷，即不能直接測定營養的狀況。

營養資訊系統資料的主要來源

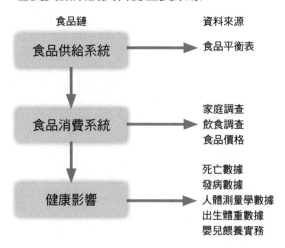

食品鏈　　　　　　資料來源

食品供給系統　→　食品平衡表

食品消費系統　→　家庭調查
　　　　　　　　　飲食調查
　　　　　　　　　食品價格

健康影響　→　死亡數據
　　　　　　　發病數據
　　　　　　　人體測量學數據
　　　　　　　出生體重數據
　　　　　　　嬰兒餵養實務

國內男性與女性疾病五大主要死亡原因

單位：人／10萬人

男性		女性	
死亡原因	死亡率	死亡原因	死亡率
惡性腫瘤	374.1	心血管疾病	268.5
心血管疾病	319.1	腦血管疾病	242.3
腦血管疾病	310.5	惡性腫瘤	214.1
意外事故	54.0	肺炎和流感	45.9
傳染病	50.5	傳染病	35.3

其中心血管疾病（心臟病＋腦血管疾病）是第一殺手，占總疾病死亡率的60%以上。

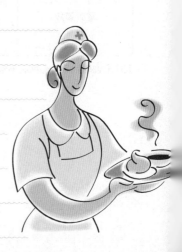

第16章
健康促進與營養諮詢

透過教學課程及營養師諮詢並實際製作，落實健康飲食知識及行為的改變。

16-1 國民平衡飲食金字塔

　　國民平衡飲食金字塔是根據「國民飲食指南」的核心內容，整合國內國民飲食的實際狀況，將平衡飲食的原則轉化成各類食物的重量，以便於人們在日常生活中實行的指南。

1. **飲食金字塔結構：**飲食金字塔共分五層，包含人們每天應吃的主要食物種類。
   飲食金字塔各層位置和面積不同，這在相當程度上反映出各類食物在飲食中的地位和應占比重。
   新的飲食金字塔圖增加了水和身體活動的比重，強調足量飲水和增加身體活動的重要性。飲食金字塔建議的各類食物攝取量，均指食物可食部分的淨重。
   各類食物的重量並不是指某一種食物的重要性，而是一種食物的總量，因此在選擇食物時，其實際的重量可以在互換表之中查詢。

2. **確定適合自己的能量層級：**飲食金字塔中建議的每人每日各類食物適宜攝取量範圍，適用於一般健康成人，在實際應用時，要根據個人年齡、性別、身高、體重、工作強度、季節等情況來加以調整。

3. **根據自己的能量層級確定食物需求：**飲食金字塔建議的每人每日各類食物適宜攝取量範圍，適用於一般健康成年人，它按照 7 個能量層級，分別建議了 10 類食物的攝取量，在應用時要根據本身的能量需求來做篩選。

4. **食物同類互換，調配豐富的飲食：**應用飲食金字塔可把營養與美味整合起來，按照同類互換、多樣化的原則來調配一日三餐。

5. **要因地制宜地充分利用在地資源：**各地的飲食習慣及物產不盡相同，只有因地制宜地、充分利用在地資源，才能有效應用飲食金字塔。

6. **要養成習慣，長期持續下去：**飲食對健康的影響是長期的結果。
   應用飲食金字塔需要自動地養成習慣，並堅持不懈，才能充分表現出其對健康的重大促進功能。

　　參考資料列舉 7 個不同能量層級建議的食物攝取量表、國民食物攝取現況與平衡飲食金字塔建議量比較表、建議食物量所提供的能量及營養素層級表、不同能量層級推薦食物攝取量所提供蛋白質構成比例表、食物互換表（穀類、豆類、奶類、肉類及蔬菜水果類等），以及代表性食物的圖形等。

小博士 解說

　　飲食金字塔的主要內容為：1.食物多樣化，以穀類為主，粗細搭配；2.多吃蔬菜類、水果類與薯類；3.每天吃奶類、奶製品及大豆類；4.常吃適量的畜禽肉類、魚蝦類、蛋類等動物性食物為優質蛋白質、脂溶性維生素、B群維生素與礦物質的重要來源，它是平衡飲食的重要部分；5.減少烹調油的用量，多吃清淡少鹽的飲食；6.食不過量，天天運動，保持健康的體重；7.三餐分配要合理，吃零食要適度；8.每天飲水足量，適度篩選飲料；9.飲酒要適量，高酒精濃度的酒含能量高，但是並不包含其他的營養素；10.要吃新鮮與衛生的食物。

飲食金字塔

「飲食金字塔」是美國營養學家及官方所提出的最新飲食指南，乃是依照食物對人體健康有益之比例分配於金字塔圖形內，可以分成四層、六類食物。最底端代表攝取量多，而且健康，越上面的攝取量要越少越好，多了便不易健康。

```
                    脂肪、油及糖類

        奶酸乳品及            瘦肉、家禽類、
        芝士類               魚類、豆類及蛋類
        （每日1～2杯）        （每天3～7兩）

        蔬菜及瓜類            水果類
        （每日最少6～8兩）    （每天2～3個）

            穀類、麵包、飯、粉麵
              （每日3～6碗）
```

第一類	1. 第一類為五穀類，是每日熱量的主要來源，所以安排在底層（第一層） 2. 含有豐富澱粉及多種必需營養素，應作為三餐的主食，所以吃飯應「復古」，是「吃飯配菜」，而非「吃菜配飯」
第二類	第二類為蔬菜類
第三類	第三類為水果類，被安排在第二層，代表我們應攝取充足的蔬菜水果，以獲得充足的維生素、礦物質，及膳食纖維
第四類	第四類是乳製品類
第五類	1. 第五類是肉、魚、蛋、黃豆製品類，它們能提供充足的蛋白質，但是在過量的攝取時會對健康有所危害，因此被放在第三層 2. 被建議應適量而不過量的攝取
第六類	第六類的油、鹽、糖被放在金字塔的頂端，被建議控制攝取，預防各種文明病的發生

✚ 知識補充站：飲食金字塔

根據國內的飲食指南並整合飲食的實際狀況，營養學會提出了「國民平衡飲食金字塔」，將平衡飲食的原則轉化為消費者每日應吃食物的種類及相應數量，並以直覺化的金字塔形式呈現出來，以便消費者在日常生活中執行。飲食金字塔提出了一個比較理想的飲食模式，同時注意了運動的重要性。穀類食物位居底層，蔬菜類、水果類位居倒數第二層，畜禽肉類、魚蝦類、蛋類位居倒數第三層，奶類及奶製品、大豆類及堅果位居倒數第四層，倒數第五層為油與食鹽，其體積與數量由下而上依次減少。飲食金字塔具體呈現了飲食指南的三大關鍵，即多樣化、平衡化與適量化，它已經成為一種有效的營養教育工具，被大眾廣泛地加以使用。

16-2 食物的多樣性

人們認為營養素是健康的基礎，營養學成為所謂的「營養素導向」的營養學。近年來，營養學家們認識到食物不僅是營養成分的簡單加法，因為它可能還包含「其他」已知和未知的保健成分。

因此，一種新的飲食方法：以食物為基礎的營養學開始流行。

目前比較清楚的是，除了營養素之外，食物中還含有更多的其他物質。營養學家已鑑定出有 12000 種植物化合物可有效地預防疾病，因此，盡可能擴大食物範圍以獲得這些物質，非常有其必要性，特別是讓某些成分共同發揮功能。

雖然營養宣傳的重點是主食，但是，更應該注意的是，攝取能量和蛋白質的安全性，而不單單是其對健康的功能。

人們雖然比較重視主食，但是並未考量到對健康環境日益重要的食物多樣性。重視飲食結構的生物多樣性，能夠幫助人們獲取充分的必需營養素及其他成分，能夠減弱食物中潛在的不利因素，能夠識別食物中有利健康但還沒有確認為必需營養素的成分。它們主要是一些植物成分，目前認為是植物化合物。

在母乳餵養時期之外的任何年齡層，保證整體性營養的關鍵是食物多樣性。此種理念已經得到證實：飽含營養素和植物化合物的食物可以預防心血管疾病及癌症、延長壽命、減少非傳染性疾病的發病率，還可減少腹部脂肪。

當然也有關於癌症的一些新觀點：癌症可能是一種由於飲食中對人體有保護作用的食物成分不足，導致健康狀況不佳的疾病。在這些植物性食物中，對人體有保護作用的食物營養素含量可能不高，但幾乎均飽含植物化合物。大量流行病學資料證實，增加食物種類可以作為減少發病率和死亡率的一種方法，但是其運作機制目前尚未完全弄清楚。

在美國，以五大類食物組合為基礎的一種食物種類劃分可以預知死亡率，特別是男性的死亡率。

有鑑於上述這些原因，營養科學最近的流行趨勢是「更多」。但更多的意思是「不同」，而不是「相同」。食物多樣性是指人們要混合食用大量不同的食物種類（穀類、水果、乳製品），和同一種類的不同品種（黑麥、大麥、小麥）。

食物多樣性要求人們不要特別重視任何一種食品。在營養科學存在著不確定性因素的情況下，某些特定食物及其複雜成分（包括植物營養素）的潛在益處還有待商榷。

任何一種單一的食物，都不可能提供營養健康的飲食。右表是根據生物來源列出的食物種類，來源相類似的食物營養特色基本相同。可以根據食物的生物／植物起源來劃分食品的種類，例如，將所有的柑橘類水果列為一組。不同的食物可以相互補充，但是每一種食物組合只能夠記錄一次，無論一週內食用同一組食物多少次，在記錄之前，必須保證能夠食用大多數食物至少兩大湯匙。依據相關的研究證實，一週內食用 30 多種食物對健康相當有益處。一般來說，每週至少食用 15 種食物（或者每天多於 12 種），才能保證營養是充足的，食用 20 種以上食物，則能夠攝取更加充足的必需營養素和植物營養素。

每週食物種類的總記分	飲食的充分程度
＞ 30	非常好
25 ～ 29	好
20 ～ 24	中等
＜ 20	不好
＜ 10	非常不好

每週攝取食物種類清單

食物	記分[1]	食物	記分[1]
水（礦泉水）		豆類（鮮豆、糖莢豌豆）	
非酒精飲料（茶、咖啡、可可飲料）和酒精飲料（紅酒、啤酒、烈酒）		綠葉類蔬菜（菠菜、捲心菜、銀甜菜、菊苣、羽衣甘藍、歐芹、萵苣）	
小麥（麵包、義大利麵、速食的）		花類蔬菜（椰菜、花椰菜）	
玉米（包括即食的）		莖類蔬菜（小洋蔥、大蒜、韭蔥）	
大麥（包括即食的）		蔥蒜類（小洋蔥、大蒜、韭蔥）	
燕麥（包括即食的）		番茄、秋葵	
黑麥（包括即食的）		辣椒類	
大米（包括即食的）		真菌類（如蘑菇）	
其他（例如蕎麥、小米、高粱、米、粗粒小麥粉、木薯粉、黑小麥）		根莖類蔬菜（土豆、胡蘿蔔、番薯、甜菜根、竹笙、薑、蘿蔔、荸薺）	
蛋類（所有種類）		印尼天培、醬油、豆豉	
牛奶、酸奶、冰淇淋、奶酪		泡菜	
高脂肪魚類		臭豆腐	
魚（海水魚、淡水魚）		芝麻醬、豆瓣醬、辣椒醬	
魚子（魚子醬、希臘魚子泥沙拉）		糖／糖果	
貝類、軟體動物（例如貽貝、牡蠣、魷魚、扇貝）		瓜類（南瓜、黃瓜、蕪菁、茄子、甘藍）	
甲殼類（例如對蝦、龍蝦、螃蟹、小蝦）		草本植物／香料	
羊肉、牛肉		柑橘類（橘子、檸檬）	
豬肉（包括火腿和燻肉）		蘋果	
禽類（如雞肉、鴨肉、火雞）		梨子	
野味（鵪鶉、野鴨、鴿子、野兔、野雞）		漿果（樹莓、草莓）	
肝臟		葡萄、葡萄乾	
腦髓		香蕉	
其他內臟		瓜類（甜瓜、西瓜）	
大豆製品		獼猴桃、海棗、番蓮	
豌豆（鮮的、乾的、乾裂成兩半的豌豆）、鷹嘴豆（乾的、烘烤的）、其他豆類（紅色、棕色、綠色）		杏仁、腰果、栗子、可可豆、榛實、花生、花生油、山核桃、松子、阿月渾子、胡桃、南瓜籽、亞麻籽、芝麻、葵花子	
果核（油桃、栗子、桃子、櫻桃、李子、杏、鱷梨、橄欖、洋李乾）		熱帶水果（芒果、菜頭、番石榴、木瓜、荔枝、番木瓜、陽桃）	
植物油、動物油		黃油／人工黃油	
每週食物種類總分			

註：1. 每食用一種食物記1分。這個清單中的最高分數為54。
　　2. 小麥包括全麥或者白麵包、即食穀類。
　　3. 少於1～2湯匙（脂肪、油、蔬菜醬、辣椒、草本、香料除外）的攝取量，不能加以記分（例如漢堡包中的番茄片）。

16-3 **食譜製作的原則與方法**

（一）食譜製作的原則

食譜（recipe）為反映飲食的食物搭配及烹調方法的一種簡明呈現方式，其內容包括食物的種類、數量，以及要製作的菜餚名稱與烹飪的方法。食譜每天或幾日均可製作一次。

食譜製作的原則如下所示：

1. 按照國內營養協會所規定的熱能及各種營養素的數量來篩選食物原料，並根據食物寒、熱、溫、涼的本性與辛、辣、苦、鹹的味道，來確定搭配飲食的原料。
2. 按照地區、季節及市場食物的變動情況，飲食者的消費水準、餐廳的設備與廚師的廚技，應該盡可能以分量少、菜色多的方式來做食物的調配。
3. 烹調的方式應能使主、副食的感官情況良好與符合多樣化的需求，盡量適應進食者的飲食習慣，以及特殊的需求。
4. 根據進食者的體力活動強度、生理與生活規律來安排進餐的次數與時間，要將全天的食物分配到各餐中去。每餐都要努力做到既能飽腹又舒適，各日與各餐所分配的營養物質，也要適當地調配。

（二）食譜製作的方法

以食譜製作的計算法為例，製作食譜的步驟如下所示：

1. 第一步：確定熱能的攝取量，主要是依據就餐者的性別、年齡、工作強度與身體狀況而定。
2. 第二步：依據餐飲的架構、計算蛋白質、脂肪與碳水化合物每天的攝取量。建議每人每天的飲食架構為蛋白質 10%～15%，脂肪 20～30%，碳水化合物 55%～65%。
3. 第三步：大致篩選一天食物的種類與數量。一般成人一天食物的種類與數量大約為：穀物 500 公克，動物性食物 50～150 公克，大豆及其製品 50 公克，蔬菜（綠葉蔬菜占一半）300～500 公克，植物油 20 公克左右。
4. 第四步：做出三餐的能量分配比例。早餐占全天能量的 25～30%，午餐在三餐中攝取營養素最多，占全天能量的 40%，晚餐占全天能量的 30%～35%。
5. 第五步：做出三餐中各種食物的分配。依據三餐的總能量，將分配比例確定為早餐 30%、午餐 50%、晚餐 20%（其中碳水化合物、蛋白質與脂肪的比例依次為 65%、12% 與 23%），並依據該分配比例，將食物分配到各餐中，同時計算出各類主副食的攝取量，從而完成每天的食譜製作工作。
6. 第六步：做出每天飲食食譜的營養評估。一般能量的攝取量為推薦攝取量值的 90% 以上視為正常，低於 90% 為攝取量不足。其他營養素攝取量若在推薦攝取量值的 80% 以上，一般不致發生營養素缺乏症狀，低於 60% 則可認定為營養素攝取量嚴重不足。各種營養素攝取量占推薦攝取量的百分比，若低於攝取量標準 20% 以上，則需要修改食譜或者補充加餐。

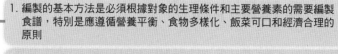

食譜編製的方法

1. 編製的基本方法是必須根據對象的生理條件和主要營養素的需要編製食譜，特別是應遵循營養平衡、食物多樣化、飯菜可口和經濟合理的原則

2. 兒童食譜的制定要考量到其生長發育特色

3. 哺乳媽媽食譜的制訂要考量其哺乳的特色

4. 老年人食譜的制訂要考量其生理功能逐漸衰退的特色

5. 幼稚園的團體使用食譜應考量其團體的年齡及餐次特色

6. 成人團體用餐食譜類型的確定要依據就餐的方式，例如桌餐、自助餐

食譜編製的基本原則

1. 保證營養充足和平衡：首先要滿足能量需求，三大產能營養素供能比例合適

2. 滿足食物多樣和比例適當：食物多樣化，粗細搭配，適當選用動物性食物，保證充足的蔬菜，油類以植物油為主

3. 照顧飲食習慣和可口性：適度選擇烹調方法是減少烹調油的關鍵，建議多用蒸、煮、燉、燜、水滑溜、拌、急火快炒等方法。植物油一般含脂肪99%以上，是維生素E的首要來源，且無膽固醇，是脂肪的良好來源

4. 考量食物價格和數量：給個人配餐時，要考慮就餐者的實際狀況和經濟承受能力，最貴的不是最好的，合理搭配，營養平衡，用新鮮的食物是最主要的

5. 合理分配三餐、保持能量均衡：三餐供給能量比例：早餐25%～30%，午餐30%～40%，晚餐30%～40%。早餐為一天的第一餐，對飲食營養攝取、健康狀況和對工作或學習效率都是相當重要的。保持整個上午血糖維持在穩定的水準，對保持上午的工作學習效率具有重要意義。不吃早餐，容易引起能量及其他營養素的不足，降低上午的工作學習效率

✚ 知識補充站

製作食譜的目的是為了保證人體對能量與各種營養素的需求，並據此將食物原料配製成可口的飯菜，而適當地分配在每天的各種餐飲中。

目前製作食譜的基本方法有計算法、食品交換法與電腦食譜製作法三種。計算法為其他兩種食譜製作法的基礎，它主要是根據就餐者的營養素需求情況，根據飲食架構，計算碳水化合物、蛋白質與脂肪的攝取量，參考每天維生素、礦物質的攝取量，查閱營養成分表，篩選食物種類與數量的方法。

食品交換法是根據不同的能量需求，按照碳水化合物、蛋白質與脂肪的比例，計算出各類食品的交換份數，並且按照每份食物等值交換來加以篩選，再將這些食物分配到一天三餐之中，即做出營養食譜。

電腦食譜製作法為使用一系列的營養軟體，運用食物成分資料庫來做飲食營養含量的計算、飲食營養結構分析、食譜製作等。現在使用此種方法的大多數營養機構已相當普遍。

16-4 食譜製作範例

例如，某日三餐的總能量為 12.54 MJ（3000 kcal），分配比例確定為早餐30%、午餐40%、晚餐30%（其中碳水化合物、蛋白質與脂肪所提供的能量依序為65%、12%及23%）。依據三餐分配比例，將食物分配到各餐中的計算步驟如下：

（一）計算碳水化合物、蛋白質與脂肪分配到早餐、午餐、晚餐中的數量

碳水化合物：早餐：$12540 \times 65\% \div 16.7 \times 30\% = 146$（公克）

　　　　　　午餐：$12540 \times 65\% \div 16.7 \times 40\% = 195$（公克）

　　　　　　晚餐：$12540 \times 65\% \div 16.7 \times 30\% = 146$（公克）

蛋白質：早餐：$12540 \times 12\% \div 16.7 \times 30\% = 27$（公克）

　　　　午餐：$12540 \times 12\% \div 16.7 \times 40\% = 36$（公克）

　　　　晚餐：$12540 \times 12\% \div 16.7 \times 30\% = 27$（公克）

脂　肪：早餐：$12540 \times 23\% \div 37.6 \times 30\% = 23$（公克）

　　　　午餐：$12540 \times 23\% \div 37.6 \times 40\% = 31$（公克）

　　　　晚餐：$12540 \times 23\% \div 37.6 \times 30\% = 23$（公克）

根據上述的計算，可得到午餐需要碳水化合物195（公克）、蛋白質36（公克）、脂肪31（公克）。

（二）計算主食攝取量

由於食物結構是以碳水化合物與植物蛋白質為主來提供能量與蛋白質，應先計算主食攝取量。

在計算時，先將蔬菜類加以固定，一般為300～500公克。這些蔬菜可以提供碳水化合物15公克。在固定蔬菜所提供的碳水化合物之後，可依據下列公式來計算：

未知食物的質量（公克）＝食物成分表中的食物質量（公克）×已知營養素的含量（%）÷食物成分表中營養素的含量（%）

例如，主食選擇米，則需要量為：米的質量（公克）＝（195－15）×100÷76＝237（公克）。

午餐主食米需要237（公克），再以237（公克）米的基數，計算出蛋白質與脂肪。

查閱食物成分表可知，每100公克米含有蛋白質8公克、脂肪2公克，故蛋白質含量為$8 \times 2.37 = 19$（公克），脂肪含量為$2 \times 2.37 = 4.7$（公克）。

（三）計算副食攝取量

在計算出主食所提供的蛋白質與脂肪之後，依據需求量，其不足的部分由副食來補充。在蔬菜中的蛋白質含量除了豆類之外，一般都相當低。為了計算方便起見，通常以100公克蔬菜中含蛋白質2公克來計算。若篩選400公克蔬菜含蛋白質8公克。蛋白質的需要量為：36－19－8＝9（公克）。剩餘的9（公克）蛋白質，篩選只含蛋白質與脂肪而不含碳水化合物的肉與蛋類。

食物營養素紀錄表

類別	食物名稱	質量 （公克）	能量 （千焦耳）	蛋白質 （公克）	脂肪 （公克）	碳水化合物 （公克）
主食	米	237	3432	17.6	1.9	184.6
副食	瘦豬肉	45	870	9.2	15	0
副食	白菜	250	147	3.7	0.3	6
副食	芥菜	150	117	3.3	0.4	3
副食	豆油	12	451	–	12	–
食物營養量總和			5071	33.8	29.6	193.6
營養素攝取量標準			5016	36	31	195
與攝取量標準比較（%）			0	–6.1	–4.5	–0.7

註：在計算時可以乘以預定份數，即會得出所需的食品原料總量，從而提供出符合一定標準的多人次營養
食譜。

✚ 知識補充站

計算副食攝取量

　　為了計算方便起見，將肉類蛋白質質量估計為其質量的五分之一，即肉類
的重量為瘦肉類蛋白質的五倍；在肉類所含的脂肪中，一般瘦豬肉的脂肪量
大約為其蛋白質的1.5倍，亦即將它的蛋白質重量加上二分之一。因此，所
需的瘦豬肉重量為：9×5＝45（公克）；瘦豬肉含脂肪量為：9×1.5＝13.5
（公克）。

　　午餐的脂肪需要量為31公克，減去瘦豬肉及主食中所含的，尚需脂肪量為
31－13.5－4.7＝12.8（公克）。此脂肪需要量的差額由植物油來補充。

　　經計算，確定篩選副食為瘦豬肉45公克，白菜250公克，芥菜150公克，
豆油12公克。

　　兩種經常的食用菜種為炒白菜與炒芥菜。在確定食物的種類與數量之後，
再將每一種食物的營養素含量（根據食物成分表），填入到食物營養素紀錄表
中（如上表），計算主副食中所提供的營養素含量，並與國內國民飲食營養素
參考攝取量加以比較。

16-5 強化營養教育、宣傳與立法工作

　　營養教育、宣傳與立法工作主要是宣傳有關食物篩選的正確知識，倡導飲食平衡與健康的生活方式，促使民眾將營養知識落實在日常生活中，從而提升國人的自我保健能力。

（一）加快人才的培養工作

　　要發展營養學教育與開設營養學的相關課程，須強化營養知識教育，使學生懂得平衡飲食的原則，培養良好的飲食習慣，提升自我保健的能力。

（二）加強訓練在職營養專業人員

　　制定訓練計畫與做出相應的規章制度，使營養專業人員能夠人盡其才，並建構註冊營養師之制度。

（三）利用多樣化的傳媒，將營養工作內容落實到衛生保健服務之中

　　推薦合理的飲食平衡模式與健康的生活方式，糾正不良的飲食習慣。

（四）營養立法

　　許多國家很早就注意到營養立法對改善國民營養的重要性，例如美國於 1946 年就頒布了「學生營養午餐法」、「學生營養早餐法」、「全國營養監測與相關研究法」。日本從 1947 年開始，先後頒布了「營養師法」、「營養改善法」、「學校供餐法」等。

　　營養立法的內容包括：建構營養專業人員團隊、營養調查與營養監測、食品營養標籤、學生營養午餐等。這將有效地強化國民體質、減少營養不良與失衡症、減少與飲食的相關疾病。普及營養教育、推動營養監測與評估和盡快營養立法為目前的重點。

小博士 解說

　　中、小學生正處在人生的第二個生長高峰期，充足、均衡的營養是保證他們身心健康發育的關鍵。然而，目前不少城市的學生家長大多為上班族，不能很好地為孩子準備營養均衡的早餐和午餐。對部分城市兒童與少年的調查發現，國內城市學生約 20% 的人不能保證每天吃早餐，即使吃早餐者，早餐品質也比較差。由此看來，解決學生的營養餐問題已勢在必行。由國際上的許多經驗已證實，做好學生營養餐是提升下一代人身體素質和智慧的重要途徑。雖然「學生營養午餐」近年來被視為是學校衛生工作的重要內容，並在各地逐步開展，也取得了相當程度的成績和經驗。但是在數量上遠遠地未達到普及程度，更多的地方還僅僅限於讓學生吃飽的普通午餐。即使是辦理了營養午餐，由於缺乏相關的法律、法規保障，亦無法保證學生營養餐的營養價值、食物中毒或食因性疾患屢屢發生等一系列的問題，從而阻礙了學生營養餐的開展與推廣。

營養師的工作領域

職業類別	主要工作內容
醫院營養師	營養諮詢門診，提供病患飲食方面的諮詢與菜單的設計工作
團體飲食營養師	大型工廠、機關團體、部隊與學校，需要聘請營養師安排平時的飲食
健身美容營養師	提供客戶飲食方面的規劃與諮詢，客製化設計最佳化的菜單，並兼顧熱量控制與營養均衡，減肥並確保健康
餐飲業營養師	對廚師與服務人員做營養諮詢工作
食品業營養師	分析食品的營養成分，研究食品市場產品的優劣，並加以改進超越
社區營養師	主要從事於公共營養保健方案的教育推廣與諮詢
傳播營養師	對公眾的營養教育飲食諮詢工作
運動營養師	諮詢專業運動員篩選適合的食品、飲料與攝取的時間
私人營養師	為特色對象做客製化的營養服務，根據服務對象的身體狀況，量身定製適當的飲食方式，最佳化的飲食搭配方案

營養立法的年表

1946年 —— 美國於1946年就頒布了「學生營養午餐法」、「學生營養早餐法」、「全國營養監測與相關研究法」

1947年 —— 日本從1947年開始先後頒布了「營養師法」、「營養改善法」、「學校供餐法」等

從下列幾方面來推進學生營養餐的工作

建立健全有關法律法規 —— 只有盡快建立、健全相關的法律、法規或條例，學生營養餐工作才能得到更好的開展與推廣，學生才能健康成長

加強學生營養餐的宣導工作 —— 要將營養餐的推廣過程作為傳播營養科學知識、培養學生良好飲食習慣的教育過程

根據實際的情況，採用不同的供餐型式 —— 無論是學校還是企業，無論是主管還是老師，都務必要把食品安全問題放在心上

開展學生營養早餐的工作 —— 應該充分地借鏡於國外的先進經驗，在推廣學生營養午餐的同時，開展學生營養早餐工作，以保證學生的健康成長

第17章
飲食養生

　　人們的日常生活離不開每天三餐，如何適量地調配飲食，使之更有利於人體健康、滋補養生，是人們所關注的問題。常言道：藥補不如食補。飲食養生是我國中醫一個重要的傳統理論，在長期的實務中累積了極為豐富的經驗。

17-1 神奇的免疫系統

(一) 免疫系統

在身體的周圍，到處潛伏著無法看到的微生物，它們涵蓋了細菌、真菌、病毒、衣原體與支原體等。由於我們身體之中有天然的免疫系統守護神，它們會隨時監控外在的威脅，保護我們的身體。

「免疫」即為「免除瘟疫」，此名詞最早在明朝的醫書《免疫類方》中出現，現代醫學將人體分為八大系統，身體的免疫系統涵蓋皮膚、黏膜、胸腺、骨髓、淋巴腺、脾臟、扁桃腺與盲腸等，這些守護神可以防治傳染病與沒有傳染能力的癌症等疾病。

(二) 人體的三條馬奇諾防線

整體上而言，人體中共有三條防線：

第一條防線是由皮膚與黏膜組成，它們能夠阻擋侵略者進入我們的身體，也能夠分泌乳酸、胃酸與各種酶類等分泌物來對付細菌。

第二條防線為體液中的殺菌物質與白細胞，例如白細胞可吞食各種五花八門的細菌與真菌。

第三條防線是由淋巴腺、脾臟等器官與淋巴細胞所組成，他們只聚焦於特定的侵略者時，才會發揮功能。

(三) 量身打造身體的免疫系統

身體免役力下降的五種訊號：

第一種訊號：今天為什麼這麼累！這證實身體的免疫力開始出現問題。

第二種訊號：很厲害的胃痛！因為身體中的免疫系統多數與消化系統相關，這表示免疫系統並不正常。

第三種訊號：感冒。經常感冒是免疫力下降的最明顯訊號。

第四種訊號：身體紅腫。紅腫證實免疫系統已經發揮了功能，但是所發揮的功能並不是很大，這也是免疫力下降的訊號。

第五種訊號：得到傳染病。如果比一般人更容易得到傳染病，這也是免疫力下降的訊號。

(四) 增強人體免疫力的關鍵：適時補充水分

喝水的第一個原則是水要乾淨，不能含有病菌、重金屬與有害化學物質，還要含有適量礦物質、微量元素與新鮮的溶解氧，才能在人體的新陳代謝中發揮重要功能。其次，水最好是偏鹼性，具有較小的分子團，才能增加水的活性。

喝水的時間以餐前、睡前、醒來後為宜。

小博士解說

吃東西不能隨心所欲，要慎選飲食內容，均衡膳食方為正道，吃一定要有規律，要在正確的時間吃正確的食物，吃法也很重要，飲食的有效調配因人而異，飲食與運動具有正面的互動關係。脂肪的攝取要少、食鹽的攝取要少、纖維素的攝取要多、維他命的攝取要適中，不要吃太飽，對於所謂的食療妙方要審慎為之。

各種飲用水的秘訣

純粹飲用水 ➜ 可以直接飲用，但是缺乏足夠的有益物質

健康飲用水 ➜ 例如礦泉水含有很多人體不可或缺的礦物離子，礦泉水最大的好處是，能夠促進骨骼與牙齒的生長發育，有利於骨骼鈣化，還能防治骨質疏鬆症。此外，對高血壓、心臟病與心腦血管疾病也有較好的抑制功能

功能性飲用水 ➜ 例如電解質飲用水，比較適合中老年人與做特殊工作的人飲用，但一般人最好不要長期飲用

會使免疫系統失效的不良食物
世界衛生組織公布了下列全球九大垃圾食品

油炸類食品 ➜ 致病的危機，代表性食品有油條、炸雞塊、炸薯條等，該類油炸食品含有過量的明礬，是一種致癌的物質

醃漬類食品 ➜ 可怕的亞硝酸鹽，代表性食品有鹹蛋、酸菜、鹹肉等，是一種致癌的物質

加工類食品 ➜ 過度的添加劑，代表性食品有香腸、臘肉、燻肉等，這些食品含有過度的鹽，為高血壓的直接殺手，又會加重腎臟與肝臟的負擔

餅乾與糖果類食品 ➜ 高糖與高熱，代表性食品有甜點、餅乾與糖果類食品，會加重肝臟的負擔，也容易導致糖尿病

可樂類食品 ➜ 會偷走你的鈣質，代表性食品有可樂、雪碧等飲料，因為碳酸會把骨骼中的鈣質溶解，導致鈣質的流失。

方便類食品 ➜ 方便而沒有營養，代表性食品有泡麵、泡米粉等便利食品，泡麵中含有鹽與防腐劑皆過量，經常吃會損害肝臟功能

罐頭類食品 ➜ 被破壞的維生素，代表性食品有水果罐頭、肉類罐頭等食品，在加工的過程中，各種維生素已破壞殆盡

雪糕類食品 ➜ 肥胖的元凶，代表性食品有雪糕、冰淇淋等，加入了過量的奶油，意謂著高糖與高脂肪，所以為肥胖的元凶之一

燒烤類食品 ➜ 致癌物質之首惡，代表性食品有烤羊肉串、烤雞等食品，為三大致癌的物質之一

✚ 知識補充站

最廉價的絕佳飲料：蒸餾白開水

　　最新的研究證實，經常喝白開水可以提高人的耐力，預防感冒、咽喉炎與一些皮膚病。西方一些先進國家已經興起「蒸餾白開水療法」，這是最廉價的絕佳飲料。

17-2 免疫養生營養品：抗氧化劑

自由基：氧化結果的有害物質。

1. 自由基是氧化結果的有害物質，它的害處是會損害身體中的細胞，引起慢性疾病，增加人體衰老的速度，極不穩定的自由基甚至會損害 DNA。
2. 抗氧化劑可防止身體的生鏽。
3. Beta 胡蘿蔔素為最有效的抗氧化劑。Beta 胡蘿蔔素最終要轉化為維他命 A，而維他命 A 的主要來源為雞蛋、牛奶、動物肝臟與魚類等。另外，Beta 胡蘿蔔素還是很好的護膚物質。
4. 微量元素：新陳代謝的元素。

   它們在體內的含量很少，但在人體生理活動中所發揮的功能相當大。在抗氧化與消除自由基方面，硒與鋅為最有效的兩種微量元素，硒能夠維護人的心理健康，補充硒的最佳食物為巴西堅果。鋅的主要功能在於加強胸腺的功能，動物肝臟、貝類、瘦肉、堅果、各種豆類中都含有豐富的鋅元素。
5. 維他命 B 群：最著名的維他命大家族。

   維他命 B 群可以調節新陳代謝，維持皮膚與肌肉的健康，還能強化免疫系統與神經系統的功能，促進細胞的生長與分裂。不偏食為獲取所有維他命 B 群的唯一途徑。
6. 維他命 C：強化身體的免疫系統。

   維他命 C 能夠治療壞血病，預防動脈硬化、風濕病與癌症等疾病；維他命 C 含量最高的食物為櫻桃、番石榴、紅椒、黃椒與柿子。
7. 維他命 E：防止身體被過度氧化。

   可以抗衰老與護膚，維護身體的免疫系統，改善血液循環、冠心病、動脈硬化等心血管疾病。粗製的植物油為維他命 E 的主要來源。
8. 葉酸：協助骨髓造血的維生素。

   葉酸的主要功能為促進骨髓中幼細胞的成熟，所以對造血功能具有十分重要的影響。萵苣、菠菜、青菜等綠色蔬菜；橘子、草莓、櫻桃等水果；豬肝、牛肉、羊肉等動物食品，豆類、穀類、堅果等，皆飽含葉酸。
9. 清除體內自由基的四種食物為綠豆、海帶、蘑菇與豬血。
10. 清除自由基的絕佳方法為：

    （1）拒絕菸草。

    （2）少吃高脂肪類食品，控制食肉量。

    （3）多吃蔬菜水果。

    （4）謹慎服用藥物。

    （5）遠離食品添加劑。

我們所吃的食物中的抗氧化劑大多含於下述食物中

維生素A ➤ 柳丁等黃色水果；胡蘿蔔、南瓜等蔬菜；魚等

維生素C ➤ 水果（尤其是柑橘類水果）；綠葉蔬菜，如花椰菜、菠菜等；漿果類，如草莓、藍莓、覆盆子等；以及馬鈴薯和甜薯等

維生素E ➤ 堅果、種子、鱷梨、蔬菜油、魚油等

硒 ➤ 巴西果、金槍魚、捲心菜等

鋅 ➤ 南瓜、葵花籽、魚、杏仁等

免疫養生營養品：抗氧化劑

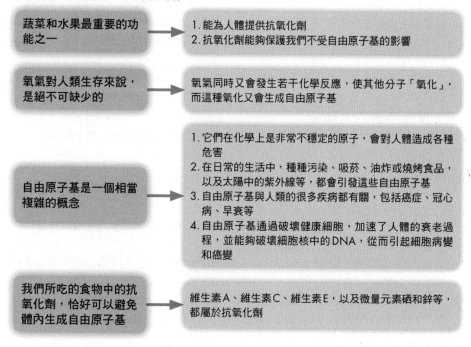

蔬菜和水果最重要的功能之一 ➤ 1. 能為人體提供抗氧化劑
2. 抗氧化劑能夠保護我們不受自由原子基的影響

氧氣對人類生存來說，是絕不可缺少的 ➤ 氧氣同時又會發生若干化學反應，使其他分子「氧化」，而這種氧化又會生成自由原子基

自由原子基是一個相當複雜的概念 ➤ 1. 它們在化學上是非常不穩定的原子，會對人體造成各種危害
2. 在日常的生活中，種種污染、吸菸、油炸或燒烤食品，以及太陽中的紫外線等，都會引發這些自由原子基
3. 自由原子基與人類的很多疾病都有關，包括癌症、冠心病、早衰等
4. 自由原子基通過破壞健康細胞，加速了人體的衰老過程，並能夠破壞細胞核中的DNA，從而引起細胞病變和癌變

我們所吃的食物中的抗氧化劑，恰好可以避免體內生成自由原子基 ➤ 維生素A、維生素C、維生素E，以及微量元素硒和鋅等，都屬於抗氧化劑

17-3 生物營養素的化學成分

（一）類黃酮：最重要的酚類物質
在需要補充類黃酮時，可以同時食用含有纖維素或高碳水化合物的食物，這些食物可以改善腸道菌群的平衡，促進類黃酮的吸收。

1. **花青素類食物**：花青素的好處很多，對過敏炎、癌症、心臟病等與自由基有關的疾病都能預防，還能強化免疫力，防止花粉過敏症，對維持正常的血液循環有重要的功能。茄子、葡萄、橙橘、紅球甘藍等食物均含有豐富的花青素。
2. **芹菜類食物**：芹菜是防治高血壓的最佳食物，它是類黃酮的一種，也是微量元素鉀的重要來源。
3. **茶單寧類飲料**：茶單寧與咖啡因為茶葉的兩大成分，茶單寧具有延緩人體老化的功能，還可以明顯減少牙菌斑與牙周病的發病率。

（二）植物性雌激素：來自植物的動物激素
植物性雌激素主要分為四類：

1. **類黃酮**：主要來自於一些水果與蔬菜。
2. **異黃酮**：主要來自於大豆類植物，異黃酮對預防一些女性疾病具有十分明顯的效果，例如更年期綜合症，此外對骨質疏鬆症、糖尿病與膽結石等疾病也有良好的預防功能。
3. **木脂體**：主要來自於大麥與富含油脂的植物，為中老年人常用的保健品。
4. **香豆雌酚**：主要來自於豆類與舉苜蓿。

（三）葉綠素的六大功能

1. **造血**：在葉綠素中含有豐富的微量元素鐵，鐵是紅細胞的主要元素，缺鐵就會罹患貧血症。
2. **維持酶的活性**：可以延緩人體組織的老化。
3. **提供維他命與礦物質**：葉綠素中含有大量維他命 C 與無機礦物質，它是人體生命活動中不可或缺的物質。
4. **提供纖維素**：在植物的葉子中，纖維素與葉綠素在一起，人體在攝取葉綠素時，也攝取了大量的纖維素。
5. **解毒**：葉綠素是絕佳的天然解毒劑，它可以中和各種毒素、淨化血液，並將這些毒素排出體外。
6. **消炎**：葉綠素具有良好的消炎功能，能夠預防感染，防止發炎症的擴散。對於身體內部的胃炎與腸炎，也有很好的治療功能。

小博士解說

認識類胡蘿蔔素：使植物萬紫千紅的色素
類胡蘿蔔素主要包括 Alpha 胡蘿蔔素、Beta 胡蘿蔔素、葉黃素、茄紅素等。類胡蘿蔔素對人體有良好的保健功能，它是重要的抗氧化劑，可以清除人體內的自由基，各種深色的蔬菜與水果皆含有豐富的類胡蘿蔔素。

癌症與植物性營養素

癌症是不是不治之症？ → 要預防癌症，首先要養成良好的生活習慣，不抽菸，適量喝酒，其次要有良好的心態，面對壓力要從容不迫，要過簡樸的生活，還要多運動，強化體質

抗癌妙方：植物性營養素 → 植物性營養素能夠有效地預防與治療多種癌症，而且沒有化學藥物的副作用，是最佳的抗癌妙方之一

篩選食物時的盲點

純天然食物一定可靠嗎？ → 現在的環境問題已經嚴重威脅人類，空氣污染、水污染、土壤污染等，很容易對食物產生影響，植物的吸附能力相當強，在周遭環境稍有污染下，這些有毒物質就會進入植物內，這樣的植物就是有害的純天然食物

低糖食品並不一定意味著低脂 → 熱衷於減肥的人喜歡吃一些含糖量很低的餅乾和蛋糕等，其實這是一種盲點，因為這些食物中含有大量的油脂，而油脂的熱效率為蔗糖的兩倍以上，最後導致身體所吸收的熱量比吃糖還高

要小心堅果的熱量 → 花生、核桃等堅果的含熱量很高，如果吃太多，就有可能吸收過多的熱量，如果不適度增加運動，則身體會每況愈下

低糖與低脂食品的熱量陷阱 → 無論什麼食品都要控制食用量，低糖與低脂之類的低熱食品也不能食用過多，否則會增加身體的熱量

純天然食物要如何吃才健康？ → 秘訣一：澱粉與蛋白質要分開吃
秘訣二：蔬菜與水果要分開吃
秘訣三：水果與澱粉、蛋白質食物要分開吃
秘訣四：酸性水果與甜性水果要分開吃

17-4 每日五蔬果之養生原則

（一）植物顏色中的奧祕

1. **紅色植物**：紅色的代表性植物：草莓、紅蘋果、紅柿、西瓜、櫻桃等。
   功能包括：（1）消除自由基；（2）補血的良藥；（3）增加食慾；（4）減肥；
   （5）預防癌症。

2. **黃色植物**：黃色的代表性植物：胡蘿蔔、玉米、香蕉、橘子、柳丁。
   功能包括：（1）補充類胡蘿蔔素；（2）抗癌；（3）保護心臟；（4）預防眼睛病
   變。

3. **綠色植物**：綠色的代表性植物：菠菜、小白菜、綠茶、芹菜、獼猴桃等。
   功能包括：（1）補充葉綠素；（2）補充維他命C；（3）幫助消化；（4）補充微量
   元素；（5）抗癌。

4. **黑色植物**：黑色的代表性植物：黑芝麻、黑米、黑木耳、黑豆、板栗等。
   功能包括：（1）補充多種微量元素；（2）補充亞油酸；（3）防止動脈硬化。

5. **白色植物**：白色的代表性植物：牛奶、梨子、大蒜、洋蔥、冬瓜等。
   功能包括：（1）預防感冒；（2）最輕鬆的補鈣方式；（3）熱量的最大來源。

（二）每日五蔬果的吃法

1. **實際的一日多餐法**：以一日五餐或六餐最為流行。英國劍橋大學的營養專家詳細
   研究人體的新陳代謝規律，設計出最系統化的進餐計畫：
   （1）早餐：七點到八點，白色的豆漿為早餐的主打食品。
   （2）上午加餐：十點，黃色的香蕉為最佳的加餐食品。
   （3）午餐：十二點至下午一點，白色的高熱量主食與紅色、綠色的蔬菜是不可或
   　　　缺的，所以午餐屬於雜色時間。
   （4）下午加餐：下午兩點至三點，板栗等堅果為最佳選擇。
   （5）晚餐：下午五點至七點，這是一頓正式的晚餐，一是要保證身體能得到足夠
   　　　的能量，二是要保證進食的食物在睡前能夠充分消化。
   （6）晚間加餐：晚上八點至九點，不宜吃太多，一杯白色牛奶，一塊白色的乳酪
   　　　即可。

2. **顏色搭配中的禁忌**
   （1）忌用紅色的牛肉加上黃色的土豆。
   （2）忌用紅色的胡蘿蔔加上白色的蘿蔔。
   （3）忌用綠色的蔥加上白色的豆腐。
   （4）忌用白色的牛奶加上黃色的橘子。

奇特的功能性蔬果

芹菜	降血壓的最佳食品，芹菜是高血壓患者的最佳食療蔬菜，它可以鎮靜安神、養血補虛、預防癌症等
薑	防癌的調味品，薑在中醫學上就是一種藥物，可以預防癌症、關節炎與降低膽固醇
枸杞	延年益壽的小果子，枸杞含有豐富的維他命A，可以預防夜盲症，在促進身體發育、加強生殖能力、清除自由基等方面發揮重要功能
胡蘿蔔	窮人的人參，胡蘿蔔對腸胃五臟具有滋補的功能，它能治療夜盲症、保護呼吸道與促進兒童的生長發育
甜菜根	不是靈芝更勝靈芝，甜菜根可以促進胰島素的分泌，對肝臟與膽汁具有保健的的功能
大蒜	最接近藥品的蔬菜，大蒜可以防治多種心血管疾病，大蒜的最大功能為預防直腸癌，用大蒜可以預防感冒
草莓	色澤鮮艷的抗癌聖品，草莓可以預防骨質疏鬆症，消滅早期的癌細胞
藍莓	高鋅、高鈣、高鐵、高維生素，能夠防止腦神經老化、強化心血管功能、軟化血管、強化人體的免疫力、預防結腸癌的發生
櫻桃	補血的最佳食物，櫻桃含鐵量甚高，為絕佳的補血水果，可以強化身體的免疫力，對兒童大腦的發育具有良好的功能，可以治療燒傷或燙傷
蘋果	一天吃一個蘋果，就像仙丹一樣，蘋果具有抗癌的功能，蘋果還是預防血管硬化的良藥，蘋果也是降低血壓的最佳元素，還有提高記憶力的獨特功效，可以強化人對疾病的抵抗力
紅柿	最有效的抗氧化劑，紅柿可以預防的疾病有高血壓、夜盲症與癌症，紅柿還能促進消化、抑制有害病菌與延緩體細胞的衰老
芝麻	具有藥用價值的油炸作物，芝麻可以防治多種心血管疾病，還是絕佳的美容聖品，它能使人的皮膚維持光澤和彈性
紅薯	美味的抗癌剋星，紅薯對強化人體的免疫力與預防癌症具有重要功能
山杏	抗癌的全能高手，可以消滅各種癌細胞，具有修護上皮細胞的功能，具有潤肺定喘、生津止渴的功能
龍鬚菜	吃了兩千年的抗癌蔬菜，龍鬚菜是對抗高血壓與免疫系統疾病的絕佳良藥，可以用來預防心血管疾病，對水腫等疾病也有非常好之療效，還可預防癌症、近視等疾病，也能預防中暑

17-5 調理飲食的五大重要步驟

（一）從飲食來改善體質：循序漸進五階段

1. 第一階段為將以往每天不可或缺的大魚大肉要稍微地減少一些，同時添加一些生鮮蔬菜與水果的食用量。

2. 第二階段為將大魚大肉的份量再減少一些，同時避免煎、炒、烤、炸的烹調方式，增加生鮮蔬菜與水果的食用量，多吃燙的蔬菜，但燙的時間不要過長，一分鐘即可。

3. 第三階段為將大魚大肉的份量再減少一些，同時食用大量的蔬菜與水果。這時蔬菜最好一半生吃，一半熟吃，生吃的可以將蔬菜與水果榨成汁來飲用；熟吃蔬菜依然燙的時間不要過長，一分鐘即可。

4. 第四階段為一星期只限吃兩次少量的魚和肉，並開始大量地生吃蔬菜與飲用蔬果原汁。

5. 第五階段為完全不吃魚和肉，全面地生吃蔬菜與飲用蔬果原汁。癌症患者的飲食，要直接進入第五階段才行。

（二）酸鹼平衡為身體健康的關鍵

1. **人體的酸鹼值，3.5的pH值最標準**：我們體內標準的酸鹼值應該在7.35～7.45之間，呈現弱鹼性。

2. **人體酸鹼值的變化，酸性廢物使我們疾病纏身**：人在出生時的酸鹼值是近乎完美的7.35，所有的器官都很清潔、純淨，充滿生命的活力，所以要想保持身體的健康，調整身體內的酸鹼值為呈現弱鹼性的7.35是很有必要的。

3. **酸性體質的原因**：飲食不當造成惡果，酸性廢物累積所帶來的疾病不勝枚舉，幾乎所有的慢性病都是由內在污染所造成的，而內在污染的罪魁禍首即為飲食不當。

4. **運用飲食來改變人體的酸鹼值**：如何才能保持體內的酸鹼值平衡呢？那就是少吃酸性的食物，例如弱酸性的蛋黃、乳酪、白糖等；中酸性的火腿、雞肉、豬肉等；弱酸性的花生、啤酒、巧克力等，同時要多吃鹼性之蔬菜與水果。此外，盡量不喝自來水，因為自來水屬於酸性，在家中可以喝淨化過的中性蒸餾水，不要吃得太飽，並保持一天3～4次排便，藉著適度的輕鬆運動使身體放鬆，以減少情緒的緊張，放慢生活的節奏，偶爾可以藉助祈禱、靜坐、冥想或宗教的力量來達到身心靈的平衡。

小博士解說

痔瘡高發的原因跟人們不注意飲食健康密切相關。近年來，越來越多人開始喜好食入辛辣、刺激性的食品，也喜歡飲酒，這些都容易導致痔瘡，還易於讓痔瘡愈發嚴重。

不管是痔瘡病人還是健康的族群，都應該在平時注意飲食調理。多食蔬菜、粗纖維食品，少食辛辣刺激性食品、少飲酒，盡量保持大便通暢，這是防止痔瘡急性發作的最有效措施。

最健康的烹飪妙方：蒸、煮、燙、涼拌

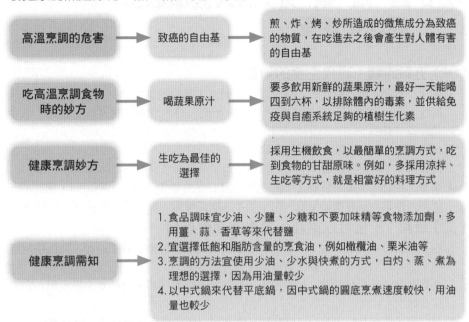

高溫烹調的危害	致癌的自由基	煎、炸、烤、炒所造成的微焦成分為致癌的物質，在吃進去之後會產生對人體有害的自由基
吃高溫烹調食物時的妙方	喝蔬果原汁	要多飲用新鮮的蔬果原汁，最好一天能喝四到六杯，以排除體內的毒素，並供給免疫與自癒系統足夠的植樹生化素
健康烹調妙方	生吃為最佳的選擇	採用生機飲食，以最簡單的烹調方式，吃到食物的甘甜原味。例如，多採用涼拌、生吃等方式，就是相當好的料理方式
健康烹調需知		1.食品調味宜少油、少鹽、少糖和不要加味精等食物添加劑，多用薑、蒜、香草等來代替鹽 2.宜選擇低飽和脂肪含量的烹食油，例如橄欖油、栗米油等 3.烹調的方法宜使用少油、少水與快煮的方式，白灼、蒸、煮為理想的選擇，因為用油量較少 4.以中式鍋來代替平底鍋，因中式鍋的圓底烹煮速度較快，用油量也較少

內分泌失調的飲食調理方法

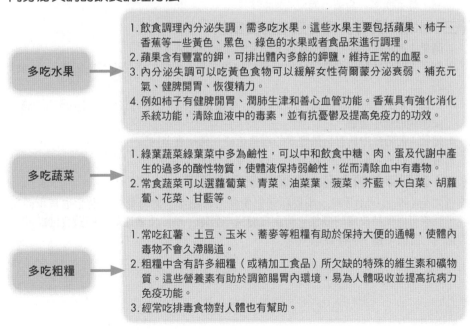

多吃水果	1.飲食調理內分泌失調，需多吃水果。這些水果主要包括蘋果、柿子、香蕉等一些黃色、黑色、綠色的水果或者食品來進行調理。 2.蘋果含有豐富的鉀，可排出體內多餘的鉀鹽，維持正常的血壓。 3.內分泌失調可以吃黃色食物可以緩解女性荷爾蒙分泌衰弱、補充元氣、健脾開胃、恢復精力。 4.例如柿子有健脾開胃、潤肺生津和善心血管功能。香蕉具有強化消化系統功能，清除血液中的毒素，並有抗憂鬱及提高免疫力的功效。
多吃蔬菜	1.綠葉蔬菜綠葉菜中多為鹼性，可以中和飲食中糖、肉、蛋及代謝中產生的過多的酸性物質，使體液保持弱鹼性，從而清除血中有毒物。 2.常食蔬菜可以選蘿蔔葉、青菜、油菜葉、菠菜、芥藍、大白菜、胡蘿蔔、花菜、甘藍等。
多吃粗糧	1.常吃紅薯、土豆、玉米、蕎麥等粗糧有助於保持大便的通暢，使體內毒物不會久滯腸道。 2.粗糧中含有許多細糧（或精加工食品）所欠缺的特殊的維生素和礦物質。這些營養素有助於調節腸胃內環境，易為人體吸收並提高抗病力免疫功能。 3.經常吃排毒食物對人體也有幫助。

17-6 穀、蔬、果、芽：四大健康飲食，要均衡調配

（一）五穀雜糧：現代主食的新寵

1. 玉米：能使人體內膽固醇水準降低，從而減少動脈硬化的發生，也可避免骨質疏鬆症，因為其含有一種抗癌因子，能夠促使人體內的致癌物質排出體外，減少結腸癌的發生。
2. 小米：可以強身健體，還可預防疾病。
3. 高粱米：可以治陽虛盜汗、兒童消化不良，具有涼血與解毒之功能。
4. 燕麥：燕麥是動脈粥樣硬化、高血壓、冠心病的理想食物，對糖尿病、脂肪肝、便秘、浮腫等具有輔助療效，對中老年人增進體力、延年益壽也有很大的好處。

（二）蔬菜：不但可以果腹，還能夠預防疾病

1. 在豆類蔬菜中，例如大豆、毛豆、黑豆對降低血膽固醇、調節血糖、降低癌症發病，以及防治心血管、糖尿病等均有良好功效。
2. 胡蘿蔔有益於保護眼睛、提高視力，可以降低血膽固醇，更能減少癌症與心血管疾病發生。
3. 蔥蒜類蔬菜有利於防治心血管疾病，常食可以預防癌症，還有消炎殺菌等功能。
4. 茄果類蔬菜，例如番茄，可以降低前列腺癌及心血管疾病的發病。茄子則有抑癌、降低血脂、殺菌、通便的功能。

（三）水果：具有多種奇效的營養家族

1. 蘋果：美國癌症中心特別建議人們常吃蘋果來預防癌症。
2. 梨子：能幫助器官排毒與淨化，還能軟化血管，促使血液將更多的鈣質運送到骨骼。
3. 西瓜：除了改善中暑發燒、汗多口渴、小便量少、尿色深紅之外，可治療口腔癌、便血與酒精中毒者。
4. 葡萄：葡萄籽中具有含量豐富的增強免疫、延緩衰老物質。
5. 菠蘿：能夠幫助消化吸收。

（四）新型芽菜類食品：清潔的無公害蔬菜

例如空心菜可以治牙痛、小麥胚芽對便祕大有益處，對降低血糖血脂也有正面功能，豆芽可以保持皮膚的彈性、防止皮膚衰老變皺、消除皮膚斑點，而黃豆則能減少人體內的乳酸堆積，消除疲勞。

蔬菜的功能

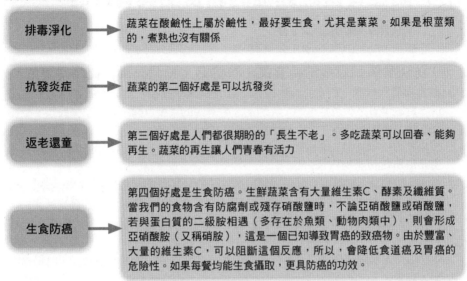

排毒淨化 → 蔬菜在酸鹼性上屬於鹼性,最好要生食,尤其是葉菜。如果是根莖類的,煮熟也沒有關係

抗發炎症 → 蔬菜的第二個好處是可以抗發炎

返老還童 → 第三個好處是人們都很期盼的「長生不老」。多吃蔬菜可以回春、能夠再生。蔬菜的再生讓人們青春有活力

生食防癌 → 第四個好處是生食防癌。生鮮蔬菜含有大量維生素C、酵素及纖維質。當我們的食物含有防腐劑或殘存硝酸鹽時,不論亞硝酸鹽或硝酸鹽,若與蛋白質的二級胺相遇(多存在於魚類、動物肉類中),則會形成亞硝酸胺(又稱硝胺),這是一個已知導致胃癌的致癌物。由於豐富、大量的維生素C,可以阻斷這個反應,所以,會降低食道癌及胃癌的危險性。如果每餐均能生食攝取,更具防癌的功效。

食物的鑽石組合(蔬果穀芽飲食法)
蔬果穀芽或稱為四大金剛飲食法的比例分配

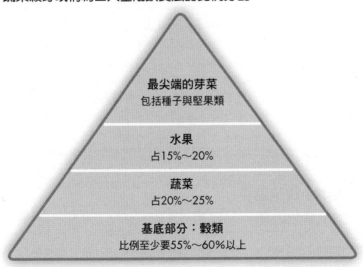

最尖端的芽菜
包括種子與堅果類

水果
占15%～20%

蔬菜
占20%～25%

基底部分:穀類
比例至少要55%～60%以上

17-7 防止骨質疏鬆症的新食品與有效的 無痛減肥妙方

（一）防止骨質疏鬆症的新食品：核桃奶、豆漿與果仁比牛奶更好

1. **飲食與骨骼健康**：鈣質從食物中來，富含鈣質的食品，對健康的骨骼特別有價值。鈣的優質來源包括牛奶、乳製品、帶骨頭的罐裝魚類、強化早餐穀類、豆製品、綠色多葉蔬菜等。

   專家建議成年人每天要攝取700毫克的鈣，如果是骨質疏鬆症的患者，攝取量就應該增加到1200毫克。

2. **多喝牛奶無益**：攝取過多牛奶會加速鈣質流失，美國哈佛大學在2003年提出一份護士健康研究報告指出，牛奶確實可以補充鈣質，但是攝取太多的動物性蛋白，例如牛奶與肉類，反而會加速鈣質的流失，必須做適度的運動，才能有效避免鈣質流失。

3. **牛奶並不是越喝越健康**：殘留在牛奶中的抗生素與生長激素含量驚人，已嚴重影響人類健康。

4. **豆漿與水果**：補充鈣質的新來源，人們平時攝取的許多食物中所含的酸性物質，會降低骨質的強度，而多吃大量的蔬菜水果，正好可以綜合酸性，並可抑制癌細胞，具有抗氧化的效果。

（二）骨質疏鬆症的類別

骨質疏鬆症並非只有老年人才會發生。通常骨質疏鬆症可以分為下列幾類：

骨質疏鬆（一）：原發性骨質疏鬆症，例如老年性骨質疏鬆症、停經後骨質疏鬆症等。

骨質疏鬆（二）：繼發於許多其他疾病之後發生的骨質疏鬆，稱之為繼發性骨質疏鬆症，例如甲亢性骨質疏鬆症、糖尿病性骨質疏鬆症等。

骨質疏鬆（三）：特發性骨質疏鬆症，原因不明的青壯年骨質及婦女妊娠所致骨質疏鬆症等。

除老年性骨質疏鬆症只發生於老年人外，其他類型的骨質疏鬆會發生在各年齡層中。

（三）靠自我感覺發現骨質疏鬆症

許多人以為感覺良好，骨頭不疼不癢的，就不會患骨質疏鬆症。其實錯了，發現骨質疏鬆症不能靠自我感覺。因為，大多數的骨質疏鬆症病人在初期至中期都不會出現異常感覺或者感覺並不明顯。當發覺自己腰背疼痛或骨折時，再去治療，通常都為時已晚，此病的早期診斷依靠骨密度儀及量化CT檢查。

病史十年以上，可以運用X光攝影檢查來確認，所以建議老年人或有其他骨質疏鬆症易患因素者，都應該做一次這方面的檢查。

補鈣就可防止和治療骨質疏鬆症

許多人誤以為骨質疏鬆就是缺鈣，所以認為多吃含鈣豐富的食品或鈣製劑就能補鈣。
他們不了解鈣被人體吸收和利用，還有其他的條件。

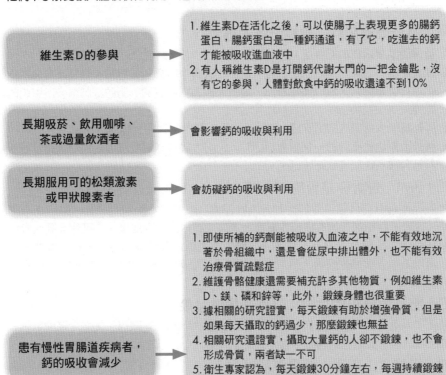

維生素D的參與
1. 維生素D在活化之後，可以使腸子上表現更多的腸鈣蛋白，腸鈣蛋白是一種鈣通道，有了它，吃進去的鈣才能被吸收進血液中
2. 有人稱維生素D是打開鈣代謝大門的一把金鑰匙，沒有它的參與，人體對飲食中鈣的吸收還達不到10%

長期吸菸、飲用咖啡、茶或過量飲酒者
會影響鈣的吸收與利用

長期服用可的松類激素或甲狀腺素者
會妨礙鈣的吸收與利用

患有慢性胃腸道疾病者，鈣的吸收會減少
1. 即使所補的鈣劑能被吸收入血液之中，不能有效地沉著於骨組織中，還是會從尿中排出體外，也不能有效治療骨質疏鬆症
2. 維護骨骼健康還需要補充許多其他物質，例如維生素D、鎂、磷和鋅等，此外，鍛鍊身體也很重要
3. 據相關的研究證實，每天鍛鍊有助於增強骨質，但是如果每天攝取的鈣過少，那麼鍛鍊也無益
4. 相關研究還證實，攝取大量鈣的人卻不鍛鍊，也不會形成骨質，兩者缺一不可
5. 衛生專家認為，每天鍛鍊30分鐘左右，每週持續鍛鍊5天，就足以保持骨骼健康
6. 走路、跑步和舉重對於強壯骨骼來說，比游泳、騎自行車更為有效
7. 針對骨質疏鬆症必須採取綜合性療法，而且在必要時應在醫生的指導下，適量地使用維生素D製劑、降鈣素、骨吸收抑製劑，以及停經期婦女雌激素，切不可誤以為這是一種小毛病而掉以輕心

✚ 知識補充站
1. 黃豆胚芽含豐富的異黃酮素，對人體的功能和女性荷爾蒙的雌激素相當，可以防止過多鈣質自骨骼中流失，預防骨質疏鬆症的發生。
2. 國外最新的研究發現，洋蔥是最能夠防止骨質流失的一種蔬菜，其預防效果，甚至比藥還要好。厲害的是，洋蔥的保健功效在短短12小時內就能見效。

17-8 一天六杯蔬果汁：
最有效的無痛減肥妙方

（一）為什麼會肥胖：尋找肥胖的根源

1. 遺傳因素所造成的肥胖症：就是其父母為肥胖者，或者家族中有肥胖史者。
2. 飲食結構不合理所造成的肥胖症：是指在飲食中所攝取的脂肪、穀類及其他碳水化合物含量過大，造成熱量超出，導致人體內脂肪沉澱、脂肪細胞增多所引起的肥胖。
3. 運動量過少所造成的肥胖症：即缺乏運動、體力鍛鍊的意識與行為。
4. 精神因素也是肥胖的一個重要原因：以大吃大喝來紓解自己不愉快的情緒，能使熱量大增，從而導致肥胖症。

（二）BMI：告訴你是否應該減肥

國內民眾BMI的最佳值為20～22，大於22.6為超重，大於30為肥胖。通常BMI值越高，罹患肥胖相關疾病的機率也越高，例如，糖尿病、高血壓、心臟病及高血脂病症等，最佳的預防及治療方式為透過改變生活習慣、改善飲食習慣，以及增加運動量，藉以遠離各種慢性疾病，建立男性腰圍不超過90公分、女性腰圍不超過80公分的健康原則。

（三）肥胖所帶來的危險：引發多種併發症

肥胖的人最容易併發糖尿病、心臟病、高血壓、痛風、腎臟病、氣喘、關節退化、下肢靜脈屈張、血脂脂肪過高等病症。

（四）從飲食上著手：蔬果減肥妙方

首先，要多吃各式各樣的蔬菜水果，最好能保持每天喝六杯蔬果原汁，就能吸收完全營養素，以供給身體每日消耗熱量，並協助分解多餘的食物與排毒。其次，飲水量一定要充足，建議選擇喝純淨的蒸餾水，同時修正每日排便數為3～4次，將毒素徹底排出至體外。

適量的運動也可以增加新陳代謝，例如快步走30分鐘，有利於促進熱量的消耗，從而減少脂肪的累積。

在家中自己動手榨汁，其實是件十分簡單的事，既可自己選擇較新鮮的蔬果，亦可以避免添加過多糖分，健康便可一點一滴累積起來。

小博士解說

並不是每個人都適合喝蔬果汁，因為蔬菜中含有大量的鉀離子，腎病患者因無法排出體內多餘的鉀，若喝蔬果汁可能會造成高血鉀症。

另外，糖尿病人需要長期控制血糖，在喝蔬果汁之前必須計算裡面的碳水化合物的含量，並將其納入飲食計畫中，並不是喝越多越健康。

喝蔬果汁要注意的問題

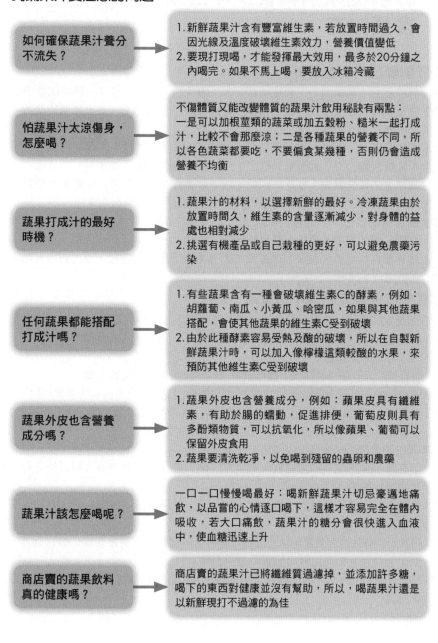

如何確保蔬果汁養分不流失？

1. 新鮮蔬果汁含有豐富維生素，若放置時間過久，會因光線及溫度破壞維生素效力，營養價值變低
2. 要現打現喝，才能發揮最大效用，最多於20分鐘之內喝完。如果不馬上喝，要放入冰箱冷藏

怕蔬果汁太涼傷身，怎麼喝？

不傷體質又能改變體質的蔬果汁飲用秘訣有兩點：一是可以加根莖類的蔬菜或加五穀粉、糙米一起打成汁，比較不會那麼涼；二是各種蔬果的營養不同，所以各色蔬菜都要吃，不要偏食某幾種，否則仍會造成營養不均衡

蔬果打成汁的最好時機？

1. 蔬果汁的材料，以選擇新鮮的最好。冷凍蔬果由於放置時間久，維生素的含量逐漸減少，對身體的益處也相對減少
2. 挑選有機產品或自己栽種的更好，可以避免農藥污染

任何蔬果都能搭配打成汁嗎？

1. 有些蔬果含有一種會破壞維生素C的酵素，例如：胡蘿蔔、南瓜、小黃瓜、哈密瓜，如果與其他蔬果搭配，會使其他蔬果的維生素C受到破壞
2. 由於此種酵素容易受熱及酸的破壞，所以在自製新鮮蔬果汁時，可以加入像檸檬這類較酸的水果，來預防其他維生素C受到破壞

蔬果外皮也含營養成分嗎？

1. 蔬果外皮也含營養成分，例如：蘋果皮具有纖維素，有助於腸的蠕動，促進排便，葡萄皮則具有多酚物質，可以抗氧化，所以像蘋果、葡萄可以保留外皮食用
2. 蔬果要清洗乾淨，以免喝到殘留的蟲卵和農藥

蔬果汁該怎麼喝呢？

一口一口慢慢喝最好：喝新鮮蔬果汁切忌豪邁地痛飲，以品嘗的心情逐口喝下，這樣才容易完全在體內吸收，若大口痛飲，蔬果汁的糖分會很快進入血液中，使血糖迅速上升

商店賣的蔬果飲料真的健康嗎？

商店賣的蔬果汁已將纖維質過濾掉，並添加許多糖，喝下的東西對健康並沒有幫助，所以，喝蔬果汁還是以新鮮現打不過濾的為佳

17-9 紓解糖尿病與使少年白頭不再重現的 食療妙方

（一）紓解糖尿病的食療妙方

1. **糖尿病的症狀**：糖尿病的主要症狀有三多：即多尿、多飲、多食，糖尿病會導致體重急遽下降或急遽上升，視力模糊、身體搔癢、全身無力、容易感覺疲倦等，可能都是糖尿病的徵象。
2. **糖尿病的危害**：可能會引起多種併發症：例如糖尿病合併感染、糖尿病高滲透症候群、乳酸性酸中毒、大血管併發症、微血管併發症、神經併發症。
3. **糖尿病患者的飲食禁忌**：杜絕一切煎、炒、炸等食物，禁吃肥肉、奶類、精製粉類所製成的食物，不喝一切有氣泡的飲料，也要避免吃水果與白米飯。
4. **改善糖尿病的症狀**：十二種宜吃的食物：南瓜、黃瓜、豆角、苦瓜、甜菜、蘑菇、蒜頭、薑、蘋果、櫻桃、有機蘋果醋、蒸餾水。

除了上述多種食物之外，還要多做運動，因為運動可以強化呼吸，改善新陳代謝，使血糖的指數趨於正常化。

（二）食療可使少年白頭不再重現

1. **少白頭產生的原因**：遺傳、內分泌失調、營養缺乏、精神狀態異常
   （1）與遺傳有關：因為不少少年白頭患者的家族中，數代人均有頭髮早白的病史。
   （2）內分泌失調所導致。
   （3）與營養缺乏有關：長期缺乏維他命與一些慢性疾病，會使頭髮變白。
   （4）與精神狀態異常有關：憂愁、緊張、焦慮等，往往是造成白髮的重要誘因。
   （5）動脈硬化、冠狀動脈供血不足，以及糖尿病患者，容易造成頭髮過早變白。
   （6）中醫認為血熱、腎氣虛弱、氣血衰弱為造成白髮的原因。
2. **少年年白頭食療**：特別推薦少年白頭食療四寶
   （1）黑芝麻：黑芝麻中的蛋白質、維生素、鈣、鐵、鉻等營養成分可以補肝腎，治療少年白頭。
   （2）何首烏：何首烏含有錳、銅、鍶、鎳、硼、鈦等成分，補肝益腎，可以治療少年白頭。
   （3）桑葚子：桑葚含有豐富的活性蛋白、維他命、氨基酸、胡蘿蔔素、礦物質等，能補肝益腎、補充血液，使頭髮烏黑亮麗。
   （4）枸杞子：枸杞子含有多種氨基酸、維他命與礦物質，能養肝補腎，使頭髮烏黑亮麗。

遠離糖尿病的水果食療妙方

| 糖尿病食療可以
配合水果 | → | 1. 像是香瓜、橘、梨子有清熱解渴、理氣潤肺、清熱化痰等功能，適合糖尿病患者食療保健食用
2. 茶葉可以和乾橘皮來搭配，製成茶飲方式飲用，對於糖尿病併發氣管炎者，有助於保健調理 |

| 糖尿病食療的妙方 | → | 1. 香瓜味甘、性寒。歸心、胃經。具有清暑熱、解煩渴，利小便的功能；適用於熱氣津傷及上消型的糖尿病
2. 橘子，味甘、酸、性涼。入肺、胃經。可以鮮食、絞汁或製成各種藥膳食用。具有開胃理氣、止渴、潤肺的功能。適用於胸膈結氣，呃逆的糖尿病
3. 梨子味甘、微酸，性涼。歸肺、胃經。可以鮮食或製成膏或絞汁食用。具有生津止渴、潤肺去燥、清熱化痰、養血生肌的功能。適用於中、上消型糖尿病。也可以配合茶葉、乾橘皮各2克製成橘茶；以此兩味用沸水沖泡10分鐘即可，代茶經常飲用
4. 茶葉具有止渴、消食、利尿、清熱的功能。適用於糖尿病併發氣管炎屬肺脾兩虛者，有止咳化痰的功能 |

| 糖尿病是一種
綜合性代謝疾病 | → | 1. 需要長期服藥治療
2. 中醫認為，透過食療法也可以輔助治療糖尿病，上述所推薦幾款常見的水果食療妙方，助你遠離糖尿病的同時，也能夠品嘗美食。 |

✚ 知識補充站

飲食如何預防白髮

　白髮的預防要注意下列幾個層面：

　注意飲食營養。主食可以常食紫珠米、黑豆、赤豆、青豆、紅菱、黑芝麻、核桃等；蔬菜類常食胡蘿蔔、菠菜、紫蘿蔔頭、紫色包心菜、香菇、黑木耳等；動物類常食烏骨雞、牛羊豬肝、甲魚、深色肉質魚類、海參等；水果類常食大棗、黑棗、柿子、桑椹、紫葡萄等。總之，凡具有深色（綠、紅、黃、紫）的食物，都含有自然界的植物體與陽光作用而形成的色素，可以補充人體色素，對頭髮色澤的保健有益。

　另外，注意充足的蛋白質、維生素等補充，另應多吃植物油，少吃動物類油脂；少吃白糖，可以用蜂蜜或紅糖少量代替。嚴重白髮，要及時治療，保持心情舒暢，不要過度緊張與勞累。

17-10 整體性營養調配,疾病勿擾

(一)五穀雜糧為營養的基礎

五穀雜糧為我們提供豐富的碳水化合物,為我們身體能量的主要來源。

(二)蔬菜、水果保平安

蔬菜、水果中含有豐富的維他命與植物纖維,為身體所需維他命的主要來源之一。

(三)蛋白質攝取要適量

蛋白質過量攝取會加重腎臟負擔。

(四)少油、低糖、低鹽

多吃油有增加心腦血管疾病的風險,多糖會導致糖尿病與肥胖症,多鹽會導致高血壓疾病。

(五)不可忽視微量元素

1. 不可缺少鐵質:缺乏鐵質會導致貧血。
2. 不可缺少鈣質:鈣質主要存在於骨骼中,為骨骼堅硬的基礎。要想補好鈣質,要確實做到下列幾個重點:
   (1)飽含鈣的食物不能與鹼性食物同食,否則會影響鈣質的吸收。
   (2)在補鈣的過程中要注意維他命 D 的補充。
   (3)補鈣之後要經常曬太陽,才能夠促進鈣質的吸收與利用。
3. 使用碘要適量:缺碘會造成甲狀腺腫,會導致呆小症,但是攝取過多則會造成高碘性甲狀腺腫。
4. 鋅會影響與強化智力與性功能:缺鋅會引起身體代謝混亂,牡蠣的含鋅量較高。

(六)每天喝八杯水,健身又健腎

1. 每天喝八杯水,健身又健腎:人每天所需要的水量大約為兩千毫克,喝水既健身又健腎,還有減肥的功能。
2. 喝水最好喝白開水:白開水具有減肥的功效,有助於營養的整體性吸收。

小博士解說

營養不均衡的影響

營養不均衡會帶來下列的問題:
1. 如果孕婦挑食的情況很嚴重,會直接影響嬰兒的發育。
2. 嬰兒營養不均衡會導致智力發育遲緩。
3. 兒童與青少年營養不均衡,會直接影響身高與智力的發育。
4. 成年人營養不均衡也會造成身體不適,例如疲勞與早衰等。

常見食物搭的配及特殊功效表

搭配的食物	功　效
豬肝＋菠菜	防治貧血
羊肉＋生薑	可以治療腰背疼痛、四肢風溼疼痛等
雞肉＋栗子	補血養生，適合貧血者
鴨肉＋山藥	補陰養肺，適合體質虛弱者
瘦肉＋大蒜	促進血液循環，消除身體疲勞，增強體質
芝麻＋海帶	美容，抗衰老
雞蛋＋百合	滋陰潤燥，清心安神
豆腐＋蘿蔔	有利消化
紅葡萄酒＋花生	有益心臟

整體性營養調配

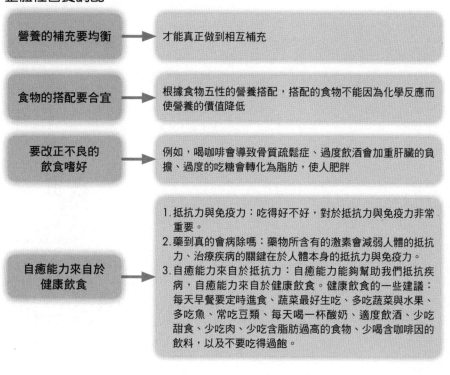

營養的補充要均衡 ▶ 才能真正做到相互補充

食物的搭配要合宜 ▶ 根據食物五性的營養搭配，搭配的食物不能因為化學反應而使營養的價值降低

要改正不良的飲食嗜好 ▶ 例如，喝咖啡會導致骨質疏鬆症、過度飲酒會加重肝臟的負擔、過度的吃糖會轉化為脂肪，使人肥胖

自癒能力來自於健康飲食 ▶
1. 抵抗力與免疫力：吃得好不好，對於抵抗力與免疫力非常重要。
2. 藥到真的會病除嗎：藥物所含有的激素會減弱人體的抵抗力、治療疾病的關鍵在於人體本身的抵抗力與免疫力。
3. 自癒能力來自於抵抗力：自癒能力能夠幫助我們抵抗疾病，自癒能力來自於健康飲食。健康飲食的一些建議：每天早餐要定時進食、蔬菜最好生吃、多吃蔬菜與水果、多吃魚、常吃豆類、每天喝一杯酸奶、適度飲酒、少吃甜食、少吃肉、少吃含脂肪過高的食物、少喝含咖啡因的飲料，以及不要吃得過飽。

國家圖書館出版品預行編目資料

圖解營養學／侯玉珍，董周相著. －－二
版.－－臺北市：五南圖書出版股份有限公
司, 2023.12
面；　公分
ISBN 978-626-366-732-7（平裝）

1.CST: 營養學

411.3　　　　　　　　112017687

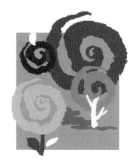

5J50

圖解營養學

作　　　者 — 侯玉珍（451.4）、董周相

發 行 人 — 楊榮川

總 經 理 — 楊士清

總 編 輯 — 楊秀麗

副總編輯 — 王俐文

責任編輯 — 金明芬

封面設計 — 封怡彤

出 版 者 — 五南圖書出版股份有限公司

地　　　址：106臺北市大安區和平東路二段339號4樓

電　　　話：(02)2705-5066　　傳　　真：(02)2706-6100

網　　　址：https://www.wunan.com.tw

電子郵件：wunan@wunan.com.tw

劃撥帳號：01068953

戶　　　名：五南圖書出版股份有限公司

法律顧問：林勝安律師

出版日期：2015年 8 月初版一刷
　　　　　2020年11月初版三刷
　　　　　2023年12月二版一刷

定　　　價：新臺幣380元

 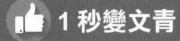

經典永恆・名著常在

五十週年的獻禮——經典名著文庫

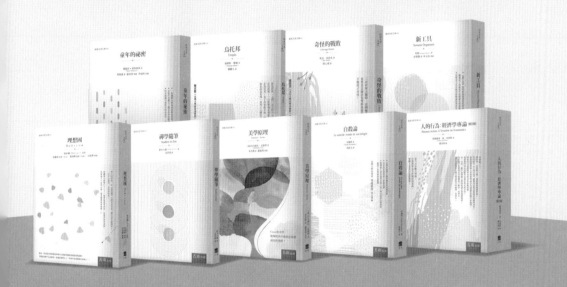

五南，五十年了，半個世紀，人生旅程的一大半，走過來了。

思索著，邁向百年的未來歷程，能為知識界、文化學術界作些什麼？

在速食文化的生態下，有什麼值得讓人雋永品味的？

歷代經典・當今名著，經過時間的洗禮，千錘百鍊，流傳至今，光芒耀人；

不僅使我們能領悟前人的智慧，同時也增深加廣我們思考的深度與視野。

我們決心投入巨資，有計畫的系統梳選，成立「經典名著文庫」，

希望收入古今中外思想性的、充滿睿智與獨見的經典、名著。

這是一項理想性的、永續性的巨大出版工程。

不在意讀者的眾寡，只考慮它的學術價值，力求完整展現先哲思想的軌跡；

為知識界開啟一片智慧之窗，營造一座百花綻放的世界文明公園，

任君遨遊、取菁吸蜜、嘉惠學子！